于蕾 编著

抗肿瘤民族药的

药理与临床

化学工业出版社

·北京·

内 容 简 介

　　本书以具有抗肿瘤作用的单味民族药为索引，收录整理了 30 种民族药的来源、性味与归经、功能与主治、药理作用、毒性作用、药代动力学及临床应用。在来源部分，列出该民族药所属民族医药体系和别名，方便民族药科研工作者查阅。药理作用和临床应用部分，不仅收录了单味药的资料，也收录了该味药的复方、有效部位和单体成分的资料。

　　本书可供广大从事民族药基础研究与开发，抗肿瘤药物研究者参考。

图书在版编目（CIP）数据

　　抗肿瘤民族药的药理与临床 / 于蕾编著. —北京：
化学工业出版社，2022.6（2023.8重印）
　　ISBN 978-7-122-40982-9

　　Ⅰ. ①抗… Ⅱ. ①于… Ⅲ. ①民族医学-应用-抗肿瘤作用-药物-研究 Ⅳ. ①R979.1

　　中国版本图书馆 CIP 数据核字（2022）第 046136 号

责任编辑：李晓红　　　　　　　　　　　装帧设计：刘丽华
责任校对：赵懿桐

出版发行：化学工业出版社（北京市东城区青年湖南街 13 号　邮政编码 100011）
印　　装：北京科印技术咨询服务有限公司数码印刷分部
710mm×1000mm　1/16　印张 17¼　字数 242 千字　2023 年 8 月北京第 1 版第 3 次印刷

购书咨询：010-64518888　　　　　　售后服务：010-64518899
网　　址：http://www.cip.com.cn
凡购买本书，如有缺损质量问题，本社销售中心负责调换。

定　　价：98.00 元
版权所有　违者必究

民族药是少数民族使用的、以本民族传统医药理论和实践为指导的药物，是我国传统医药的重要组成部分。在我国，民族药材数量多达 8000 余种，占我国药材资源总数的 70%以上，分属于 40 多个不同民族的文化体系，在 20 世纪 80 年代以前，大部分分散在民间，80 年代以后，国家采取了发掘、保护、利用的政策极大地促进了我国民族药事业的发展。但是，这些关于民族药的研究分散在浩瀚的学术成果之中，有必要对民族药的药理作用和临床应用等研究内容收集、整理，为发扬民族医药事业、造福全社会贡献力量。

本书以具有抗肿瘤作用的单味民族药为索引，收录了 30 种民族药的来源、性味与归经、功能与主治、药理作用、毒性作用、药代动力学及临床应用。民族药名多生僻字，因此本书目录采用笔画排序。在来源部分，列出该民族药所属民族医药体系和别名，方便民族药科研工作者查阅。药理作用不单收录单味药的资料，也收录该味药的单体成分、总成分和提取物的资料，并且为了突出其抗肿瘤作用，将抗肿瘤作用排在药理作用部分的首位，余下药理作用按照《药理学》书的章节顺序进行排序，做到全书体例整齐划一。临床应用部分不但收录单味药的临床应用资料，亦收集整理了包含该味药的复方的临床应用资料，力求全面反映该民族药的研究文献内容。本书收录具有抗肿瘤作用、研究文献丰实且独特的民族药，但没有收录既是民族药又是常见的中药，例如人参、黄连、黄芩等。本书的出版将为广大从事民族药基础研究和开发研究工作的同仁，提供系统性强、信息量充足、有参考价值、易于查阅的参考资料。

最后，感谢参与本书文献收集和整理的尚东雨、韩爽、李传迪、刘俐鑫、吕凤、王文丽、邵建军、瞿志杰等同学。编者民族医药知识水平有限，疏漏之处在所难免，恳请读者批评指正，多提宝贵意见。

目 录

一叶秋 1

千斤拔 4

九里香 14

三七姜 19

大叶蛇葡萄 22

飞龙掌血 28

飞扬草 39

开口箭 44

天门冬 50

狗舌草 65

兖州卷柏 69

美洲大蠊 74

穿山龙 87

冠盖藤 102

骆驼蓬 104

绞股蓝 117

赶黄草 128

桃儿七 133

铁包金 136

铁皮石斛 140

通光藤 160

蛤蚧 171

蛴螬 178

蜂房 188

蜣螂 202

锦灯笼 208

缬草 220

薤白 225

薏苡仁 236

薄荷 259

一叶秋

【来源】蒙药 (一叶秋)。大戟科白饭树属植物一叶萩 *Flueggea suffruticosa* (Pall.) Baill.的嫩枝叶及根。又名叶底珠，吐下珠，花扫条，小孩拳，小粒蒿。

【性味与归经】辛、苦，温。归肝、肾、脾经。有毒。

【功能与主治】活血舒盘，健脾益肾。

【药理作用】

1. 抗肿瘤作用

一叶秋碱具有体内抗肿瘤作用及体外抑制肿瘤细胞生长的作用。一叶秋碱 2.5mg/kg、5mg/kg、10mg/kg 对 S180 小鼠肉瘤的抑瘤率分别为 8.2%、28.7%、36.6%，对艾列希癌实体型抑瘤率分别为 25.3%、45.5%、62.6%，体外实验 MTT 法测定结果显示一叶秋碱对人白血病细胞 K562、人骨肉瘤细胞 HOS-8603、人脑胶质瘤细胞 SHG-4 及人血白血病细胞 HL-60 均具有一定程度的抑制作用，作用 24h 后 IC_{50} 值分别为 26.88mg/mL、98.28mg/mL、68.48mg/mL、6.18mg/mL，一叶秋碱能抑制 K562 细胞凋亡，通过促进外钙内流升高 $[Ca^{2+}]$[1-5]。

一叶秋碱对小鼠移植性肿瘤 EC 模型及人早幼粒细胞白血病细胞株 HL-60 均有抑制肿瘤细胞生长作用。2.5mg/kg、5mg/kg、10mg/kg 三个剂量的一叶秋碱对小鼠移植瘤的抑制率为 25.3%、45.4%、62.2%，MTT 法测定一叶秋碱对 HL-60 细胞的 IC_{50} 值为 6.18μg/mL，DNA 凝胶电泳可观察到 DNA 阶梯形条带，提示一叶秋碱能诱导 HL-60 细胞凋亡。荧光电镜下观察也可看见凋亡特征性的细胞体积缩小，核固缩和核断裂等[6]。

2. 对神经系统的作用

一叶秋碱可以上调胆碱能运动神经元的功能并对氧化应激导致的神经毒性做出保护反应，向 SD 大鼠腹腔注射一叶秋碱或向舌下神经核内微注射一叶秋碱，记录颏舌肌放电情况，腹腔注射不同浓度的一叶秋碱可以增加颏舌肌张力，但对呼吸相关性活动没有影响，同时舌下神经核团微注射可以显现出与呼吸相关性的颏舌肌放电增强。一叶秋碱通过突触后膜的 GABA 受体抑制 GABA 能的自发性抑制性突触传入，使 GABA 能的 sIPSC 的幅度减少 53.66%，并使 GABA 能的 sIPSC 的频率减少 49.77%，抑制对 HMN 的微小抑制性突触传入，使 GABA 能的 mIPSC 的幅度减少 41.92%但对 GABA 能的 mIPSC 的频率无明显影响。提示一叶秋碱可能用于治疗 OSA，改善由于气道塌陷导致的低通气[7]。

【毒性作用】

一叶秋碱的 LD_0 和 LD_{100} 分别为 0.5mg/kg 和 15mg/kg，静脉注射一叶秋碱的小鼠在致死前出现强烈兴奋、剧烈蹦跳，四肢强直。0.1mg/kg 一叶秋碱静脉注射小鼠后，表现出一定程度的活动兴奋，0.5mg/kg 一叶秋碱作用后小鼠兴奋加强，活动量增加约 73%；10mg/kg 一叶秋碱作用于小鼠，静脉注射 2min 后小鼠突然急速蹦跳数次后立即四肢强直，1～2min 后小鼠死亡。0.1mg/kg 和 0.5mg/kg 一叶秋碱有较强的升血压作用，注射后 2min 血压即开始上升，约 15min 达峰值，并可持续升压 30min 以上，最大升幅可达 48%左右[8]。

【临床应用】

1. 治疗心血管系统疾病

一叶秋碱联合环孢霉素 A、康力龙能有效治疗小儿重型再生障碍性贫血，对 40 例重型再障患儿进行药物治疗，其中 18 人康力龙、一叶秋碱给药治疗为对照组，22 人联合环孢霉素 A 为治疗组，治疗组经治疗后总有效率为 72.7%，对照组总有效率为 33.3%。治疗后血象较对照组也有明显改善[9]。

2. 治疗泌尿系统疾病

应用一叶秋碱对于治疗神经性尿潴留具有一定效果，35 例神经性尿潴留患者其中男 24 例，女 11 例，年龄在 22～87 岁之间，以一叶秋碱注射治疗，每日 1～2 次，治疗后患者尿潴留现象减轻，其中 5 例患者在用药一叶秋碱 2h 后即可自动排尿，其他患者在更换尿管时观察亦能自动排尿，检查尿常规正常。一叶秋碱有兴奋中枢作用，主要作用于脊髓，而神经性尿潴留多由脑或脊髓以上的脑脊髓病变而产生，用药后脊髓兴奋性增强，骶髓排尿中枢受抑制状态解除，尿潴留状况消失[10]。

参考文献

[1] 顾振纶, 刘卫军, 童宁征, 等. 一叶秋碱的抗肿瘤作用及其分子机制[C]. 世界中西医结合大会 1997, 10: 406.

[2] 刘卫军, 顾振纶, 周文轩, 郭次仪. 一叶秋碱的抑瘤和拮抗环磷酰胺毒性作用[N]. 中国药理学通报, 1997, 13 (6): 529-532.

[3] 童宁征, 杨吉成, 刘卫军, 等. 一叶秋碱对不同细胞增殖的影响极其体内抗肿瘤作用[J]. 临床肿瘤杂志, 1998, 1 (3): 39-41.

[4] 董宁征, 刘卫军, 顾振纶, 等. 一叶秋碱对不同细胞增殖影响及鼠体内抗肿瘤作用[J]. 苏州医学院学报, 1998, 18 (2): 115-119.

[5] 刘卫军, 顾振纶, 周文轩, 等. 一叶秋碱诱导 K562 细胞凋亡对 $[Ca^{2+}]_i$ 的影响[J]. 苏州医学院学报, 1998, 18 (11): 1127-1140.

[6] 董宁征, 顾振纶. 一叶秋碱的抗肿瘤作用及其机制研究[J]. 中成药, 1999, 21 (4): 193-195.

[7] 吴旭, 符翠萍, 李善群. 一叶秋碱对舌下神经运动神经元的调节作用及内在机制[C]. 中国睡眠研究会第十届全国学术年会睡眠生理与药理, 2018, 6: 3-4.

[8] 蒲含林, 赵金华, 彭波, 等. 臭一叶秋碱与一叶秋碱的一般药理学作用比较[J]. 中药材, 2001, 4 (24): 278-280.

[9] 薛天阳, 许伟. 环孢霉素 A 联合康力龙、一叶秋碱治疗小儿重型再生障碍性贫血疗效分析[J]. 南通医学院学报, 1998, 18 (2): 229-230.

[10] 翟峰. 一叶秋碱治疗神经性尿潴留 35 例[J]. 新药与临床, 1987, 6 (6): 364.

【来源】白药 (野白点)，侗药 (老鼠尾)，黎药 (雅风辟、老鼠尾、土北芪)，毛南药 (千斤拔、小叶千金拔、生尾)，瑶药 (地钻、透地龙、吊马桩)，彝药 (呢吾过旗、稞千根、钻地龙)，壮药 (吊马桩、老鼠尾)。豆科千斤拔属植物蔓性千斤拔 *Flemingia philippinensis* Merr. et Rofle 的干燥根[1]。

【性味与归经】甘、微涩，平。归肝、肾经。

【功能与主治】补脾胃，益肝肾，强腰膝，舒筋络。主治脾胃虚弱、肾虚腰痛、风湿骨痛。

【药理作用】

1. 抗肿瘤作用

千斤拔黄酮类化合物有较强的抗肿瘤活性[2]。千斤拔黄酮类化合物 eriosematin、flemiphilippinin A、染料木黄酮、osajin、lupinalbin A 对 MCF-7、HeLa、HepG-2、B16 四种细胞具有良好的抗肿瘤活性，在测定浓度范围内依赖关系良好，其中 flemiphilippinin A 和 osajin 对四种肿瘤细胞的半数致死浓度均小于 50μmol/L，抗肿瘤活性最为显著。osajin 对 MCF-7 和 B16 的增殖抑制作用更为显著，IC$_{50}$ 值分别为(19.23±0.71)μmol/L 和(15.68±1.08)μmol/L。

Auriculasin 是千斤拔中的一种活性成分，具有较强的抗血管生成活性。auriculasin 通过调节 VEGFR2 相关的信号通路来抑制血管生成，并通过调节 Bcl-2、Bcl-XL 和 VEGF 的表达来抑制人脐静脉内皮细胞的增殖。auriculasin 抑制 VEGF 诱导的内皮细胞趋化迁移、侵袭和毛细血管样结构的形成。auriculasin 可阻断 VEGF 诱导的大鼠主动脉环周围血管网的形成，阻断 C57BL/6 小鼠基质胶塞中血红蛋白、内皮细胞和 VEGF

的积聚。auriculasin 对血管生成的抑制作用与抑制 VEGF 受体 2 的激活以及 VEGF 受体 2 中含有 Akt 的 VEGF 受体 2 下游蛋白激酶、mTOR、PI3K、p-38、ERK 的磷酸化作用密切相关[3]。千斤拔活性成分 auriculasin 通过 ROS 的产生诱导前列腺癌细胞显著的细胞死亡和凋亡，以多聚核糖核酸酶诱导前列腺细胞凋亡为特征的细胞凋亡基因的选择性裂解和细胞凋亡在异种移植小鼠模型中抑制肿瘤生长，auriculasin 诱导的细胞凋亡并没有导致 caspase-3、caspase-8、caspase-9 的激活。auriculasin 处理降低了 AKT/mTOR/p70s6k 的磷酸化，且呈剂量和时间的依赖性。用 auriculasin 处理的 LNCaP 细胞中 ROS 水平升高，用 ROS 清除剂阻断 ROS 的积累，导致 auriculasin 诱导的 PARP 裂解受到抑制，AIF 增加，Bax/Bcl-2 比值上调，AKT/mTOR 磷酸化降低。表明 auriculasin 靶向 ROS 介导的 caspase 非依赖性通路，抑制 PI3K/AKT/mTOR 信号传导，从而导致细胞凋亡和肿瘤生长[4]。

通过对千斤拔根的化学成分研究，分离出新的查尔酮化合物 flemiphilippinone C，并通过对 PC-3 细胞的增殖活性进行了评价，发现 flemiphilippinone C 具有细胞毒性，其 GI_{50} 值为 14.12μmol/L，对 Bel-7402 和 CaEs-17 细胞的抗增殖活性分别为 1.91μmol/L 和 2.58μmol/L。深入的机制研究表明，flemiphilippinone C 可使 Bel-7402 细胞周期阻滞于 S/G_2 期，并通过线粒体相关途径诱导细胞凋亡[5]。

千斤拔根乙醇粗提物的二氯甲烷溶液显示出较强的芳香化酶抑制活性。采用液相色谱-串联质谱联用技术对提取物进行成分分析和结构鉴定，并对五种纯化的异黄酮类化合物 (6,8-diprenylorobol、flemiphilippinone A、auriculasin、pomiferin 等) 进行芳香化酶抑制活性评价，其 IC_{50} 值在 2.98~58.08μmol/L 之间。动力学研究中，所有受试化合物均表现为可逆竞争抑制剂，其 K_i 值由 Dixon 图计算。最有效的抑制剂 (6,8-diprenylorobol) 的 K_i 值为 1.42μmol/L。通过 UPLC 和 LC/MS，证明了 6,8-diprenylorobol 大量存在于千斤拔的根中[6]。

2. 对神经系统的作用

千斤拔对大鼠周围神经损伤具有修复作用。在神经损伤后 14 天、

21 天、28 天，实验组坐骨神经功能指数好于对照组；而在损伤后第 7 天，两组之间无显著性差异。用肌电诱发电位仪，以 1.7mA 的刺激强度开始试验。坐骨神经损伤第 1 天、第 3 天，实验组与对照组的感觉神经传导速度比较无统计学意义。坐骨神经损伤第 9 天和第 14 天，实验组与对照组比较，感觉神经传导速度均高于对照组。神经损伤 2 周后将两组动物各处死一半，取捻挫坐骨神经点下方 5mm 处的一端神经放在 3% 戊二醛溶液中，4℃保存 24h。经处理后，在显微镜下观察并行形态计量学分析。神经损伤 4 周时再将两组动物另一半处死，方法同上，分别在显微镜下观察并行形态计量学分析。实验组坐骨神经损伤 2 周及 4 周时，有髓纤维的直径仅最小值小于对照组；直径的最大值、中间值及平均值与对照组无显著性差别；有髓纤维的密度高于对照组。小直径有髓纤维多为新生纤维。坐骨神经捻挫损伤 2 周时病理形态学可见有髓纤维的密度及血管数明显多于对照组，千斤拔能促进坐骨神经损伤后的运动功能及感觉神经的恢复，能使损伤后神经再生，且能作为神经营养因子的诱生物或替代物促进神经再生[7]。

3. 对心血管系统的作用

（1）抗血栓作用

千斤拔总黄酮具有抑制血栓形成的作用[8]。千斤拔高剂量组与模型组比较，血小板聚集率均明显降低；GMP-140 基本保持基础水平，而模型组增高 tPA 均有不同程度增高，但高剂量组增高显著，高剂量组血浆 PAI-1 降低，模型组 PAI-1 增高。表明千斤拔黄酮有促进血管损伤后血浆纤溶活性作用，其机制主要抑制血小板活化和促进纤溶作用。

（2）调节血脂作用

千斤拔总黄酮能调节高脂血症大鼠血脂代谢，纠正 NO 代谢紊乱。与高脂对照组比较，实验组大鼠血清 TC、TG、LDL-c 均显著降低，而 HDL-c 显著升高；高剂量组血清 TG 与正常对照组之间差异无统计学意义；高剂量组血清 LDL-c 显著低于低剂量组，千斤拔总黄酮对血脂调节存在剂量-效应关系。表明千斤拔总黄酮可能通过促进血管内皮细胞 NOS 的活性，而促进 NO 合成，从而调节血脂水平，预防动脉粥样硬化的发生[9]。

（3）保护血脑屏障作用

千斤拔对急性蛛网膜下腔出血（SAH）的脑组织及血脑屏障具有保护作用[10]。采用经家兔积少申经孔注入无肝素化自身动脉血的方法建立急性蛛网膜下腔出血模型，观察并记录停止注血 3min 后至 60min 内心率、血压变化，结果表明各组动物反应接近一致，在停止注血后 3～60min 内，千斤拔大、小剂量组的颈内动脉血流量均有明显的增多，与对照组相比有显著性差异。随着注血量的增加，各组脑波振幅逐渐变小，频率变慢，直至出现静息状态。停止注血后 3～60min 内各组脑波振幅及频率显示不同程度的恢复。与对照组相比，千斤拔 5g/kg 组，在 3～60min 脑波振幅迅速恢复并明显增大；千斤拔 10g/kg 组，在 40～60min 脑波频率明显恢复，在 10～60min 脑波振幅的恢复较对照组明显。对照组脑组织中有弥漫的、点状的橘红色荧光物质渗出，积聚在小静脉与毛细血管周围；给药组也可见点状荧光物质渗出，但比对照组明显减少。

4. 对内分泌系统的作用

（1）调节免疫内分泌功能

千斤拔饮有调节免疫内分泌功能的作用，并且能够减轻子宫的萎缩程度，且对子宫内膜影响较小。提示壮药千斤拔饮不仅疗效可靠，且更为安全[11]。千斤拔饮高剂量组（35.1g/kg）能够明显增加去势大鼠的子宫重量指数，但子宫内膜并无明显增厚；明显升高去势大鼠血清 E2、IL-2 水平，降低去势大鼠血清 FSH、LH 的水平。

（2）降血糖作用

从千斤拔根皮的 MeOH 提取物中提取出八个能靶向蛋白酪氨酸磷酸酶 1B 的抑制分子，其中三个被鉴定为具有稀有 3-苯基丙醇基铬二酮骨架的新化合物 philippin A (**1**)、philippin B (**2**) 和 philippin C (**3**)。其他五个化合物 auriculasin (**4**)、6,8-diprenylorobol (**5**)、8-γ,γ-dimethylallylwighteone (**6**)、5,7,4'-三羟基-3'-甲氧基-6,8-二(3-甲基-2-丁烯基)异黄酮 (**7**)、osajin (**8**) 是已知的戊酸异黄酮。所有八个化合物（**1**～**8**）均以剂量依赖性的方式抑制 PTP1B，IC$_{50}$ 在 2.4～29.4μmol/L 之间，其中最有效的化合物是异黄酮 **5**

(IC_{50}=2.4μmol/L)。在动力学研究中, 铬二酮衍生物 (philippin A～C) 是可逆的竞争性抑制剂, 而戊二醛异黄酮 (5～8) 是非竞争性抑制剂[12]。

5. 对免疫系统的作用

千斤拔具有增强小鼠免疫力的作用[13]。研究结果显示, 连续给药30天后, 千斤拔中、高剂量组与正常对照组比较其胸腺指数、脾脏指数升高, 连续给药30天后, 千斤拔低、中、高剂量组 (千斤拔生药量分别为 2g/kg、4g/kg、8g/kg) 与正常对照组比较能升高血清与肝脏 SOD 活性, 千斤拔低、中、高剂量组与正常对照组比较能降低血清 MDA 含量, 对肝脏 MDA 含量没有影响。连续给药30天后, 千斤拔低、中、高剂量组与正常对照组比较均能升高吞噬率和吞噬指数, 连续给药 30 天后, 千斤拔低、中、高剂量组与正常对照组比较均能升高吞噬指数, 但只有高剂量组有统计学意义。表明千斤拔可以提高小鼠胸腺指数、脾脏指数、巨噬细胞和单核巨噬细胞吞噬功能及血清溶血素抗体的生成[13]。

6. 抗炎镇痛作用

（1）抗炎作用

千斤拔可用于治疗与中性粒细胞弹性蛋白酶相关的风湿症, 从千斤拔中分离出十六种抑制中性粒细胞弹性蛋白酶的黄酮类化合物 4～6、8、genistein (9)、5,7,3′,4′-四羟基-2′,5′-二(3-甲基丁-2-烯基)异黄酮 (10)、flemiphilippinin A (11)、5,7,3′-三羟基-2′-(3-甲基丁-2-烯基)-4′,5′-(3,3-二甲基吡喃)异黄酮 (12)、flemingsin (13)、flemichin D (14)、lapinifolin (15)、khonklonginolH (16)、fleminchalcone C (17)、fleminchalcone A (18)、fleminchalcone B (19)、6,8-diprenyl-kaempferol (20), 其中包括最有效和最丰富的丙烯酰胺异黄酮 (4、5、8～14)。异黄酮 4、5、6、8、11、13 竞争性地抑制 NE, 其 IC_{50} 值为 1.3～12.0μmol/L。代表性化合物 5 的 IC_{50}=1.3μmol/L[14]。

千斤拔总黄酮可显著抑制胶原性关节炎 (CIA) 小鼠足肿胀和关节炎评分, 并可减少踝关节炎性浸润和 pannus 形成、关节软骨破坏和破骨细胞浸润, 以及 MMP-9 和组织蛋白酶 K 的表达。千斤拔总黄酮可抑制 CIA 足血浆抗 CⅡ抗体水平及炎性细胞因子和趋化因子的产生, 抑制

NF-κB 的活化，下调了 CIA 足 NF-κbp65 和丝裂原活化蛋白激酶的磷酸化。千斤拔总黄酮通过抑制激活蛋白-1 亚群、信号转导和 STAT3 的激活，显著抑制炎症信号传导。因此，千斤拔总黄酮可能是类风湿性关节炎的有效治疗药物，其对关节炎的预防作用可能是通过抑制骨破坏、调节炎症介质、抑制 NF-κB 和 MAPK 信号通路而发挥抗炎作用[15]。

千斤拔乙醇提取物显著抑制正常大鼠角叉菜胶性和蛋清性足肿胀，显著抑制巴豆油性小鼠耳部水肿，抑制大鼠白细胞游走，表明千斤拔乙醇提取物具有抗炎作用[16]。

（2）镇痛作用

千斤拔乙醇提取物可以显著抑制小鼠醋酸性扭体反应；在热板法中显著提高小鼠痛阈，具有一定的镇痛作用[16]。

7. 抗氧化作用

通过 DPPH·、ORAC、·OH 和 $O_2^{-·}$ 清除实验，筛选出千斤拔中十八种化合物的抗氧化活性。研究发现，这些化合物的抗氧化能力因功能和骨架而异，DNA 损伤保护作用与·OH 清除活性显著相关，具有有效清除·OH 活性（$IC_{50}=5.4 \sim 12.5 \mu g/mL$）的化合物具有较高的 DNA 损伤保护潜力[17]。

8. 其他药理作用

（1）抗疲劳作用

千斤拔的醇提物低、中、高剂量组（分别为 25mg/kg、50mg/kg、100mg/kg）的小鼠负重游泳时间显著高于正常对照组，中、高剂量组小鼠的血清 SOD 活性明显高于正常对照组小鼠，高剂量组小鼠的血清 MDA 含量低于正常对照组小鼠，高剂量组小鼠的血清 GPX 显著高于正常对照组小鼠。表明高剂量千斤拔能显著增加血清 SOD 活性，降低 MDA 含量，增强 GPX 活性，说明千斤拔具有明显的抗疲劳作用[18]。

（2）对吗啡依赖戒断症状的抑制作用

千斤拔能够抑制纳洛酮所致的吗啡依赖离体豚鼠回肠戒断性收缩，并呈剂量依赖趋势，证实了千斤拔对吗啡依赖戒断症状的抑制作用[19]。

【毒性作用】

千斤拔动物研究实验中还未出现明显的毒性和不良反应。结果发现小鼠体重正常增长，无任何毒性和不良反应。测出大叶千斤拔的小鼠最大给药量为 160.1g/kg 生药，结果表明大叶千斤拔的毒性很小[20]。

【临床应用】

1. 治疗生殖系统疾病

由千金拔、金樱根、穿心莲、当归等组成的妇科千金片治疗前列腺炎，有明显的治疗效果。治疗病例 50 例，其中痊愈 1 例、显效 14 例、有效 31 例、总有效率 92%。临床结果表明，千斤拔制剂治疗前列腺炎效果显著[21]。

2. 治疗内分泌系统疾病

采用千斤拔饮制成的免煎颗粒对改善更年期综合征症状及内分泌有明显作用。观察病例 90 例，治疗组 60 例，对照组 30 例。治疗组给药千斤拔饮，3g/袋，每次 1 袋，水冲服。每日 2 次，连服 3 个月；对照组按连续序贯方案，即每日 1 次口服结合雌激素（倍美力片）0.625mg，以 28 天为 1 个治疗周期，从周期第 15 天开始，每日加服安宫黄体酮 6mg，至第 28 天两药同时停用。结果显示，连续 3 个月经周期治疗组完全缓解和显效率达 81.66%，有效率为 10.0%；对照组完全缓解和显效率为 80.00%，有效率 13.33%。两组之间疗效无明显差异，治疗组与对照组在用药后血卵泡雌激素浓度均有显著的下降，血雌二醇水平也有显著的上升；卵泡雌激素浓度和雌二醇变化两组之间无显著性差异。表明中药治疗组与西药对照组比较疗效是相衡的；千斤拔饮能有效降低血中卵泡雌激素浓度，提高雌二醇水平，改善更年期症状[22]。

3. 治疗炎症

（1）治疗膝关节骨性关节炎

千斤拔合方联合玻璃酸钠关节腔注射治疗 60 例膝骨性关节炎具有

显著作用。治疗组 32 例，临床痊愈 4 例，显效 12 例，有效 14 例，无效 2 例，总有效率为 93.75%；对照组 28 例，临床痊愈 1 例，显效 8 例，有效 11 例，无效 8 例，总有效率为 71.43%。两组比较差异有统计学意义，治疗组疗效明显优于对照组。临床观察表明，应用千斤拔合方联合玻璃酸钠关节腔注射治疗膝骨性关节炎，疗效显著，并且起效快，症状控制时间持久，从根本上控制了疾病的发展，并且避免了单用玻璃酸钠关节腔注射治标不治本的弊端，起到了标本同治的作用[23]。

（2）治疗类风湿关节炎

千斤拔油针对类风湿关节炎患者临床症状 30 例治疗效果明显。对照组 30 例进行常规针刺治疗，治疗组 30 例采用瑶药千斤拔油针进行治疗。对比两组临床疗效。临床观察显示，治疗 1 个月后，两组在关节压痛、晨僵时间、关节肿胀等临床症状得到明显改善，治疗组临床效果总有效率 93.33%，对照组总有效率 86.67%，治疗组疗效优于对照组；治疗组的总有效率明显高于对照组，且千斤拔油针治疗组患者均未出现不良反应。临床表明，千斤拔油针对改善类风湿关节炎患者临床症状作用明显，能有效改善并提高患者生活质量[24]。

（3）治疗对慢性盆腔炎

妇科千金片治疗慢性盆腔炎的效果明显[25]。将 114 例慢性盆腔炎患者分为两组，其中治疗组采用妇科千金片治疗，对照组采用抗生素静脉滴注治疗。治疗效果显示，治疗组患者腹泻、皮疹、胃不适等不良反应发生率与对照组比较明显更低，治疗组总有效率与对照组比较明显更高；治疗组患者口苦咽干、肛门坠痛、经血量多、阴部瘙痒、神疲乏力、腰骶酸痛等临床症状改善程度与对照组比较明显更好，治疗组有效率高达 98.24%，而对照组仅为 87.71%，且对照组不良反应发生率更高。

4. 治疗其他疾病

芪桂千斤拔汤治疗 80 例痹症患者，其中有 14 例治愈、58 例显效、8 例无效，总有效率为 90%。临床结果表明，千斤拔治疗痹症作用显著[26]。

参考文献

[1] 贾敏如, 张艺. 中国民族药辞典[M]. 北京: 中国医药科技出版社, 2016: 357.

[2] 王娇, 范贤, 岑颖洲. 千斤拔的抗肿瘤活性成分研究[J]. 天然产物研究与开发, 2013, 25 (10): 1315-1319.

[3] Cho HD, Moon KD, Park KH, Lee YS, Seo KI. Effects of auriculasin on vascular endothelial growth factor (VEGF)-induced angiogenesis via regulation of VEGF receptor 2 signaling pathways in vitro and in vivo[J]. Food Chem Toxicol, 2018, 121: 612-621.

[4] Cho HD, Lee JH, Moon KD, et al. Auriculasin-induced ROS causes prostate cancer cell death via induction of apoptosis[J]. Food Chem Toxicol, 2018, 111: 660-669.

[5] Kang WJ, Li DH, Han T, et al. New chalcone and pterocarpoid derivatives from the roots of Flemingia philippinensis with antiproliferative activity and apoptosis-inducing property[J]. Fitoterapia, 2016, 112: 222-228.

[6] Sun F, Li Q, Xu J. Chemical Composition of Roots Flemingia philippinensis and Their Inhibitory Kinetics on Aromatase[J]. Chem Biodivers, 2017, 14 (1): 10.

[7] 冯凯, 林世和, 赵节绪, 等. 千斤拔对大鼠坐骨神经损伤保护作用的实验研究[J]. 中国中西医结合杂志, 1999 (S1): 104-106.

[8] 张明秋, 关铭, 年晓莉, 等. 千斤拔黄酮抑制血栓形成机制研究[J]. 中国老年学杂志, 2009, 29 (16): 74-76.

[9] 付鑫, 吕春平, 金明华, 等. 千斤拔对高脂血症大鼠 NO 及 NO 合酶的影响[J]. 中国实验诊断学, 2011, 15 (7): 1059-1060.

[10] 赵节绪, 曲绍春. 千斤拔对实验性蛛网膜下腔出血急性期脑组织及血脑屏障的保护作用[J]. 白求恩医科大学学报, 1997, 23 (5): 489-491.

[11] 韦丽君, 陈惠民, 王建慧. 壮药千斤拔饮对去卵巢大鼠免疫内分泌影响的研究[J]. 广西中医药, 2009, 32 (6): 46-49.

[12] Wang Y, Yuk HJ, Kim JY, et al. Novel chromenedione derivatives displaying inhibition of protein tyrosine phosphatase 1B (PTP1B) from Flemingia philippinensis[J]. Bioorg Med Chem Lett, 2016, 26 (2): 318-321.

[13] 卓燊, 秦海洸, 陈君, 等. 千斤拔对小鼠免疫功能的调节作用[J]. 时珍国医国药, 2014, 25 (11): 2641-2643.

[14] Kim JY, Wang Y, Uddin Z, et al. Competitive neutrophil elastase inhibitory isoflavones from the roots of Flemingia philippinensis[J]. Bioorg Chem, 2018, 78: 249-257.

[15] Sun G, Xing C, Zeng L, et al. Flemingia philippinensis Flavonoids Relieve Bone Erosion and Inflammatory Mediators in CIA Mice by Downregulating NF-κB and MAPK Pathways[J]. Mediators Inflamm, 2019, 2019: 5790291.

[16] 陈一, 李开双. 千斤拔的镇痛和抗炎作用[J]. 广西医学, 1993, 15 (2): 77-79.

[17] Kim JY, Wang Y, Song YH, et al. Antioxidant Activities of Phenolic Metabolites from Flemingia philippinensis Merr. et Rolfe and Their Application to DNA Damage Protection[J]. Molecules, 2018, 23 (4): 816.

[18] 周卫华, 米长忠, 吴仕筠, 等. 千斤拔醇提物抗小鼠运动疲劳的作用[J]. 中国老年学杂志, 2013, 33 (13): 93-95.

[19] 祁晓晨, 王航, 邱晟, 等. 千斤拔对吗啡依赖离体豚鼠回肠戒断性收缩作用的研究[J]. 浙江中医药大学学报, 2009, 33 (6): 29-31.

[20] 曾春兰, 钟正贤, 卢文杰, 等. 大叶千斤拔的药理作用研究[N]. 中医药导报, 2011, 17 (7): 85-87.

[21] 赵连皓, 刘晓琳. 妇科千金片治疗慢性前列腺炎 50 例[J]. 陕西中医, 2002, 23 (4): 313-314.

[22] 韦丽君, 罗纳新, 等. 壮药千斤拔饮治疗更年期综合征的临床研究[J]. 北京中医药, 2007, 26 (9): 561-563.

[23] 禹建春, 裴文利, 叶红梅. 重用千斤拔治疗膝骨性关节炎 32 例疗效观察[J]. 中国中医药科技, 2013, 20 (6): 610.

[24] 王明杰, 任世定, 张运佳, 等. 瑶药千斤拔油针治疗类风湿关节炎30例临床观察[J]. 中国民族民间医药, 2018, 27 (8): 89-91.

[25] 俞而慨, 钱来娣, 归绥琪. 妇科千金片治疗慢性盆腔炎临床观察[J]. 上海医药, 2002, 23 (8): 366-367.

[26] 陆璇霖. 芪桂千斤拔汤内服外用治疗痹证 80 例[J]. 中国民间疗法, 2001, 9 (1): 20-21.

千
斤
拔

13

【来源】毛南药 (松妹香堂)，壮药 (棵弄马、有弄马)。芸香科九里香属植物九里香 *Murraya exotica* L. 的干燥叶和带叶嫩枝[1,2]。

【性味与归经】辛、微苦，温。归肝、胃经。有小毒。

【功能与主治】行气止痛，活血散瘀。主治胃痛、风湿痹痛；外治牙痛、跌扑肿痛、虫蛇咬伤。

【药理作用】

1. 抗肿瘤作用

九里香黄酮类化合物可以抑制肿瘤的转移。九里香黄酮类化合物的 IC_{50} 值在 120μg/mL 左右；浓度在 1μg/mL、10μg/mL、30μg/mL、60μg/mL 时，HT-29 的细胞存活率分别为 90.9%、85.2%、82.6%、80.3%，说明九里香黄酮类化合物细胞毒性较低；浓度在 30μg/mL 范围内，随着浓度的增加，对结肠癌细胞 HT-29 与 Fn 黏附的抑制率逐渐增大；当浓度为 1μg/mL 时抑制率为 3.0%，而当浓度达到 10μg/mL 和 30μg/mL 时抑制率分别达到 21.8% 和 43.4%。通过计算状态良好的人脐静脉内皮细胞相对黏附率的结果显示，九里香黄酮类化合物的浓度在 30μg/mL 范围内时，随着浓度的增加，对结肠癌细胞 HT-29 与 Fn 黏附的抑制率逐渐增大，当浓度为 1μg/mL 时抑制率为 3.0%；而当浓度达到 10μg/mL 及 30μg/mL 时抑制率分别达到 21.8% 和 43.4%。九里香黄酮类化合物可以阻断细胞外基质与癌细胞表面整合素的结合和黏附。与空白组荧光图相比，在 30μg/mL 浓度范围之内，黏附在 HUVECs 上的 HT-29 细胞数目随着浓度增加逐渐减少，呈现剂量依赖性降低。随着九里香黄酮类化合物浓度的增加，相对黏附率逐渐降低，浓度越大，相对黏附率越小，浓度为 1μg/mL、

10μg/mL、30μg/mL 时，相对黏附率分别为 79.1%、70.9%、49.6%[3]。

细胞划痕实验结果显示，不同浓度的九里香黄酮类化合物作用 24h后，随着药物浓度的增加，相对于空白组细胞迁移的距离逐渐减小。在为 30μg/mL 范围之内，随着九里香黄酮类化合物浓度的增加，加药组的迁移率相对于空白组逐渐减小，且呈现剂量依赖性。当浓度为 1μg/mL时，相对迁移率就达到 86.0%；而当浓度达到 10μg/mL 与 30μg/mL 时，相对迁移率分别为 63.2%与 22.0%。表明九里香黄酮类化合物可以显著阻止结肠癌细胞 HT-29 的迁移[3]。

Transwell 侵袭实验结果显示，在 30μg/mL 范围之内，随着九里香黄酮类化合物浓度的增加，给药组穿过小室 matrigel 基质胶的细胞个数逐渐减少，并呈现剂量依赖性。空白组穿过的细胞个数为 106 个，给药组浓度为 1μg/mL、10μg/mL、30μg/mL 时穿过的细胞个数分别为 86 个、58 个和 28 个，分别为空白组的 81.1%、54.7%和 26.4%[3]。

九里香黄酮类化合物可以显著抑制小鼠体内黑色素瘤的转移。肺部转移的黑色素瘤的瘤体积和结节数目相对于空白对照组明显减少。肺组织形态学可以观察到给药组的形态学没有构成明显的微转移灶，瘤组织较松散。而空白组形成了明显的微转移灶，瘤组织较密集，相对于空白组而言给药组瘤组织显示了显著的瘤细胞坏死和凋亡。给药组肿瘤转移后的肺部重量相对于空白对照组减少，空白组肺平均质量为 0.25g，给药组肺平均质量仅为 0.18g。而肺部肿瘤转移的结节数相对于空白组也明显减少，空白组肺部肿瘤转移的平均结节数目为 3 个，而给药组肺部肿瘤转移的平均结节数为 2 个[3]。

九里香黄酮类化合物作用 HT-29 细胞 24h 后，随着作用浓度的增加，细胞状态保持良好，只有当浓度达到 30μg/mL 时，细胞稍有一些变小皱缩。说明在浓度 30μg/mL 范围之内，九里香黄酮类化合物对 HT-29 无杀伤作用，毒性小，细胞存活率高，细胞状态保持完好。PI 单染结果显示，当浓度分别为 1μg/mL、10μg/mL、30μg/mL 时，G_2/M 期 DNA 含量分别占据了 5.62%、6.57%、7.72%和 9.00%，可以看出给药后的细胞 G_2/M 期 DNA 含量随着九里香黄酮类化合物浓度的增加呈现轻微上升趋势，说明九里香黄酮类化合物通过阻滞 G_2/M 期从而阻滞细胞周期的进行。同时早期凋亡细胞数与空白对照组相比均有所增加，但是随着药物浓度的增加仍然没有显著凋亡，说明九里香黄酮类化合物毒性小，对HT-29细胞没有促进凋亡的作用[3]。

流式细胞仪，结果显示HT-29表面整合素β1的表达随着九里香黄酮类化合物浓度的增加而降低，随着浓度的增加相对于空白组的峰值逐渐左移，浓度越大，左移越大，当浓度为1μg/mL时抑制率为2.48%，30μg/mL时抑制率达到34.97%，呈现剂量依赖性。整合素α6的表达，当九里香黄酮类化合物浓度为1μg/mL、10μg/mL、30μg/mL时，相对于空白组表达量分别58.74%、24.36%和40.42%，呈现先降低后升高的趋势；而当浓度达到10μg/mL时，相对于空白组的峰值左移最大。九里香黄酮类化合物对HT-29表面CD44的表达随着浓度的增加具有剂量依赖性的抑制作用，当九里香黄酮类化合物浓度为1μg/mL、10μg/mL、30μg/mL时，相对于空白组表达量分别为61.30%、50.89%、34.36%，抑制率为38.70%、49.11%和65.64%；相对于空白组的峰值逐渐左移，当浓度为30μg/mL时，左移很明显。IL-1β刺激之后，空白组峰值与对照组相比发生明显右移，而不同浓度的九里香黄酮类化合物作用后较空白对照组的峰值相比均有左移，药物浓度越高左移越多，九里香黄酮类化合物对人脐静脉内皮细胞表面黏附分子的抑制作用则越强。相对于IL-1β空白对照组，随着九里香黄酮类化合物浓度的增加，人脐静脉内皮细胞表面E-selectin的表达逐渐降低[3]。

由于九里香黄酮类化合物具有较强荧光，因此可通过流式检测HT-29细胞对九里香黄酮类化合物的吸收情况。九里香黄酮类化合物为1μg/mL、10μg/mL、30μg/mL时，HT-29对药物的荧光强度摄取量分别是空白对照组的1.05倍、1.97倍和7.82倍，细胞对药物的摄取随浓度成正相关性。实验表明，九里香黄酮类化合物低毒且具有抗黏附及抗肿瘤转移作用[3]。

2. 抗炎镇痛作用

从九里香叶和嫩枝的提取物中分离出五种未报道的香豆素衍生物，均对脂多糖诱导的RAW264.7细胞产生一氧化氮表现出中等的抑制活性。通过分子对接与 iNOS 蛋白相互作用，推测了 NO 抑制未知生物活性物质的可能机制[4]。

九里香叶醇提物具有显著的抗炎、镇痛作用，可有效抑制醋酸致小鼠的扭体反应，延长小鼠的痛阈值，显著抑制二甲苯及角叉菜胶诱导的肿胀[5]。

3. 抗病原微生物作用

九里香精油具有抑菌活性。对除绿脓杆菌外的各种细菌均具有广泛的抗菌能力，且具有一定的抗真菌作用[6]。九里香挥发油对白色念珠菌表现出很强的抗菌活性，对大肠杆菌、铜绿假单胞菌、金色葡萄球菌以及藤黄八叠球菌也有一定的抗菌作用[7]。

4. 其他药理作用

九里香叶影响去卵巢大鼠骨质疏松体积骨密度、血钙、碱性磷酸酶、骨小梁平均宽度及骨小梁面积百分率变化，具有抗骨质疏松作用[8]。九里香叶乙酸乙酯部分在清除自由基和降低诱变剂的诱变效应方面具有很高的效果，乙酸乙酯部分的最大生物活性可能与存在大量多酚化合物有关[9]。

参考文献

[1] 国家药典委员会. 中国药典, 一部[M]. 北京: 中国医药科技出版社, 2020: 11.

[2] 贾敏如, 张艺. 中国民族药辞典[M]. 北京: 中国医药科技出版社, 2016: 545.

[3] 庞雅琼. 九里香黄酮类化合物抗肿瘤转移作用及机制的研究[D]. 福州: 福州大学, 2015.

[4] Liang H, Shi Y, Zeng K, et al. Coumarin derivatives from the leaves and twigs of Murraya exotica L. and their anti-inflammatory activities[J]. Phytochemistry, 2020, 177: 112416.

[5] 吴龙火, 刘昭文, 许瑞安. 九里香叶的抗炎镇痛作用研究[J]. 湖北农业科学, 2011, 50 (21): 4435-4438.

[6] Huang YS, Wang Y, Luo XP, et al. Composition, antimicrobial and antioxidant

activities of the essential oil of Murraya exotica from Hainan of China[J]. Asian J Chem, 2013, 25 (9): 5055-5058.

[7] El-Sakhawy FS, El-Tantawy ME, Ross SA, et al. Composition and antimicrobial activity of the essential oil of Murraya exotica L[J]. Flavour Frag J, 1998, 13 (1): 59-62.

[8] 文娱, 李晓晖, 尤文质, 等. 九里香叶对去卵巢大鼠体积骨密度、血钙、血磷、碱性磷酸酶、骨组织形态学的影响[J]. 世界中医药, 2017, 12 (10): 2427-2430.

[9] Kaur D, Kaur A, Arora S. Delineation of attenuation of oxidative stress and mutagenic stress by Murraya exotica L. leaves[J]. Springerplus, 2016, 5 (1): 1037.

抗
肿
瘤
民
族
药
的
药
理
与
临
床

三七姜

【来源】 傣药 (姜三七)，壮药 (兴三镇、土三七、红沙姜)，侗药 (鸡心七)，哈尼药 (红山奈)，毛南药 (松醒桄)，瑶药 (三七姜、凡七双、姜田七)。姜科姜七属植物姜三七 *Stahlianthus involucratus* (King ex Bak.) Craib 以根状茎入药[1]。

【性味与归经】 辛，温。归心、肺经。

【功能与主治】 活血散瘀，消肿止痛。主治跌打损伤、风湿骨痛、吐血衄血、月经过多；外治虫蛇咬伤、外伤出血。

【药理作用】

1. 抗肿瘤作用

（1）三七姜单体的抗肿瘤作用

从三七姜根状茎中分离出三个新的钙质二聚体——总苞素 A～C，用抗阿霉素人乳腺癌细胞株 (MCF-7/DOX) 检测其多药耐药逆转活性。在 10μmol/L 浓度下联合使用这些新的钙质二聚体可使阿霉素的细胞毒性提高 2.2～5.8 倍[2]。

（2）三七姜挥发油的抗肿瘤作用

三七姜挥发油对体外培养的人鼻咽癌细胞系 CNE-2 细胞株、人肺癌细胞系 A549 细胞株、人肝癌细胞系 HepG-2 细胞株、人乳腺癌细胞系 MCF-7 细胞株均有不同程度的生长抑制作用，三七姜挥发油抑制这四种肿瘤细胞的 IC_{50} 值分别为 1.27mg/mL、1.24mg/mL、0.84mg/mL、1.04mg/mL[3]。

CCK-8 结果显示三七姜挥发油作用于 CNE-2 细胞 24h、48h、72h 后，细胞半数抑制浓度分别为 70.296μg/mL、63.749μg/mL、59.532μg/mL，并呈时间剂量依赖性。于倒置显微镜下观察发现，随着加药浓度的增大，细胞增殖缓慢，且部分细胞变圆、皱缩，而高倍镜下能够见到细胞质内的黑色碎颗粒物质增多，细胞膜弯曲可见坏死细胞及碎片。Hoechst33258荧光染色观察到不同浓度三七姜挥发油作用于细胞24h后可见凋亡细胞核的改变，呈致密浓染的强蓝色荧光，形成凋亡小体。而当浓度达到100μg/mL时，显微镜下几乎找不到完整的细胞核，染色质逐步分裂为碎片。流式细胞术检测显示不同浓度三七姜挥发油给药CNE-2细胞24h、48h、72h、96h后，诱导CNE-2细胞凋亡并使CNE-2细胞阻滞于G_1期，呈一定的剂量-时间依赖关系，且三七姜挥发油能显著增加CNE-2细胞内ROS的含量并降低线粒体膜电位。实时荧光定量PCR法检测细胞周期调控相关基因表达谱的结果显示，三七姜挥发油可以升高 *CDKn3*、*caspase-3*、*gadd45a*、*tp53*、*CDKn1a (p21)* 和 *CDKn1b (p27)* 六个基因的mRNA水平，同时降低 *CDK6*、*cdc34*、*cdc25a*、*wee1* 等基因的mRNA表达水平。三七姜挥发油还可以增加p53、p21、pparγ及caspase-3蛋白表达，而cyclin D1与Bcl-2蛋白的表达量则降低。经划痕实验观察三七姜挥发油对 CNE-2 细胞迁移能力的抑制作用，观察三七姜挥发油给药48h后，细胞的迁移能力随着药物浓度的增加而降低。Transwell实验观察到随着药物浓度的增加，细胞的侵袭能力逐渐下降。同时通过RT-PCR的结果，发现与阴性对照组相比，三七姜能下调 *MMP-2*、*MMP-9* 和 *VEGF* 等基因表达，蛋白免疫印迹法结果同样显示 MMP-2、MMP-9 及 VEGF 等蛋白表达的下调，且呈浓度依赖性。三七姜挥发油对人鼻咽癌 CNE-2 细胞有明显的生长抑制作用，并诱导 CNE-2 细胞凋亡及周期阻滞，且能抑制其侵袭和迁移的作用。且其机制涉及 p53 依赖性途径及干扰 DNA 损伤修复的ATM-Chk2-Cdc25A通路等信号调控网络诱导CNE-2细胞周期阻滞，通过诱导细胞内 ROS 的增加，引起细胞内氧化还原状态失平衡，进一步破坏线粒体功能，降低细胞线粒体的膜电位并激活 caspase 通路进而引起肿瘤细胞凋亡，同时通过下调 *MMP-2*、*MMP-9* 和 *VEGF* 等基因及蛋白的表达，抑制鼻咽癌肿瘤细胞的转移[4-8]。

2. 抗炎镇痛作用

三七姜乙醇提取物具有抗炎、镇痛作用。三七姜乙醇提取物能显著抑制苯丙酸乙酯所致的耳肿胀、角叉菜胶和花生四烯酸诱导的后肢水肿。其对角叉菜胶致后肢水肿的抑制作用呈剂量依赖性。在棉球肉芽肿形成过程中，三七姜乙醇提取物对肉芽肿形成有抑制作用，但对体重增加和胸腺干重无明显影响。可使血清碱性磷酸酶活性恢复到接近正常水平。三七姜乙醇提取物对醋酸致小鼠扭体反应也有明显的抑制作用，且呈剂量依赖性；而在甩尾实验中，只有在最高剂量 (75mg/kg) 时，才能显著增加小鼠的反应时间[9]。

参考文献

[1] 贾敏如, 张艺. 中国民族药辞典[M]. 北京: 中国医药科技出版社, 2016: 790.

[2] Li QM, Luo JG, Wang RZ, et al. Involucratusins A-H: Unusual Cadinane Dimers from Stahlianthus involucratus with Multidrug Resistance Reversal Activity[J]. Sci Rep, 2016, 6: 29744.

[3] 曾立威, 唐春燕, 徐勤. 三七姜挥发油成分的 GC-MS 分析与体外抗肿瘤活性的研究[J]. 华夏医学, 2017, 4 (30): 33-38.

[4] 王芳, 邓立东, 徐勤. 三七姜挥发油抑制鼻咽癌 CNE-2 细胞增殖的作用[J]. 中国医院药学杂志, 2014, 9 (34): 695-699.

[5] 王蔓莉, 邓立东, 徐勤. 三七姜挥发油诱导 CNE-2 细胞周期 G1 期阻滞及相关基因表达的影响[J]. 中国医院药学杂志, 2015, 5 (35): 409-413.

[6] 王蔓莉. 三七姜挥发油对人鼻咽癌 CNE-2 细胞凋亡及周期阻滞作用的研究[D]. 桂林: 桂林医学院, 2017.

[7] 韩纪良. 三七姜挥发油对人鼻咽癌 CNE-2 细胞的侵袭和迁移抑制作用及其机制初步探讨[D]. 桂林: 桂林医学院, 2017.

[8] 王芳. 三七姜挥发油抑制 CNE-2 细胞增殖的研究[D]. 桂林: 桂林医学院, 2014.

[9] Pingsusaen P, Kunanusorn P, Khonsung P, et al. Investigation of anti-inflammatory, antinociceptive and antipyretic activities of Stahlianthus involucratus rhizome ethanol extract[J]. J Ethnopharmacol, 2015, 162: 199-206.

三
七
姜

大叶蛇葡萄

【来源】苗药 (藤茶、霉茶)，土家药 (霉茶)。葡萄科蛇葡萄属植物大叶蛇葡萄 *Ampelopsis megalophylla* Diels et Gilg 的枝叶[1]。

【性味与归经】酸、涩，平。归肺、胃、肾经。

【功能与主治】活血散瘀，止血，清热解毒。主治高血压病、痢疾、泄泻、小便淋痛、头昏目胀等。

【药理作用】

1. 抗肿瘤作用

（1）大叶蛇葡萄单体成分的抗肿瘤作用

蛇葡萄素是从大叶蛇葡萄中提取的黄酮类化合物。蛇葡萄素通过线粒体信号通路诱导 HeLa 细胞凋亡。蛇葡萄素可抑制 HeLa 细胞的活性，且呈剂量和时间依赖性。Annexin V-PI 双染色显示，蛇葡萄素诱导 HeLa 细胞凋亡呈浓度依赖性，PI 染色显示 HeLa 细胞阻滞在 S 期。Western blot 分析表明，蛇葡萄素通过激活 caspase-9 和 caspase-3 诱导细胞凋亡，这一点被 Bax 与 Bcl-2 比值的增加所证实。线粒体跨膜电位的丧失和 cyt-c 的释放，提示蛇葡萄素诱导的细胞凋亡与线粒体途径有关[2]。

（2）大叶蛇葡萄总黄酮的抗肿瘤作用

大叶蛇葡萄总黄酮可以抑制 MCF-7 细胞增殖，其机制可能是通过线粒体途径诱导细胞凋亡。大叶蛇葡萄总黄酮对人宫颈癌 Hela、人肺癌 A549、人乳腺癌 MCF-7、人肝癌 HepG-2、人卵巢癌 A2780 及人结肠癌 SW620 六种肿瘤细胞均有一定的增殖抑制作用，并呈现一定的浓度、时间依赖性。其中较为敏感的细胞株有 MCF-7、A2780 和 SW620，IC_{50} 分别为 28.47μg/mL、18.41μg/mL 和 21.85μg/mL。大叶蛇葡萄总黄酮可诱导 MCF-7 细胞凋亡，Hoechst33258 染色可在荧光倒置显微镜下观察到凋亡小体，双染法显示细胞凋亡率呈现一定的浓度依赖性，这二者分别从定性和定量两个方面说明药物诱导细胞产生凋亡，PI 法显示药物使 MCF-7 细胞阻滞在 G_2/M 期。线粒体检测显示细胞线粒体膜电位降低，Western blot 结果显示 caspase-8、Bax、cyt-c、Apaf-1、caspase-9 和 caspase-3 的表达量整体上随着药物作用浓度的增高而上调，而抗凋亡蛋白 Bcl-2 的表达量则显著下调，且 Bcl-2/Bax 的比率下降[3]。

（3）大叶蛇葡萄水溶性多糖的抗肿瘤作用

大叶蛇葡萄水溶性多糖具有明显的抗肿瘤活性，这可能与其调节小鼠免疫功能有关。采用 DEAE-52 纤维素和 sephadexG-100 柱色谱法从蛇葡萄叶片中分离纯化出一种水溶性多糖——大叶蛇葡萄水溶性多糖。大叶蛇葡萄水溶性多糖的平均分子量约为 84000Da，由半乳糖、甘露糖、葡萄糖、阿拉伯糖和鼠李糖组成，摩尔比为 2.7 : 1.6 : 1.1 : 0.6 : 0.3。荷瘤小鼠口服大叶蛇葡萄水溶性多糖（50mg/kg、100mg/kg、200mg/kg）10 天后，可抑制荷瘤小鼠移植性 S180 肿瘤的生长，增加脾脏指数和体重。此外，大叶蛇葡萄水溶性多糖还能促进 ConA 和 LPS 诱导的脾细胞增殖，增强腹腔巨噬细胞吞噬中性红，增加血清中 IL-2、TNF-α 和 IFN-γ 的产生[4]。

（4）大叶蛇葡萄提取物的抗肿瘤作用

采用 MTT 法检测大叶蛇葡萄石油醚提取物、乙酸乙酯提取物及水溶性提取物，以及该植物中含有的蛇葡萄素、杨梅素、杨梅苷、大黄素及槲皮素，分别作用 24h、48h、72h 后对 SMMC-7721 细胞增殖的抑制作用。乙酸乙酯提取物和大黄素均能不同程度地抑制 SMMC-7721 细胞增殖，乙酸乙酯提取物对细胞的抑制作用在 100μg/mL 时具有一定的时效关系，大黄素对细胞的抑制作用在 40μmol/L、80μmol/L、160μmol/L 时也具有一定的时效关系，乙酸乙酯提取物和大黄素作用 SMMC-7721 细胞 72h 的 IC_{50} 分别为 110.81μg/mL 和 53.2μg/mL。大叶蛇葡萄提取物具有较好的体外抗肿瘤活性[5]。

采用 MTT 法检测大叶蛇葡萄石油醚、乙酸乙酯及水提取物和蛇葡萄素、杨梅素、杨梅苷、槲皮素及槲皮苷分别作用于 HeLa 细胞 24h、48h、

72h 后对细胞增殖具有抑制作用。PI 单染色法显示蛇葡萄素作用 HeLa 细胞 12h，G_0/G_1 期细胞比率降低，S 期细胞比率增加，诱导细胞凋亡[6]。

2. 对心血管系统的作用

大叶蛇葡萄总黄酮具有降压作用。动态压力值和介质厚度与管腔直径的比率分别用尾袖系统和 HE 染色法测量。用 qPCR 法检测胸主动脉和 A7r5 细胞 *ACE*、*Ang*、*eNOS*、*c-Myc*、*cyclin D1* 和 *p27Kip1* 的 mRNA 表达。用 Western blot 法检测组织和 A7r5 细胞中 c-Myc、cyclin D1、p27Kip1 和 β-catenin 的蛋白表达。大叶蛇葡萄总黄酮可降低 shr 大鼠胸主动脉血管紧张素转换酶和血管紧张素 Ⅱ 的表达，提高血管内皮细胞 eNOS 的含量。大叶蛇葡萄总黄酮通过抑制 Wnt/β-catenin 介导的 TCF/LEF 转录激活而降低 *c-Myc* 和 *cyclin D1* 的 mRNA 表达和蛋白表达，这与 *p27Kip1* 的上调有协同作用[7]。

大叶蛇葡萄乙酸乙酯部位具有抗高血压的作用。以急性肾动脉型高血压大鼠动物模型，筛选大叶蛇葡萄抗高血压有效部位。发现各组大鼠放夹前与放夹后的血压都具有特别显著性差异，表明制造的急性肾动脉型高血压大鼠模型是成功的。实验结果显示，大叶蛇葡萄总提取液组、乙酸乙酯部位组具有明显的降压作用。将上面判断出的有明显降压作用的总提取液组和乙酸乙酯部位组的放夹后血压与给药后血压，分别与阳性对照组进行统计分析，结果显示没有显著性差异，表明它们的降压效果与阳性药物没有明显差异。研究结果表明大叶蛇葡萄总提取液具有明显的降压作用，并明确了其抗高血压的有效部位是乙酸乙酯部位[8]。

3. 对消化系统的作用

采用现代色谱分离技术从大叶蛇葡萄的主要有效部位——石油醚萃取物质部位中分离和鉴定了四种化合物，分别为大黄酚、大黄素甲醚、杨梅素、β-谷甾醇，将石油醚萃取物质部位分离得到的化合物大黄酚和杨梅素及前期从乙酸乙酯萃取物质部位得到的蛇葡萄素、杨梅苷、槲皮素和槲皮苷等化合物进行体外抗乙肝病毒筛选。研究结果表明，蛇葡萄素和杨梅素对 HBsAg 和 HBeAg 均有显著的抑制作用，其细胞毒性的

TC$_{50}$分别为 187.5μg/mL 和 250μg/mL。蛇葡萄素对 HBsAg 和 HBeAg 的 IC$_{50}$分别为 44.0μg/mL 和 15.4μg/mL，TI 值分别为 4.3 和 12.2；杨梅素对 HBsAg 和 HBeAg 的 IC$_{50}$分别为 59.3μg/mL 和 12.2μg/mL，TI 值分别为 4.2 和 20.5。槲皮素对 HBeAg 有一定的抑制作用，其 TC$_{50}$为 1000μg/mL，IC$_{50}$为 162.4μg/mL，TI 值为 6.1[9]。

大叶蛇葡萄乙醇提取物具一定的体外抗乙肝病毒的作用。药物浓度依次为 1000μg/mL、500μg/mL、250μg/mL、125μg/mL、62.5μg/mL、31.2μg/mL、15.6μg/mL，第 8 天显微镜下观察细胞病变 CPE，大叶蛇葡萄乙醇提取物对乙肝病毒 DNA 转染人肝癌 2215 细胞的 TC$_{50}$为 250μg/mL，TC$_0$为 125μg/mL。乙醇提取物对培养 8 天的 2215 细胞 HBs Ag、HBe Ag 表达抑制作用的 IC$_{50}$分别为 43.1μg/mL、54.8μg/mL，TI 值分别为 5.8、4.7。说明大叶蛇葡萄乙醇提取物对乙型肝炎病毒细胞转染的 2215 细胞中的 HBs Ag、HBe Ag 均有一定的抑制作用，且 125μg/mL、62.5μg/mL 浓度组与空白对照组比较对 HBs Ag、HBe Ag 的表达有极显著抑制作用，证实乙醇提取物为大叶蛇葡萄体外抗乙肝病毒的有效物质部位[10]。

4. 对内分泌系统的作用

大叶蛇葡萄总黄酮能明显降低糖尿病兔的血糖，用药早期能显著抑制 iNOS 活性，以此减轻由 iNOS 产生的 NO 对肾脏的影响，且大剂量组优于小剂量组。同时，大叶蛇葡萄总黄酮也能明显抑制晚期糖尿病中 NO 含量的下降，其机制可能激活了 cNOS，还使其表达的 NO 含量增高，发挥舒张血管、抗凝、减轻糖尿病晚期中各种脏器的损伤的生理效应，恢复肾脏毛细血管内皮功能，改善肾脏血流动力学，防止晚期肾小球进一步硬化，改善肾脏功能，从而对糖尿病的治疗有一定的效果[11]。

5. 抗病原微生物作用

GC-MS 分析表明，大叶蛇葡萄挥发油中含有四十二种化合物，占挥发油的 88.54%，主要成分为冰片（10.81%）、α-蒎烯（6.74%）和 β-榄香烯（6.23%）。采用纸片扩散法和肉汤微稀释法对十三种微生物进行了抗菌活性评价，结果表明，大叶蛇葡萄挥发油对革兰氏阳性菌的抑制作用强于其他参比菌株[12]。

6. 抗氧化作用

采用 DPPH·和 ABTS$^{+\cdot}$清除试验，评价了大叶蛇葡萄挥发油抗氧化作用，结果发现，大叶蛇葡萄挥发油具有中等抗氧化活性[12]。采用回流法提取不同产地的大叶蛇葡萄多糖，蒽酮法测定多糖含量，DPPH·、ABTS$^{+\cdot}$法进行多糖体外抗氧化活性检测。结果显示，来凤县格勒乡小何村 1 组多糖含量最高，为 2.22%；土家寨村 2 组多糖含量最低，为 1.05%。此外，小何村 1 组多糖对 DPPH·和 ABTS$^{+\cdot}$的清除效果最好，不同产地间大叶蛇葡萄多糖含量与自由基清除能力差异较大[13]。

参考文献

[1] 贾敏如, 张艺. 中国民族药辞典[M]. 北京: 中国医药科技出版社, 2016: 49.

[2] Cheng P, Gui C, Huang J, et al. Molecular mechanisms of ampelopsin from Ampelopsis megalophylla induces apoptosis in HeLa cells[J]. Oncol Lett, 2017, 14 (3): 2691-2698.

[3] 黄静. 大叶蛇葡萄总黄酮提取物抗肿瘤作用及其机制研究[D]. 武汉: 湖北中医药大学, 2017.

[4] Xie X, Wang J, Zhang H. Characterization and antitumor activities of a water-soluble polysaccharide from Ampelopsis megalophylla[J]. Carbohydr Polym, 2015, 129: 55-61.

[5] 黄静, 桂春, 答国政, 等. 大叶蛇葡萄提取物对 SMMC-7721 细胞增殖抑制作用的研究[J]. 中国现代中药, 2017, 19 (4): 525-528.

[6] 桂春, 黄静, 程佩佩, 等. 筛选大叶蛇葡萄体外抗肿瘤活性物质[J]. 中成药, 2015, 37 (7): 1411-1416.

[7] Qiu Z, Zhou J, Hu J, et al. Total flavonoids from Ampelopsis megalophylla suppress proliferation of vascular smooth muscle cells in vivo and in vitro[J]. Braz J pharm, 2017, 53 (3): 1-10.

[8] 孙晓杰, 沈伟, 张秀桥, 等. 大叶蛇葡萄抗高血压有效部位筛选实验研究[J].

齐鲁药事, 2008, 27 (12): 747-749.

[9] 陈夏静. 大叶蛇葡萄抗乙肝病毒活性物质及含量分析研究[D]. 武汉: 湖北中医药大学, 2010.

[10] 陈梅玲, 陈夏静, 李果, 等. 大叶蛇葡萄乙醇提取物对 2215 细胞 HBsAg、HBeAg 表达抑制作用的实验研究[J]. 中国中医药科技, 2012, 19 (4): 329-330.

[11] 黄先菊, 朱慧玲, 邓云帆, 等. 2 型糖尿病家兔模型的建立及大叶蛇葡萄总黄酮降血糖作用研究[J]. 实用中医药杂志, 2006, 22 (10): 603-605.

[12] Xie XF, Wang JW, Zhang HP, et al. Chemical composition, antimicrobial and antioxidant activities of essential oil from Ampelopsis megalophylla[J]. Nat Prod Res, 2014, 28 (12): 853-860.

[13] 龚玲, 付雪荣, 韩卫娟, 等. 不同产地大叶蛇葡萄多糖含量测定及抗氧化活性的研究[J]. 湖北中医药大学学报, 2019, 21 (2): 47-50.

【来源】布依药 (告七里、见血飞)，傣药 (嘿麻柳糯、吗庄藤)，侗药 (见血飞、散血丹)，哈尼药 (飞龙掌面、拉披歌)，基诺药 (卖丘卖勒、吕秋吕腊)，景颇药 (自嗟垒)，拉祜药 (出墨拐、柱玛却根、飞龙掌血)，黎药 (丹节龙、见血飞、散血丹)，毛南药 (小金藤、金吉分飞)，苗药 (嘎粪布梭学嘎八、正象有、见血飞)，仫佬药 (胃卡麻、通天岗根)，畲药 (飞龙掌血)，土家药 (三百棒、破皮见血、见血飞)，佤药 (歹垫农、刺三加)，瑶药 (见血飞、飞龙掌血、大救驾)，彝药 (称木鲁帕、见血飞、腮则)，壮药 (温肖、血见愁、骂酸秀)。芸香科芸香属植物飞龙掌血 *Toddalia asiatica* (L.) Lam.的干燥根[1]。

【性味与归经】辛、微苦，温。归肝经。有小毒。

【功能与主治】祛风止痛，散瘀止血。主治风湿疼痛、跌打损伤、吐血、衄血、伤口出血、经闭、痛经等。

【药理作用】

1. 抗肿瘤作用

（1）飞龙掌血单体化合物的抗肿瘤作用

飞龙掌血根皮中的二氢光叶花椒碱具有抗肿瘤活性，通过 FACS 分析及 caspase-3 活性的测定，二氢光花椒碱可诱导 A549 细胞出现特异性细胞凋亡。在细胞凋亡的基因表达分析中发现，二氢光花椒碱能够调节不同细胞周期中的相关基因 *CDK2* 及 *CCNE*，上调肿瘤细胞中的细胞凋亡相关基因[2]。

飞龙掌血含三种苯并[*c*]菲衍生物——二氢光叶花椒碱、光叶花椒碱和去甲光叶花椒碱。其中，二氢光叶花椒碱有选择性地抑制肿瘤细胞的生长，由于光叶花椒碱或去甲光叶花椒碱的分子拓扑结构与二氢光叶花椒碱相似，可以预期光叶花椒碱和去甲光叶花椒碱也具有选择性细胞毒性。光叶花椒碱和去甲光叶花椒碱在体外选择性地抑制小鼠和人肺腺癌的生长，并有选择性地在细胞内蓄积。在皮下异种移植模型中，光叶花椒碱在体内也被证明能非常有效地抑制小鼠和人肺腺癌的生长，没有任何严重的不良反应。相比之下，去甲光叶花椒碱没有选择性细胞毒性，提示光叶花椒碱的 8-甲氧基是选择性细胞毒性的关键结构特征[3]。

从飞龙掌血茎皮分离的 6-(3-甲基-2-丁烯基)-5,7-二甲氧基香豆素对白血病 U-937 细胞具有较强的细胞毒性和抗增殖作用，在 250μmol/L 时可以诱导 U-937 细胞凋亡，降低 ERK 和 Akt 的磷酸化水平，而 50μmol/L 时则发挥分化作用，诱导 U-937 细胞降低 NBT 的能力和分化标志物 CD88 和 CD11b 的表达，但 p-Akt 和 p-ERK 水平没有变化。6-(3-甲基-2-丁烯基)-5,7-二甲氧基香豆素在 U-937 细胞中具有细胞分化剂和细胞凋亡诱导剂的双重作用[4]。

（2）飞龙掌血提取物的抗肿瘤作用

飞龙掌血根二氯甲烷提取物抑制细胞增殖具有浓度和时间依赖性，利用流式细胞术检测发现 HT-29 细胞周期阻滞在 G_2/M 期，说明飞龙掌血根二氯甲烷提取物抑制细胞增殖可能与细胞周期阻滞有关。飞龙掌血根二氯甲烷提取物能够抑制 p53 野生型及 p53 突变型结肠癌细胞增殖及使细胞周期阻滞在 G_2/M 期，说明飞龙掌血根二氯甲烷提取物诱导细胞周期阻滞与 p53 无关。Annexin V /PI 双染实验结果显示，飞龙掌血根二氯甲烷提取物作用 24h 可使 HT-29 细胞凋亡率显著升高，表现出促进细胞凋亡作用，并且具有剂量-效应关系。Western blot 法研究发现飞龙掌血根二氯甲烷提取物作用 HT-29 细胞之后，可以激活 caspase-3、caspase-8 及 caspase-9，说明飞龙掌血根二氯甲烷提取物可能是通过内部和外部途径诱导人结肠癌 HT-29 细胞凋亡。飞龙掌血根二氯甲烷提取物能够诱导 *Bax* 野生型及 *Bax* 突变型结肠癌细胞凋亡，并且凋亡程度相当，说明飞龙掌血根二氯甲烷提取物诱导细胞凋亡与 *Bax* 无关。利用 H2DCFH-DA 荧光探针研究结果发现，飞龙掌血根二氯甲烷提取物可以显著提高 HT-29 细胞内活性氧的水平。用抗氧化剂 NAC 预处理

HT-29 细胞，发现飞龙掌血根二氯甲烷提取物诱导细胞周期阻滞被部分阻断，而飞龙掌血根二氯甲烷提取物诱导细胞凋亡没有变化，说明飞龙掌血根二氯甲烷提取物可能通过刺激细胞产生大量的活性氧，引起细胞周期阻滞[5,6]。

2. 对神经系统的作用

飞龙掌血香豆素类化合物可以抑制阿尔茨海默病发病。飞龙掌血香豆素类化合物表现出轻中度 AChE 和自诱导 $A\beta_{1-42}$ 聚集抑制作用，在 6 位或 8 位长链取代的香豆素类化合物具有抑制乙酰胆碱酯酶诱导的 β 淀粉样蛋白聚集的能力，由于它们在乙酰胆碱酯酶的催化阴离子位和外围活性位上的双重结合位。飞龙掌血分离的香豆素类化合物可以减轻 H_2O_2 和 $A\beta_{1-42}$ 毒性诱导的人神经母细胞瘤 SH-SY5Y 的神经细胞损伤[7]。

3. 对心血管系统的作用

（1）对心脏的抑制作用

飞龙掌血水提物可扩张外周血管降低心脏的后负荷，对心脏有明显的抑制作用，显著减少心肌做功及耗氧，发挥抗心肌缺血的作用。冠脉结扎后的 LVP 和收缩压 SBP、舒张压 DBP 及平均血压 MBP 等动脉血压参数均显著降低，其中 LVP 与 SBP 明显降低，而 LVEDP 则明显升高。腹腔注射飞龙掌血水提物后出现的 LVEDP 变化，在给药 30min 后即显著降低至结扎前水平以下，其余各参数变化均在给药后 90min 显著升高至接近结扎前水平。冠脉结扎后的左室做功及耗氧有关指标 HR、左室射血的张力-时间指数 TTI 及分钟张力-时间指数 TTI×HR 均显著降低，TTI×HR 降低尤其明显。腹腔注射飞龙掌血水提物后，此三项指标均持续降低，且其中 TTI 及 TTI×HR，在给药后 30min 均有显著变化，HR 无显著变化。左室内压上升速率峰值 dp/dt_{max}、心肌收缩成分缩短速度（$V_{ce-CPIP}$）及左室压下降速率峰值 $-dp/dt_{max}$ 等心肌收缩、舒张性能参数均呈现显著降低，其中 $V_{ce-CPIP}$ 的降低尤其明显。开始收缩到开始射血的时间 $t-dp/dt_{max}$ 稍有延长，腹腔注射飞龙掌血水提物后的 $t-dp/dt_{max}$ 有所逆转，却同样无显著差异。其余各参数均在给药 90min 后出现显著升高至接近结扎前水平[8]。

（2）止血作用

飞龙掌血提取物具有止血作用。飞龙掌血药材70%乙醇提取物的氯仿、乙酸乙酯及正丁醇萃取物均表现出不同程度缩短小鼠的 BT 及 CT 作用，以氯仿萃取物的止血作用最为显著。氯仿萃取物给药缩短小鼠 BT 作用与阳性对照云南白药胶囊相当，表明飞龙掌血氯仿萃取物中存在某内源性因素发挥止血作用。飞龙掌血氯仿萃取物通过增加纤维蛋白原含量（FIB）、缩短凝血酶时间（TT），从而影响抗凝和纤溶系统，该途径可能是飞龙掌血提取物发挥止血作用的主要机理[9]。

（3）降脂作用

飞龙掌血中提取的一种香豆素——针叶素可以增加脂肪细胞的分化、脂解作用。在胰岛素存在下，用针叶素处理 3T3-L1 前脂肪细胞时，可提高细胞内甘油三酯水平和甘油-3-磷酸脱氢酶活性，说明针叶素能促进前脂肪细胞向脂肪细胞的分化。使用 DNA 微阵列和 qRT-PCR 进一步分析表明，针叶素增加了过氧化物酶体增殖物激活受体 γ 靶基因 *Pparg*、*Ap2*、*Cd36*、*Glut4* 和 *Adipoq* 的表达，提示针叶素通过调节脂肪生成关键基因的表达来促进 3T3-L1 细胞的分化[10]。在 Triton WR-1339 诱导的高脂血症大鼠中，飞龙掌血乙酸乙酯提取物可显著降低血清的 TC、TG、LDL-C 水平，与正己烷和甲醇提取物相比，HDL-C 水平显著升高。在高脂饮食喂养的高脂血症大鼠中，飞龙掌血乙酸乙酯提取物（200mg/kg、400mg/kg）可显著改变血浆和肝脏脂质水平，使其接近正常水平[11]。

4. 对内分泌系统的作用

飞龙掌血叶乙酸乙酯提取物具有显著的降血糖作用。植物化学评价表明，飞龙掌血叶乙酸乙酯提取物中含有生物碱、萜类、孜然、黄酮类和酚类化合物。飞龙掌血叶乙酸乙酯提取物总酚含量为 126mg/g 没食子酸当量。HPLC 分析显示有芸香碱和白花前胡醇。口服葡萄糖耐量试验显示，经飞龙掌血叶乙酸乙酯提取物（250mg/kg、500mg/kg）给药 28 天后，糖尿病大鼠的血糖、血浆酶（SGOT、SGPT 和 ALP）水平显著下降、体重、总蛋白、血清胰岛素和肝糖原水平显著升高，糖尿病大鼠抗氧化酶 SOD、CAT 和 GPx 的活性均降至接近正常水平，胰腺组织病理显示细胞再生[12]。

5. 对免疫系统的作用

通过分子对接、分子性质预测、药物相似性评分、分子动力学模拟等方法，来确定飞龙掌血生物碱与 HIV-1 逆转录酶结构域活性位点的结合概率。根据结合自由能对分子对接结果进行评价，结果表明飞龙掌血烯醇内酯、飞龙掌血内酯酮和飞龙掌血烯酮是 HIV 逆转录酶的有效抑制剂。飞龙掌血烯醇内酯、飞龙掌血内酯酮的药物相似性得分为 0.23 和 0.11，与标准抗 HIV 药物齐多夫定 (模型评分为 0.28) 相当。分子动力学模拟结果表明，飞龙掌血烯醇内酯-HIV 逆转录酶复合物比飞龙掌血内酯酮-HIV 逆转录酶复合物更稳定[13]。

6. 抗炎镇痛作用

(1) 抗炎作用

飞龙掌血内酯是从飞龙掌血分离得到的化合物，具有抗炎作用。飞龙掌血内酯抑制 LPS 激活的 RAW264.7 细胞和脓毒症小鼠产生促炎性细胞因子。飞龙掌血内酯抑制 NF-κB 的转录活性，降低 NF-κB 的核转位和磷酸化，阻断 HMGB1 从细胞核到胞浆的转位，降低 LPS 诱导的 TLR4 和 IKBKB 表达的上调，降低 IκBα 的磷酸化。飞龙掌血内酯可降低 LPS 诱导的肝损伤标志物 AST 和 ALT，减轻炎症细胞的浸润和肺、肝、肾组织的损伤，提高脓毒症小鼠的存活率。飞龙掌血内酯通过调节 HMGB1-NF-κB 转位来保护 LPS 诱导的脓毒症，减轻 LPS 诱导的炎症反应[14]。针叶素和托达库林均能显著抑制炎症介质的 mRNA 表达和 NO 的产生，飞龙掌血内酯能抑制 LPS 诱导的 p38 磷酸化和 ERK1/2，抑制 LPS 诱导的 NF-κB 的激活；而针叶素并没有表现出这种作用，表明针叶素和飞龙掌血内酯是通过不同的机制抑制 LPS 诱导的 RAW264 细胞的炎症反应。对这些化合物的细胞摄取也进行了评估，给药 4h、24h 后，在 RAW264 细胞中检测到飞龙掌血内酯，而在所有培养液内均未观察到针叶素水平。去环氧化一个预烯基可以增加分子的疏水性，并被认为加速细胞吸收和/或与细胞膜磷脂双层膜的相互作用[15]。

飞龙掌血生物总碱小鼠灌胃给药能抑制二甲苯所致耳肿胀和琼脂所致足肿胀，抑制羧甲基纤维素钠所致腹腔白细胞游走，说明飞龙掌血生物总碱具有抗炎作用[16]。飞龙掌血水提物亦可以抑制二甲苯诱发小鼠耳片的肿胀[17]。飞龙掌血乙醇提取物和乙酸乙酯组分可显著减轻足爪关节肿胀，降低脾脏指数，病理组织学检查显示，与对照组相比，飞龙掌血能有效地保护膝关节的骨和软骨不受侵蚀、损伤和变形，此外，TNF-α、IL-1β、IL-6 等细胞因子的浓度均显著低于对照组，而 IL-10 等细胞因子则显著高于对照组[18]。

飞龙掌血醇提物（1g/kg、2g/kg、4g/kg）能明显降低足趾肿胀率，能明显减少舔足累积时间，降低 PGE2 的含有量，高剂量组尤为明显；低、中、高三个剂量组均能降低血清中 5-HT 的含有量，高剂量和低剂量效果显著，高剂量组还能升高血清中 β-EP 的含有量。各剂量组均能降低皮肤组织中 TNF-α 和 IL-1β 的含量，中、高剂量组抑制 FOS 蛋白表达，高剂量组明显降低血清中 LTB4 的含量。说明飞龙掌血醇提物具有抗炎作用，通过增加血清中的 β-EP，降低 PGE2、5-HT、LTB4 含量，降低皮肤组织中 TNF-α、IL-1β 含量，以及下调脊髓 SP 及 FOS 蛋白表达有关[19]。

飞龙掌血提取物抑制大鼠风寒湿佐剂性关节炎，其作用机制可能涉及 Th17 和 Treg 细胞之间的平衡。模型组大鼠体重明显减轻，足跖容积显著增加，脾、胸腺指数明显升高、关节滑膜增生及炎性细胞浸润，血清 IL-6 和 IL-17 水平显著升高，血清 IL-10 和 TGF-β 含量明显降低，飞龙掌血提取物 280mg/kg 剂量组能显著增加大鼠体重，改善大鼠足跖关节及膝关节滑膜病理损伤；280mg/kg、70mg/kg 剂量组能明显降低大鼠足跖容积，抑制脾、胸腺指数，同时显著降低血清 IL-6 和 IL-17 水平，升高血清 IL-10 和 TGF-β 含量[20]。

（2）镇痛作用

飞龙掌血的水提物具有镇痛作用，不但能够减少冰醋酸所致小鼠扭体反应的次数，还能延长小鼠舔后足的潜伏期及提高小鼠的痛阈[19]。飞龙掌血水提物具有明显的镇痛作用，其镇痛机制可能与抑制疼痛介质

PGE2 的表达有关。飞龙掌血水提物能显著延长热板法小鼠的痛阈值，减少扭体法小鼠的扭体次数，减少福尔马林法小鼠的舔足时间，明显降低小鼠血清和脑组织中 PGE2 含量[21]。

7. 抗病原微生物作用

（1）抗细菌作用

从飞龙掌血分离的白屈菜红碱通过破坏细菌细胞壁和细胞膜，抑制蛋白质合成而具有抗菌活性。白屈菜红碱对革兰氏阳性菌、金黄色葡萄球菌、耐甲氧西林金黄色葡萄球菌和超广谱 β-内酰胺酶金黄色葡萄球菌具有较强的抗菌活性。白屈菜红碱对三种细菌的 MIC 均为 0.156mg/mL，进一步说明白屈菜红碱的主要抗菌机制可能是破坏了细菌细胞膜上的通道，导致蛋白质外渗，以及对蛋白质生物合成的抑制作用。扫描电镜显示，白屈菜红碱处理后的细菌形态发生了严重的变化，部分细胞壁和细胞膜发生了损伤，部分物质发生了渗漏[22]。

从飞龙掌血叶分离的白花前胡醇具有抗菌和抗真菌活性，对表皮葡萄球菌、产气肠杆菌、福氏志贺氏菌、肺炎克雷伯菌、大肠杆菌和黄曲霉、克鲁丝酵母菌、灰霉等真菌均具有抑制作用[23]。从飞龙掌血乙酸乙酯萃取物中分离的芸香碱对细菌和真菌具有中等的抑制活性。芸香碱对枯草芽孢杆菌（31.25μg/mL）、金黄色葡萄球菌（62.5μg/mL）、表皮葡萄球菌（62.5μg/mL）、粪肠球菌（31.25μg/mL）、铜绿假单胞菌（250μg/mL）、鲍曼不动杆菌（125μg/mL）、红色毛癣菌 57（62.5μg/mL）具有抑制活性，对薄荷毛癣菌（62.5μg/mL）、拟毛癣菌（62.5μg/mL）、絮状表皮藻（62.5μg/mL）、稻瘟菌（250μg/mL）和白色念珠菌（250μg/mL）亦具有抑制活性[24]。飞龙掌血根皮乙醇提取物具有体外抑制白色念珠菌的作用。飞龙掌血根皮乙醇提取物浓度为 30.0g/L、15.0g/L、7.5g/L 时，对白色念珠菌生长均呈现一定的抑制作用，肉眼观察均无细菌生长，表明此浓度下的培养前后细菌总量无变化，即生长被抑制。飞龙掌血根皮乙醇提取物对白色念珠菌的 MIC 为 7.5g/L；浓度为 7.5g/L 时的平板接种有菌落形成，而浓度为 30.0g/L 及 15.0g/L 时却未见菌落形成，因此飞龙掌血根皮乙醇提取物对白色念珠菌的 MBC 为 15.0g/L[25]。

（2）抗病毒作用

飞龙掌血醇提物在筛选中显示出很强的抗 HINI 流感病毒活性，四唑氮化合物法测得飞龙掌血醇提物的 EC_{50} 为 4.7mg/L，定量 PCR 法测得 EC_{50} 为 0.9mg/L。毒性试验显示其 CC_{50} 为 187.2mg/L。结果表明飞龙掌血醇提物具有抗流感病毒作用[26]。

（3）抗疟疾作用

从飞龙掌血得到了作为主要抗疟活性的生物碱尼替丁。对于一系列对氯喹敏感和耐药的菌株，含有尼替丁的组分在体外对恶性疟原虫的抑制浓度在 9～108ng/mL 之间。结果表明，氯喹和尼替丁之间缺乏交叉抗性[27]。飞龙掌血具有抗疟杀虫的作用。飞龙掌血果实的乙酸乙酯提取物，表现出较高的活性，对耐氯喹恶性疟原虫株 IC_{50} 是 1.87μg/mL，其次为根皮的水提物 IC_{50} 是 2.43μg/mL。飞龙掌血果实乙酸乙酯提取物 500mg/kg 及根皮水提取物 250mg/kg 对体内伯氏疟原虫的抑制率分别为 81.34% 及 56.8%[28]。

8. 抗氧化作用

飞龙掌血提取物具有体外抗氧化作用。适当浓度的飞龙掌血总提取物、飞龙掌血石油醚提取物、飞龙掌血乙酸乙酯提取物及飞龙掌血正丁醇提取物皆有较强的抗脂质过氧化作用，飞龙掌血总提取物的浓度为 1.0mg/mL 时，其最大抑制率可达到 66.78%。高浓度的飞龙掌血水提取物则对脂质过氧化有诱导作用。结果表明，上述五个部位的组分在高、低剂量浓度均有一定的清除·OH、DPPH·的能力，且其中以飞龙掌血乙酸乙酯提取物及飞龙掌血正丁醇提取物清除率最高[29]。

9. 其他药理作用

飞龙掌血中的飞龙掌血素，可在体外作用于破骨细胞 RAW264 及成骨细胞 MC3T3-E1，激活 NF-KB、ERK1/2 及 p38-MAPK 的信号转导通路，抑制破骨细胞的分化，并诱导成骨细胞的分化和矿化[30]。

【毒性作用】

飞龙掌血总生物碱给药 2 周后，小鼠血清丙氨酸氨基转移酶、天门

飞
龙
掌
血

35

冬氨酸氨基转移酶值及肝脏系数检测显示，给药组与对照组无显著性差异，飞龙掌血总生物碱 LD_{50} 为 1.622g/kg，95%可信限为 1.29～2.03g/kg。说明飞龙掌血总生物碱较长时间给药对肝脏无损伤作用[16]。

参考文献

[1] 贾敏如, 张艺. 中国民族药辞典[M]. 北京: 中国医药科技出版社, 2016: 827.

[2] Iwasaki H, Oku H, Takara R, et al. The tumor specific cytotoxicity of dihydronitidine from Toddalia asiatica Lam[J]. Cancer Chemotherapy and Pharmacology, 2006, 58 (4): 451-459.

[3] Iwasaki H, Okabe T, Takara K, et al. Tumor-selective cytotoxicity of benzo[c] phenanthridine derivatives from Toddalia asiatica Lam[J]. Cancer Chemother Pharmacol, 2010, 65 (4): 719-726.

[4] Vázquez R, Riveiro ME, Vermeulen M, et al. Toddaculin, a natural coumarin from Toddalia asiatica, induces differentiation and apoptosis in U-937 leukemic cells[J]. Phytomedicine, 2012, 19 (8-9): 737-746.

[5] 李勋. 飞龙掌血根二氯甲烷提取物影响人结肠癌 HT-29 细胞生长、增殖的分子机制研究[D]. 武汉: 中国科学院大学 (中国科学院武汉植物园), 2018.

[6] Li X, Qiu Z, Jin Q, et al. Cell Cycle Arrest and Apoptosis in HT-29 Cells Induced by Dichloromethane Fraction From Toddalia asiatica (L.) Lam[J]. Front Pharmacol, 2018, 9: 629.

[7] Takomthong P, Waiwut P, Yenjai C, et al. Structure-Activity Analysis and Molecular Docking Studies of Coumarins from Toddalia asiatica as Multifunctional Agents for Alzheimer's Disease[J]. Biomedicines, 2020, 8 (5): 107.

[8] 叶开和, 任先达, 熊爱华, 等. 飞龙掌血水提物对心肌缺血兔心功能和血液动力学的影响[J]. 中国病理生理杂志, 2000, 16 (7): 31-34.

[9] 刘志刚,王翔宇,毛北萍,等.飞龙掌血的止血活性及其机制的研究[J]. 华西药学杂志, 2016, 31 (2): 157-159.

[10] Watanabe A, Kato T, Ito Y, et al. Aculeatin, a coumarin derived from Toddalia asiatica (L.) Lam.,enhances differentiation and lipolysis of 3T3-L1 adipocytes[J]. Biochemical and Biophysical Research Communications, 2014, 453 (4): 787-792.

[11] Irudayaraj SS, Sunil C, Duraipandiyan V, Ignacimuthu S. In vitro antioxidant and

antihyperlipidemic activities of Toddalia asiatica (L) Lam. leaves in Triton WR-1339 and high fat diet induced hyperlipidemic rats[J]. Food Chem Toxicol, 2013, 60: 135-140.

[12] Stephen Irudayaraj S, Sunil C, Duraipandiyan V, et al. Antidiabetic and antioxidant activities of Toddalia asiatica (L.) Lam. leaves in streptozotocin induced diabetic rats[J]. J Ethnopharmacol, 2012, 143 (2): 515-523.

[13] Priya R, Sumitha R, Doss CG, et al. Molecular Docking and Molecular Dynamics to Identify a Novel Human Immunodeficiency Virus Inhibitor from Alkaloids of Toddalia asiatica[J]. Pharmacogn Mag, 2015, 11 (S3): S414-S422.

[14] Ni J, Zhao Y, Su J, et al. Toddalolactone Protects Lipopolysaccharide-Induced Sepsis and Attenuates Lipopolysaccharide-Induced Inflammatory Response by Modulating HMGB1-NF-κB Translocation[J]. Front Pharmacol, 2020, 11: 109.

[15] Kumagai M, Watanabe A, Yoshida I, et al. Evaluation of Aculeatin and Toddaculin Isolated from Toddalia asiatica as Anti-inflammatory Agents in LPS-Stimulated RAW264 Macrophages[J]. Biol Pharm Bull, 2018, 41 (1): 132-137.

[16] 郝小燕, 彭琳, 叶兰, 等. 飞龙掌血生物总碱抗炎镇痛作用的研究[J]. 中西医结合学报, 2004, 2 (6): 45-452.

[17] 王秋静, 路航, 吕文伟, 等. 飞龙掌血水提物镇痛抗炎作用的实验研究[J]. 中国实验方剂学杂志, 2007, 13 (5): 35-37.

[18] Yang K, Tong L, Chen C, et al. Therapeutic effects of extracts from Radix Toddaliae Asiaticae on collagen-induced arthritis in Balb/c mice[J]. J Ethnopharmacol, 2013, 146 (1): 355-362.

[19] 陆怡, 朱元章, 郭晨旭, 等. 飞龙掌血醇提物的抗炎镇痛作用[J]. 中成药, 2018, 40 (1): 26-32.

[20] 刘明, 刘杨, 邓颖, 等. 飞龙掌血提取物对风寒湿佐剂性关节炎大鼠Th17/Treg 平衡的影响[J]. 中药药理与临床, 2018, 34 (3): 108-111.

[21] 张源文, 胡祖林, 罗彦博, 等. 飞龙掌血镇痛有效部位筛选及机制研究[J]. 亚太传统医药, 2019, 15 (6): 13-15.

[22] He N, Wang P, Wang P, et al. Antibacterial mechanism of chelerythrine isolated from root of Toddalia asiatica (Linn) Lam[J]. BMC Complement Altern Med, 2018, 18 (1): 261.

[23] Karunai Raj M, Balachandran C, Duraipandiyan V, et al. Antimicrobial activity of

飞
龙
掌
血

Ulopterol isolated from Toddalia asiatica (L.) Lam[J]: a traditional medicinal plant. J Ethnopharmacol, 2012, 140 (1): 161-165.

[24] Duraipandiyan V, Ignacimuthu S. Antibacterial and antifungal activity of Flindersine isolated from the traditional medicinal plant, Toddalia asiatica (L.) Lam[J]. J Ethnopharmacol, 2009, 123 (3): 494-498.

[25] 许颖, 郭婧玉, 刘学, 等. 飞龙掌血乙醇提取物对白色念珠菌抑菌作用的研究[J]. 中国实验方剂学杂志, 2012, 18 (10): 270-274.

[26] 栗世铀, 乔延江, 肖培根, 等. 飞龙掌血抗 A 型流感病毒活性的鉴定[J]. 中国中药杂志, 2005, 30 (13): 998-1001.

[27] Gakunju DM, Mberu EK, Dossaji SF, et al. Potent antimalarial activity of the alkaloid nitidine, isolated from a Kenyan herbal remedy[J]. Antimicrob Agents Chemother, 1995, 39 (12): 2606-2609.

[28] Orwa J A, Ngeny L C, Mwikwabe N M, et al. Antimalarial and safety evaluation of extracts from Toddalia asiatica (L) Lam. (Rutaceae)[J]. J Ethnopharmacol[J], 2013, 145 (2): 587-590.

[29] 陈小雪, 龙盛京. 飞龙掌血提取物体外抗氧化活性研究[J]. 西北药学杂志, 2013, 28 (1): 27-29.

[30] Watanabe A, Kumagai M, Mishima T, et al. Toddaculin, isolated from of Toddalia asiatica (L.) Lam. inhibited osteoclastogenesis in RAW264 cells and enhanced osteoblastogenesis in MC3T3-E1 cells[J]. Plos ONE, 2015, 10 (5): e0127158.

抗
肿
瘤
民
族
药
的
药
理
与
临
床

飞扬草

【来源】傣药 (牙狼妹、芽喃默、牙那勐),德昂药 (萬完喋),哈尼药 (阿玛其堵堵玛、奶浆草、飞扬草),基诺药 (资夺描),京药 (飞扬草),傈僳药 (质多四莫),毛南药 (松香桐蜓、沃飞扬),苗药 (锐地、加欧雾、乌少怒),畲药 (大飞扬),仫药 (大乳汁草、大飞扬草),瑶药 (大乳汁草、匪胀麦、奶汁草),壮药 (棵降、大飞扬、弓强草)。大戟科大戟属植物飞扬草 *Euphorbia hirta* L. 全草或带根全草[1,2]。

【性味与归经】酸,寒。归肺、大肠经。

【功能与主治】清热解毒,凉血止血,止痢。主治热毒血痢、痈肿疔疮、湿疹、丹毒、蛇虫咬伤、便血、痔血、崩漏下血。

【药理作用】

1. 抗肿瘤作用

飞扬草含的甾醇及佛皮醇衍生物对大鼠瓦氏肉瘤 256 有抗肿瘤活性[3]。飞扬草中的多酚类成分 1,2,3,4,6-五没食子酰-β-D-葡萄糖具有抑制致癌物质引起的促癌作用[4]。飞扬草含有的鞣花酸,在鼠和人体组织移植所做的体内及体外试验,对化学物质所诱导的癌变有明显的抑制作用,特别是对结肠癌、肺癌、食管癌、肝癌、舌及皮肤肿瘤等有很好的抑制作用[5]。飞扬草的乳汁能特异性地杀灭体外恶性黑瘤细胞 MM96L 和宫颈癌细胞 HeLa,其在极低浓度下对宫颈癌细胞尚有抑制作用[6]。

从飞扬草分离得到的木脂素类化合物 5-demethoxyniranthin 和 5-methoxyursehernin 对 HepG-2 细胞具有中等程度的抑制作用,IC_{50} 分别为 7.2μmol/L 和 8.5μmol/L[7]。

2. 对神经系统的作用

飞扬草水提物具有中枢镇痛作用。对小鼠分别使用扭体试验和热板试验，剂量从 20mg/kg 和 25mg/kg 起，呈量效关系；剂量为 50mg/kg 时，它对化学刺激的镇痛作用与 1.15mg/kg 的硫酸吗啡相当。对热刺激而言，与 4.6mg/kg 的硫酸吗啡相当，痛阈提高约 45%。该作用能被吗啡拮抗药纳洛酮所抑制，证明飞扬草水提物有类似吗啡的镇痛作用，作用于吗啡受体[8]。飞扬草的水提物冻干粉具镇静作用。有研究分别对小鼠进行活力测定试验，阶梯爬高试验，熟悉陌生两隔室试验及明暗位置选择试验，发现腹腔注射飞扬草水提物后，小鼠活动量、爬梯数及升高数明显减少，在明箱内停留时间明显增加。表明飞扬草具有镇静作用[9]。

3. 对心血管系统的作用

有研究显示，飞扬草提取物具有抑制血管紧张素转化酶的作用且抑制率达 90%以上，有效部位为极性部分及低极性部分[10]。

4. 对消化系统的作用

飞扬草全草甲醇水提物 500mg/kg、1000mg/kg 剂量组对蓖麻油引起的腹泻分别有 41%和 70%的保护作用，与槲皮素和洛哌胺的作用相似，而在较低剂量组 (50mg/kg、100mg/kg) 则使粪便产量增加。在洛哌丁胺诱导的便秘小鼠中，飞扬草全草甲醇水提物在 50mg/kg 和 100mg/kg 时分别有 28.6%和 35.3%的泻药作用。在兔空肠里，飞扬草全草甲醇水提物对阿托品的抑制作用呈浓度依赖性。在 80mmol/L、20mmol/L K^+ 诱发的收缩中，飞扬草全草甲醇水提物表现出浓度依赖性的非特异性抑制痉挛原和向右移动的 Ca^{2+} 浓度响应曲线，抑制最大效应类似于槲皮素和硝苯地平的效应。说明飞扬草全草甲醇水提物具有止泻作用，可能通过 Ca^{2+} 拮抗剂样肠道抑制成分介导，而其通便作用主要通过毒蕈碱受体激动剂样肠道刺激成分介导[11]。飞扬草冻干煎剂具有止泻作用。在由蓖麻油、花生四烯酸和前列腺素 E1 引发的小鼠腹泻实验模型中，飞扬草冻干煎剂 350~700mg/kg 时具有止泻作用。但硫酸镁导泻时，飞扬草未显示具有止泻作用。当用蓖麻油加速小肠转运时，冻干煎剂可延缓小肠的转运，但在正常情况下没有此功能。从飞扬草中分离得一种具有止泻作用的黄酮化合物栎素，其止泻作用剂量为 25mg/kg，栎素存在于飞扬草的冻干煎剂中，提供了止泻作用[12]。

5. 对免疫系统的作用

飞扬草的乙醇提取物具有显著的抗过敏作用。飞扬草醇提物可以预防及治疗大鼠全身性与皮肤过敏反应，可以抑制抗-DNP-HAS 蛋白激活的大鼠腹腔肥大细胞释放的 TNF-α 和 IL-6[13]。飞扬草 95%乙醇提取物可通过抗组胺、免疫抑制及抗炎抑制大鼠早期和晚期阶段过敏反应[14]。

6. 对泌尿系统的作用

飞扬草叶的水提物 50mg/kg 和醇提物 100mg/kg 均能引起大鼠排尿量增加[15]。

7. 抗炎作用

飞扬草对急性炎症有抑制作用，飞扬草对二甲苯引起的小鼠耳壳肿胀有明显抑制作用，并能降低角叉菜胶所诱导的大鼠足水肿，飞扬草的水提物明显减少 PGI2、PGE2 及 PGD2 的释放[16]。

飞扬草提取物对新生哮喘大鼠具有抗炎作用。飞扬草提取物作用于新生哮喘大鼠后，白细胞总数、嗜酸性粒细胞、TNF-α、IL-6 和脂质过氧化降低，而抗氧化水平升高；*TNF-α*、*iNOS*、*IL-6*、*COX-2*、*caspase-3*、*p53*、*proNGF* 和 *Bax* 的 mRNA 表达水平降低，而 *Bcl-2* 的表达水平升高；凋亡和 caspase-3 蛋白表达明显降低。飞扬草提取物可使新生哮喘大鼠显著减少肺部炎症和嗜酸性粒细胞浸润[17]。

8. 抗病原微生物作用

飞扬草的甲醇提取物可抑制志贺氏痢疾杆菌及弗氏志贺菌，且在具有抗菌活性的剂量下没有细胞毒性[18]。飞扬草 95%乙醇提取物对于抗幽门螺杆菌有一定的效果[19]。飞扬草乙醇提取物具有抗菌活性，尤其是对大肠杆菌、绿脓杆菌、痢疾杆菌以及金黄色葡萄球菌有显著的抗菌作用[20]。飞扬草乙醇提取物对枯萎病菌、番茄赤星病菌和番茄丝核菌也有显著的抗真菌作用[21]。飞扬草乙醇提取物、异戊醇提取物及石油醚提取物均表现出高的抗疟原虫活性且 $IC_{50} < 3\mu g/mL$[22]。

参考文献

[1] 国家药典委员会. 中国药典, 一部[M]. 北京: 中国医药科技出版社, 2020: 51.

[2] 贾敏如, 张艺. 中国民族药辞典[M]. 北京: 中国医药科技出版社, 2016: 338.

[3] 褚小兰, 等. 地锦类中草药的化学成分和药理研究概况[J]. 中国野生植物资源, 1998, 17 (2): 17.

[4] 陈玲. 飞扬草叶中的多酚类成分研究[J]. 中国中药杂志, 1991, 18 (1): 38-39.

[5] 陈任宏, 黄艳萍, 唐省三, 等. 飞扬草化学成分及药理作用的研究进展[J]. 今日药学, 2011, 21 (7): 393-395.

[6] 章佩芬, 罗焕敏. 飞扬草药理作用研究概况[J]. 中药材, 2005, 28 (5): 437-439.

[7] 张玲. 飞扬草化学成分及生物活性研究[D]. 济南: 山东大学, 2019.

[8] Lanhers MC, et al. Analgesic, antipyretic and anti-inflammatory properties of Euphorbia hirta[J]. Planta Medica, 1991, 57 (3): 225.

[9] Lanhers MC, et al. Behavioral effects of Ephorbia hirta L: sedative and anxiolytic properties[J]. J Ethnopharmacol, 1990, 29 (2): 189.

[10] 杜海燕. 飞扬草提取物的血管紧张肽转化酶抑制作用和止渴作用[J]. 国外医学中医中药分册, 1998, 20 (4): 44.

[11] Ali MZ, Mehmood MH, Saleem M, et al. The use of Euphorbia hirta L. (Euphorbiaceae) in diarrhea and constipation involves calcium antagonism and cholinergic mechanisms[J]. BMC Complement Med Ther, 2020, 20 (1): 14.

[12] 蔡幼清. 飞扬草提取物的止泻作用和一种活性黄酮类成分的分离. 国外医学中医中药分册, 1994, 16 (3): 38.

[13] Youssouf MS, Kaiser P, Tahir M, et al. Anti-anaphylactic effect of Euphorbia hirta[J]. Fitoterapia, 2007, 78 (7-8): 535-539.

[14] Singh GD, Kaiser P, Youssouf MS, et al. Inhibition of early and late phase allergic reactions by Euphorbia hirta L[J]. Phytother Res, 2006, 20 (4): 316-321.

[15] Johnson P.B., Abdurahman EM, Tiam EA, et al. Euphorbiahirta leaf extracts increase

urine output and electrolytes inrats[J]. J Ethnopharmacol, 1999, 65 (1): 63.

[16] Hiermann A, Bucar F, et al. Influence of some traditionalmedicinal plants of Senegal on prostaglandin biosynthesis[J]. J Ethnopharmacol, 1994, 42 (2): 111-117.

[17] Mingyue Xia, Ling Liu, Ruiqin Qiu, et al. Anti-inflammatory and Anxiolytic Activities of Euphorbia Hirta Extract in Neonatal Asthmatic Rats[J]. AMB Express, 2018, 8 (1): 179.

[18] Vijaya, K, Ananthan S, Nalini R, et al. Antibacterial effect of theaflavin, polyphenon 60 (Camellia sinensis) and Eu-phorbia hirta on Shigella spp[J]. -a cell culture study. J Ethnopharmacol, 1995, 49 (2): 115-121.

[19] Wang YC, Huang TL. Screening of anti-Helicobacter pylori herbs deriving from Taiwanese folk medicinal plants[J]. FEMS Immunol Med Microbiol, 2005, 43 (2): 295-300.

[20] Sudhakar M, Rao Ch V, Rao PM, et al. Antimicrobial activity of Caesalpinia pulcherrima, Euphorbia hirta and Asystasia gangeticum[J]. Fitoterapia, 2006, 77 (5): 378-380.

[21] Pascal Noel Mekam; Serena Martini; Julienne Nguefack, et al. Phenolic compounds profile of water and ethanol extracts of Euphorbia hirta L. leaves showing antioxidant and antifungal properties[J]. South African Journal of Botany, 2019 (127): 319-332.

[22] Tona L, Cimanga RK, Mesia K, et al. In vitro antiplasmodial activity of extracts and fractions from seven medicinalplants used in the Democratic Republic of Congo[J]. J Ethnopharmacol, 2004, 93 (1): 27-34.

飞
扬
草

43

【来源】布依药 (竹根七、心不甘)，傣药 (牙千哈、芽先哈、牛尾七)，侗药 (克武纳、纳开务)，哈尼药 (捋吗赃曼)，拉祜药 (背那此、心不甘、高脚七)，苗药 (莴宫额、牛尾三七、包谷七)，土家药 (卡替克砸起目路、包谷七、罗汉七)，瑶药 (白钱草、喔爹)，彝药 (勒补输、自直多、尼马芬)，壮药 (於捆、棵於捆、老蛇莲)。百合科开口箭属植物开口箭 *Tupistra chinensis* Baker [*Campylandra chinensis* (Baker) M. N. Tamura]的根茎[1]。

【性味与归经】辛、微苦，寒。归肺、胃、肝经。有毒。

【功能与主治】清热解毒，祛风除湿，散瘀止痛。主治咽喉肿痛、白喉、风湿痹痛、跌打损伤、胃痛、痈肿疮毒、毒蛇、狂犬咬伤、月经不调等。

【药理作用】

1. 抗肿瘤作用

（1）开口箭单体成分的抗肿瘤作用

从开口箭新鲜根茎中分离的异罗斯考皂苷元和罗斯考皂苷元，在抗人结肠癌细胞 LoVo 和胃癌细胞 BGC823 活性评价中表现出较强的抗肿瘤活性，IC_{50} 值分别达到 0.532μmol/L 和 0.757μmol/L[2]。

（2）开口箭总皂苷抗肿瘤作用

开口箭总皂苷灌胃 8 天对 S180 荷瘤小鼠肿瘤重量具有抑制作用，开口箭总皂苷在 0.5g/kg 和 1.5g/kg 剂量下，对 S180 荷瘤小鼠肿瘤重量的抑制率分别为 34.5%和 52.2%[3]。开口箭皂苷通过抑制小鼠移植瘤中NF-κB 信号传导抑制 S180 细胞的增殖和细胞周期进程。体外开口箭皂苷对 S180 细胞的生长具有浓度依赖性抑制作用，并伴有 S 期细胞周期阻滞。开口箭皂苷对 S180 肿瘤小鼠移植瘤生长有明显的抑制作用，且呈剂量依赖性，明显诱导细胞凋亡。此外，开口箭皂苷还抑制了小鼠异种移植瘤中 NF-κBp65 的活性，降低了 *NF-κbp65* mRNA 的表达[4]。

开口箭皂苷对人神经胶质瘤 U251 细胞的抑制作用是通过上调 *Bax* 基因表达和下调 *Bcl-2* 基因表达，使胞内细胞器的钙离子浓度增多，激活与细胞凋亡密切相关的内源性核酸内酶，从而促进肿瘤细胞的凋亡[5]。MTT 法测定开口箭总皂苷对 HepG-2 细胞增殖具有强的抑制作用，IC_{50} 为 4.92μg/mL，表明开口箭总皂苷对 HepG-2 细胞有细胞毒活性[3]。开口箭皂苷对卵巢癌 SKOV3 细胞增殖具有抑制作用，并能促进细胞凋亡。开口箭皂苷作用后，卵巢癌细胞增殖抑制率、凋亡率、G_0/G_1 期比例、caspase-3 和 caspase-9 的表达水平均显著升高。同样，Ki-67、cyclin D1、β-catenin 和 c-Myc 的表达也显著降低。开口箭皂苷-氯化锂治疗组卵巢癌细胞增殖抑制率、G_0/G_1 细胞比例、caspase-3 和 caspase-9 的表达水平及凋亡率均显著降低，Ki-67、cyclin D1、β-catenin 的表达水平显著降低，c-Myc 的表达水平明显升高。开口箭皂苷通过抑制 Wnt/β-catenin 途径诱导 G_0/G_1 期阻滞，抑制细胞增殖，促进卵巢癌细胞凋亡[6]。开口箭总皂苷、30%皂苷和 70%皂苷抑制宫颈癌 HeLa 细胞增殖的作用强于环磷酰胺，三者抑制作用的强弱依次为 70%皂苷、总皂苷、30%皂苷。流式细胞术检测发现开口箭皂苷是通过阻滞 HeLa 细胞于 S 期，诱导人宫颈癌细胞凋亡[7]。开口箭能明显减少 B16-BL6 黑色素瘤小鼠肺转移和总转移结节数，在体外实验中当开口箭皂苷浓度为 45mg/kg 时，B16-BL6 黑色素瘤细胞数明显减少[8]。

（3）开口箭多糖抗肿瘤作用

开口箭酸性多糖 TCBAPⅡ能增强小鼠巨噬细胞吞噬功能并促进小鼠 TNF-α 的分泌，进而发挥抗肿瘤作用。开口箭酸性多糖 TCBAPⅡ的高、中、低浓度均可明显提高脾细胞的活力并促进脾细胞分泌 TNF-α，且在一定范围内呈浓度依赖趋势，但对于 IFN-γ、IL-2 的分泌无促进作用，而阳性对照药 LPS 和 ConA 则可分别促进 IFN-γ 及 IL-2 的分泌。开口箭酸性多糖 TCBAPⅡ可以增强小鼠巨噬细胞的吞噬功能，并促进 TNF-α 的分泌，且抑制 S180 荷瘤小鼠肿瘤生长，提示开口箭酸性多糖 TCBAPⅡ可能通过活化或增强巨噬细胞的功能以促进 TNF-α 的分泌发挥抗肿瘤作用[9]。

开口箭多糖对小鼠移植性实体瘤 H22 有明显的抑制作用，对移植性实体瘤 H22 小鼠的体重、胸腺和脾脏均没有抑制作用[10]。

（4）开口箭提取物抗肿瘤作用

50%乙醇提取物对 HepG-2 细胞的抑制作用强于开口箭水煎提取物和 20%乙醇提取物，且经 DAPI 荧光染料染色后观察到细胞凋亡现象，流式细胞检测和 Western blot 技术发现 S 期细胞数目增多，Bax 和 p53 蛋白表达显著升高，Bcl-2 蛋白表达降低[11,12]。

开口箭根部乙醇提取物 ERT-95 对 HepG-2 细胞的生长有明显的抑制作用，采用 Hochest33258 荧光染色法观察到 HepG-2 细胞凋亡时会出现细胞核固缩、边聚、裂解、凋亡小体形成等形态学改变，其机制是通过激活线粒体释放 Cyt-c，Cyt-c 作为细胞凋亡诱导因子，改变 caspase-9、caspase-3 的活性，进一步灭活凋亡抑制基因，从而激活凋亡相关的 DNA 核酸酶，最终导致 DNA 发生裂解[11,12]。

2. 对心血管系统的作用

（1）逆转心肌肥厚

开口箭总皂苷对异丙肾上腺素诱导的心肌肥厚具有逆转作用，其机制可能与抗氧化应激和逆转 NO 合酶系统异常表达及提高机体抗氧化能力有关。实验大鼠皮下给予异丙肾上腺素后导致了心功能受损，用开口箭总皂苷给药后，能使异常变化的血流动力学指标水平得到明显逆转，随剂量的增加而增强。与模型组相比较，有显著性差异，且开口箭总皂苷高剂量几乎与卡托普利相同。开口箭总皂苷治疗心肌肥厚模型大鼠后，明显降低异丙肾上腺素致心肌肥厚模型大鼠的 LVW、HW、LVW/BW 和 HW/BW。开口箭总皂苷能改善心肌肥厚时出现的 NO 合酶系统异常表达水平，显示出其对大鼠心肌肥厚具有较好保护作用。开口箭总皂苷给药后，心肌间质胶原的容积分数明显降低，且与模型组比较具有显著性差异。开口箭总皂苷能提高心肌大鼠心肌组织中 SOD、GSH-Px 活性，并增强内源性氧自由基清除系统的功能，且降低脂质过氧化产物 MDA 的水平。通过增加心肌组织中 cNOS 活性和降低 iNOS 活性，来抑制心肌中过量 NO 的生成，降低心肌中羟脯氨酸含量和心肌细胞的直径以及横截面积，与心肌间质胶原容积分数，使心肌细胞肥厚的程度明显降低，且纤维化程度明显减轻，改善心功能，以达到心肌肥厚的心肌保护作用[13]。

（2）降血脂作用

开口箭皂苷能治疗实验性高脂血症，抑制胆固醇微胶粒与动脉粥样硬化斑块的形成。与模型组比较，灌食与腹腔注射开口箭皂苷均能明显降低血清 TC、LDL-c 及 TC/HDL-c 和 LDL-c/HDL-c，亦能显著升高 HDL-c，高剂量治疗组病理检查可见主动脉粥样硬化症状明显减轻，且开口箭皂苷可在一定程度上抑制肠道中胆固醇微胶粒的形成[14]。

3. 对呼吸系统的作用

开口箭具有显著的祛痰作用，可升高气管段酚红排泌量[15]。

4. 抗炎作用

开口箭水煎液对二甲苯所致耳肿胀有明显抑制作用，但没有阿司匹林显著[15]。开口箭的醇提液有非常明显的抑制角叉菜胶引起的肿胀作用，给药剂量为 0.5mL/kg 组，在 1～3h 内的抑制率分别为 30.8%、31.7%、19.6%、14.6%；剂量为 2mL/kg 组的抑制率为 63.5%、42.8%、26.5%、30.2%。开口箭的水煎液与醇提液均对大鼠无菌棉球植入法诱发肉芽肿具有明显抑制作用，且水煎液的抑制作用强于醇提液[16]。

5. 抗病原微生物作用

（1）抗细菌作用

开口箭地上部位脂溶性成分包括有脂肪族烷烃、芳烃、萜类、黄酮类等，其化合物结构类型呈现多样性，对病原菌蜡状芽孢杆菌、枯草芽孢杆菌、大肠埃希菌、金黄色葡萄球菌和铜绿假单胞菌均具有一定的抑制活性[17]。开口箭对金黄色葡萄球菌、表皮葡萄球菌、铜绿假单胞菌有明显的抑菌作用[15]。

（2）抗病毒作用

开口箭总提物、石油醚及正丁醇部位均具有较好的抗 H5N1 病毒活性，且开口箭正丁醇部位抗病毒活性比开口箭总提物高，并呈现一定的量效关系，可以认为开口箭体外抗 H5N1 病毒活性明确，其有效成分集中在正丁醇部位，是抗 H5N1 病毒的有效部位[18]。

【毒性作用】

取小鼠 50 只，雌雄各半，并随机分成 5 组。根据预试的实验结果，最高剂量为 159.9g/kg，最低剂量为 39.7g/kg，且各剂量组间公比为 r=0.7。实验前禁食不禁水 12h，连续灌胃给药 7 天并记录小鼠给药后的毒性症状及死亡情况，继而计算 LD_{50}。结果显示 LD_{50}=148.7g/kg，说明开口箭的毒性较小 [15]。

【临床应用】

治疗慢性咽炎

将 100 例慢性咽炎患者随机分成开口箭治疗组和雾化吸入对照组，对比两组的临床疗效。结果显示，治疗组与对照组的总有效率分别为 90%、88%，经统计学处理，两组疗效无明显差异，表明开口箭具有治疗慢性咽炎的作用，开口箭饮片治疗慢性咽炎疗效显著，安全可靠[19]。

参考文献

[1] 贾敏如, 张艺. 中国民族药辞典[M]. 北京: 中国医药科技出版社, 2016: 151.

[2] 肖艳华, 张广杰, 宗良, 等. 开口箭化学成分及抗肿瘤活性[J]. 高等学校化学学报, 2019, 40 (9): 1897-1903.

[3] 朱正光, 余传林, 蔡晶, 等. 开口箭提取物的抗肿瘤作用研究[J]. 中药材, 2006, 29 (3): 277-279.

[4] Tai-Sheng Ye, Xiu-Ping Wang, Xian-Mei Zhang, et al. Saponin from Tupistra chinensis Bak Inhibits NF-κB Signaling in Sarcoma S-180 Cell Mouse Xenografts[J]. Curr Med Sci, 2018, 38 (4): 697-703.

[5] 蔡晶, 雷林生, 朱正光, 等. 开口箭皂苷对人神经胶质瘤细胞作用及相关机制研究[J]. 时珍国医国药, 2008, 19 (3): 693-695.

[6] Ji Xiaoli, Yang Chengcheng, Xie Jia, et al. Effect of Saponin from Tupistra chinensis

Baker on proliferation and apoptosis of ovarian cancer cells by Wnt/β-Catenin pathway[J]. IUBMB life, 2020, 72 (8): 1780-1786.

[7] 杨春艳, 刘朝奇, 陶晓军, 等. 开口箭皂苷体外抗肿瘤作用的初步实验研究[J]. 时珍国医国药, 2009, 20 (10): 2390-2392.

[8] 袁华兵, 林平发, 陶晓军, 等. 开口箭皂苷抗黑色素瘤侵袭与转移作用[J]. 医药导报, 2013, 32 (8): 1018-1020.

[9] 解燕, 朱正光, 余传林, 等. 开口箭酸性多糖对小鼠免疫功能的调节作用及抗肿瘤作用的初步研究[J]. 中药材, 2010, 33 (4): 596-599.

[10] 晏传奇, 黄文峰, 邹坤, 等. 开口箭提取物对小鼠移植性实体瘤 H22 的抑制作用[J]. 江苏中医药, 2009, 41 (9): 77-78.

[11] 谢锦艳, 张东东, 李玉泽, 等. 开口箭皂苷诱导肿瘤细胞凋亡研究[J]. 中药药理与临床, 2014, 30 (3): 82-86.

[12] 谢锦艳, 许苗苗, 刘银环, 等. 开口箭乙醇提取物诱导肝癌细胞 HepG-2 凋亡活性研究[J]. 中南药学, 2014, 12 (8): 735-739.

[13] 石孟琼, 金家红, 等. 开口箭总皂苷对异丙肾上腺素致大鼠心肌肥厚的保护作用[J]. 中药药理与临床, 2013, 29 (2): 64-69.

[14] 廖安妮, 向一, 钱振宇, 等. 开口箭皂苷对高脂血症小鼠动脉粥样硬化的治疗作用[J]. 中国医院药学杂志, 2009, 29 (13): 1077-1080.

[15] 杨春艳, 杨兴海, 刘英, 等. 开口箭祛痰、抗炎及抑菌实验研究[J]. 中国民族民间医药杂志, 2005 (2): 103-106, 124.

[16] 谭刚, 杨业玉, 李建军. 开口箭抗炎镇痛作用实验研究[J]. 实用中医药杂志, 2013, 29 (7): 513-515.

[17] 路强强, 魏莹, 陈智坤, 等. 开口箭地上部位脂溶性成分及抗菌活性分析[J]. 时珍国医国药, 2018, 29 (12): 2880-2883.

[18] 肖艳华. 开口箭化学成分及其抗禽流感 H5N1 活性研究[D]. 北京: 中国人民解放军军事医学科学院, 2015.

[19] 覃勇, 邹坤, 祝君红, 等. 开口箭治疗慢性咽炎临床疗效观察[J]. 时珍国医国药, 2008, 19 (7): 1757-1758.

开
口
箭

49

【来源】布依药 (豪卡野、天门冬、多儿母)，朝药 (岑木嗯刀鞯)，德昂药 (格绕菠)，侗药 (三百嫩、三百棒)，哈尼药 (阿噜哒飘)，基诺药 (乌特嘎洒)，景颇药 (胜矢池)，拉祜药 (狮子草)，黎药 (雅否、丝冬、猫茨)，毛南药 (便发拉、勒门冬)，蒙药 (赫热-尼都、尼兴)，苗药 (正加欧确、加播姑碑)，仫佬药 (卫也卫、加掉一、米坳黔)，畲药 (山番薯好、奶薯、天冬)，水药 (项八动、多儿母)，土家药 (百儿莲、儿多母苦、小三百棒)，维药 (木尔秋巴)，瑶药 (金银母、十涯磨、天门冬)，藏药 (尼兴、聂象)，壮药 (棵于萎)。百合科天门冬属植物天门冬 *Asparagus cochinchinensis* (Lour.) Merr. 的块根[1]。

【性味与归经】甘、苦，寒。归肺、肾经。

【功能与主治】养阴清热，润燥生津。主治肺结核、支气管炎、白喉、百日咳、口燥咽干、热病口渴、糖尿病和大便燥结等；外治疮疡肿毒、蛇咬伤。

【药理作用】

1. 抗肿瘤作用

天门冬多糖可抑制人肝癌 SMMC-7721 细胞株生长。通过冷水浸提及乙醇沉淀法提取天门冬粗多糖，再用链菌蛋白酶 E 及 Sevag 法脱蛋白，最后用纤维素及琼脂糖凝胶色谱柱分离提取纯品的天门冬脱蛋白多糖，并对其进行鉴定及分子量 (5000～400000U) 检测。用噻唑蓝法检测不同浓度的纯品天门冬脱蛋白多糖对于体外培养的人肝癌 SMMC-7721 细胞株生长的影响。结果表明在体外培养情况下，天门冬脱蛋白多糖对 SMMC-7721 人肝癌细胞的生长具有双向调节作用，在较低浓度

（≤800μg/mL）时可促进其生长，而在高浓度（≥900μg/mL）时则可以抑制其生长，且存在着量效、时效关系[2]。

天门冬多糖对人肝细胞株 7702 的生长具有双向调节作用。对人肝癌细胞株 Hep3B、HepG-2 的生长则表现出一定的抑制作用，并随着浓度的增加，其抑制作用更为明显。天门冬多糖体外抗肝癌的作用机制通过上调凋亡基因 *Bax*、*caspase-3* 及下调抗凋亡基因 *Bcl-2* 的基因水平，同时伴随不同细胞周期抑制来实现的。天门冬多糖对人正常肝细胞株 7702 的生长有双向调节作用，低、中浓度（5mg/mL、10mg/mL）时有一定的促进作用，高浓度（25mg/mL）时表现出一定的抑制作用，随着浓度的增加，其抑制作用明显，对人肝癌细胞株 Hep3B、HepG-2 的生长则表现出一定的抑制作用，随着浓度的增加，其抑制作用更为显著。天门冬多糖与丝裂霉素联合用药结果表明，联合用药比单独使用丝裂霉素表现出对 Hep3B 和 HepG-2 细胞更好的抑制作用。光镜下观察到天门冬多糖处理 48h 后的 Hep3B、HepG-2 出现细胞减少、细胞皱缩、体积变小、变形，胞质内空泡形成等凋亡细胞的一些形态学特征。流式细胞仪检测药物处理 48h 后 Hep3B、HepG-2 细胞凋亡结果可见较为典型的亚二倍体峰，两种肝癌细胞的凋亡数量随着天门冬多糖浓度的升高呈现上升趋势。该药物在低、中浓度时将 Hep3B 细胞阻滞在细胞周期的 G_0/G_1 期，高浓度时将细胞阻滞在 G_2/M 期，同时在各浓度作用下均伴随 S 期细胞阻滞。该药物将 HepG-2 细胞阻滞在 G_2/M 期，同时在中低浓度时伴随着 S 期细胞的阻滞。半定量 RT-PCR 结果显示，各浓度组下调 Hep3B 的 *Bcl-2* mRNA 表达，上调人肝癌细胞 Hep3B 的 *Bax* mRNA 表达，上调人肝癌细胞 Hep3B 的 *caspase-3* mRNA 表达。各天门冬多糖组对人肝癌细胞 HepG-2 的 *Bax*、*caspase-3* mRNA 具有上调趋势，对 *Bcl-2* mRNA 则表现为下调趋势，且随着浓度的增加趋势越明显[3]。

2. 对神经系统的作用

天门冬提取物具有抗抑郁和神经保护作用，减少梗死面积，并且 pShp-2 和 pErK1/2 通路的激活可能参与了这种作用。在尾吊试验中，给药天门冬提取物后，不动时间显著缩短，这表明抗抑郁药样活性对体温没有影响。在大脑中动脉闭塞后，用天门冬提取物预处理的动物梗死面积减小。体外实验证实了神经保护作用，从天门冬提取物中提取的总皂苷能显著抑制 H_2O_2 诱导的皮层神经元死亡，天门冬皂苷的促生存作用被 ErK 和 PI3K/Akt 级联的抑制剂部分阻断，这两种级联被称为生存促进信号分子。含 Shp-2 的 Scr 同源结构域的磷酸化被天门冬皂苷诱导，而 Shp-2 的抑制剂 NSC87877 取消了 AC 的保护作用，表明天门冬皂苷参与了 Shp-2 介导的细胞内信号传递。NSC87877 阻断了天门冬皂苷诱导的 pShp-2 和 ErK1/2 的激活，表明这些信号通路的激活是由 Shp-2 信号通路介导的，与 Shp-2、ErK1/2 和 Akt 信号通路的激活有关[4]。

天门冬水煎剂可改善大鼠学习记忆及空间探索的能力、血清炎症因子水平及脑组织神经酶活性[5]。

天门冬根水提物可剂量依赖性地抑制 SP 和 LPS 刺激的星形胶质细胞分泌 TNF-α。天门冬根水提物对 LPS 和 SP 共同刺激的星形胶质细胞治疗后 IL-1 分泌减少。用 IL-1 抗体孵育星形胶质细胞，消除了 LPS 和 SP 的协同作用，提示天门冬根水提物可能通过抑制 IL-1 分泌而抑制 TNF-α 分泌，并在中枢神经系统具有抗炎作用[6]。天门冬根水提物通过增加 NGF 分泌和抑制氧化应激，改善 Tg2576 小鼠阿尔茨海默病病理过程中 Aβ42 蛋白沉积和神经元损伤。含黄酮类、酚类、皂苷和原薯蓣皂苷的天门冬根水提物可促进神经细胞和小胶质细胞分泌 NGF，降低细胞内 ROS。天门冬根水提物处理 Tg2576 小鼠也检测到这些作用以及 SOD 水平提高。在天门冬根水提物处理的 Tg2576 小鼠中，高亲和力 NGF 受体下游效应器中 p-Akt 表达显著恢复，而 p75NTR 表达在同一组中略有恢复。经天门冬根水提物处理的 Tg2576 小鼠 Aβ42 蛋白水平明显恢复，显著增强 γ-分泌酶复合物包括 PS-2、APH-1 和 NCT 表达。经天门冬根水提物处理的 Tg2576 小鼠死亡细胞数减少，AChE 活性受到抑制[7]。

3. 对心血管系统的作用

（1）对慢性辐射损伤大鼠心脏的保护作用

天门冬水煎剂作用后，血清与心脏中 SOD 的活性均明显增高、MDA 含量显著降低，且呈剂量依赖性，天门冬可以使大鼠心脏组织内的 *c-myc*

表达下降，表明天门冬水煎剂可以减轻慢性辐射对心脏的损伤作用，且其机制可能与降低心脏 *c-myc* 基因的表达有关[8]。

（2）对心肌的作用

天门冬不同极性提取组分对小鼠心肌 LPF、GSH-Px 具有一定的影响。通过 D-半乳糖衰老模型小鼠，分别给予天门冬氯仿、乙醇与水三种不同极性提取物，并观察其对小鼠心肌脂褐素、谷胱甘肽过氧化物酶的影响。结果表明，天门冬脂溶性提取物对小鼠心肌抗氧化作用优越于极性溶剂提取物[9]。

4. 对消化系统的作用

天门冬根水提物可预防乙醇诱导的 HepG-2 细胞毒性。天门冬根水提物（1～100μg/mL）剂量依赖性地抑制乙醇诱导的 TNF-α 分泌，也能抑制乙醇和 TNF-α 诱导的细胞毒性，还能抑制 TNF-α 诱导的 HepG-2 细胞凋亡。天门冬根水提物通过抑制 HepG-2 细胞的凋亡来预防乙醇诱导的细胞毒性[10]。

在洛哌丁胺诱导的慢性便秘模型中，富含皂苷的天门冬提取物具有通便作用，能够刺激抗炎反应和毒蕈碱胆碱能调节。通过验证富含皂苷的天门冬提取物对胃肠道炎症反应、胆碱能调节、便秘表型改变、炎症反应的治疗作用，并对 SD 大鼠经富含皂苷的天门冬提取物治疗便秘后的横结肠进行毒蕈碱胆碱能调节。与洛哌丁胺+载体治疗组相比，洛哌丁胺+富含皂苷的天门冬提取物治疗组的大便总数、胃肠道转运、黏膜层厚度、管腔表面平坦、paneth 细胞数和脂质滴数均显著增加。富含皂苷的天门冬提取物可诱导炎性细胞因子 TNF-α、IL-1β、IL-6、NF-κB、iNOS，改善浸润性肥大细胞总数和黏液分泌，AChE 活性水平、肌球蛋白轻链磷酸化以及毒蕈碱乙酰胆碱受体 M2/M3 及其介体的表达也有类似的改善[11]。

天门冬具有治疗金属离子所致肠道损伤的作用，可提高果蝇长期接触金属离子后的存活率，减少上皮细胞死亡，并减弱金属离子引起的肠道形态学变化。通过网络药理学筛选出了六种天然产物，它们可能是天门冬预防肠道损伤的潜在活性成分[12]。

5. 对呼吸系统的作用

从天门冬根中分离得到的薯蓣皂苷和甲基原薯蓣皂苷，能抑制 EGF 或佛波酯诱导的 *MUC5AC* 基因的表达，薯蓣皂苷抑制 10^{-5}mol/L、10^{-6}mol/L EGF 或 10^{-4}mol/L、10^{-5}mol/L、10^{-6}mol/L 佛波酯诱导的 *MUC5AC* 产生，甲基原薯蓣皂苷还可以抑制 10^{-4}mol/L EGF 或 10^{-4}mol/L 佛波酯诱导的 *MUC5AC* 产生。从天门冬根中分离得到的薯蓣皂苷和甲基原薯蓣皂苷通过直接作用于气道上皮细胞，抑制 *MUC5AC* 的基因表达和产生，改善肺部气道炎症[13]。

富含皂苷的天门冬提取物具有抑制气道炎症和气道重塑的作用，与溶媒+LPS 处理的 RAW264.7 细胞相比，天门冬提取物+LPS 处理的 RAW264.7 细胞的 NO 浓度，以及 *COX-2* 和 *iNOS* 的 mRNA 水平均显著降低。此外，在卵清蛋白诱导的哮喘模型中，与卵清蛋白+载体治疗组相比，卵清蛋白+天门冬提取物治疗组的杯状细胞增生、支气管周围胶原层厚度和 VEGF 表达显著减少[14]。

天门冬 70%乙醇提取物抑制 IL-1β 处理的肺上皮细胞 A549 产生 IL-6，其主要活性成分——甲基原薯蓣皂苷，能够在剂量 10～100μmol/L 抑制 A549 细胞产生 IL-6、IL-8、TNF-α，这种抑制促炎细胞因子产生的作用是通过抑制 JNK 和 c-Jun 激活途径介导的。在小鼠气道炎症的体内模型上观察，口服 100～400mg/kg 和 30～60mg/kg 剂量的 LPS 诱导的急性肺损伤、天门冬 70%乙醇提取物和甲基原薯蓣皂苷可显著抑制支气管肺泡灌洗液中的细胞浸润。甲基原薯蓣皂苷还可抑制肺组织中 IL-6、TNF-α 和 IL-1β 等促炎细胞因子的产生[15]。

6. 对内分泌系统的作用

分别给予四氧嘧啶糖尿病模型动物天门冬提取物 5g/kg、10g/kg、20g/kg，连续给药 20 天，其血糖水平比模型组分别降低了 69.3%、78.8%、92.4%，大鼠体重比模型组分别增加了 16.2%、22.2%及 27.9%，且日饮水量比模型组分别减少了 53.5%、53.5%、58.5%，结果表明，天门冬提取物具有降低四氧嘧啶糖尿病模型动物血糖的作用，并能减少饮水量和增加大鼠体重[16]。

7. 对免疫系统的作用

100mg/kg 和 200mg/kg 天门冬多糖组小鼠的血浆中 IL-2 和 IL-6 细胞因子水平明显升高，200mg/kg 和 300mg/kg 组小鼠的血浆中 IFN-γ 的水平显著升高，天门冬多糖试验组的小鼠脾脏指数显著提高。结果表明天门冬多糖可提高免疫功能低下小鼠血液中细胞因子水平，恢复受损的免疫器官组织形态，增强小鼠的免疫功能[17]。

8. 抗炎作用

从天门冬根分离出 3 个新的孕烷苷，即 aspacochinosides N (**1**)、O (**2**) 和 P (**3**)，以及四个已知的呋甾醇苷——3-*O*-*β*-吡喃木糖基(1→4)-[*β*-D-吡喃葡萄糖基(1→2)]-*β*-D-吡喃葡萄糖基-26-*O*-*β*-吡喃葡萄糖基-(25*S*)-5*β*-呋甾烷-3*β*,22*α*,26-三醇(**4**)、3-*O*-*β*-D-吡喃木糖基(1→4)-[*β*-D-吡喃葡萄糖基(1→2)]-*β*-D-吡喃葡萄糖基-26-*O*-*β*-D-吡喃葡萄糖基-(25*R*)-5*β*-呋甾烷-3*β*,22*α*,26-三醇(**5**)、3-*O*-*α*-L-吡喃鼠李糖基(1→4)-[*β*-D-吡喃葡萄糖基(1→2)]-*β*-D-吡喃葡萄糖基-26-*O*-*β*-D-吡喃葡萄糖基-(25*R*)-5*β*-呋甾烷-3*β*,22*α*,26-三醇(**6**)、3-*O*-*β*-D-吡喃葡萄糖基(1→2)-*β*-D-吡喃葡萄糖基-26-*O*-*β*-D-吡喃葡萄糖基-(25*S*)-5*β*-呋甾烷-3*β*,22*α*,26-三醇(**7**)。化合物 **1**～**7** 对 LPS 诱导的 BV-2 小胶质细胞具有抗炎作用。化合物 **2**、**3** 和 **4** 对 LPS 诱导的 BV-2 小胶质细胞产生 NO 有明显的抑制作用，IC$_{50}$ 值分别为 13.51μmol/L、4.72μmol/L 和 63.57μmol/L[18]。

天门冬提取液对大鼠的急、慢性炎症具有抑制作用。适当浓度的天门冬提取液，即 2500mg/kg 可以发挥最佳的抑炎作用，并使急性炎症的持续作用时间明显缩短，症状显著减轻。天门冬提取液对棉球所致大鼠肉芽肿有抑制作用，其抑炎率在 20%以上。表明适当浓度的天门冬提取液可抑制对大鼠的急、慢性炎症[19]；天门冬 70%乙醇提取物对佛波酯所致小鼠皮炎有较好的抗炎作用，能够抑制小鼠耳局部水肿，给药 200mg/kg，导致皮肤厚度和组织重量显著减少，炎症细胞因子生成，中性粒细胞介导的髓过氧化物酶活性和各种组织病理学指标的改善。天门冬 70%乙醇提取物能有效减轻佛波酯慢性染毒所致的炎症损伤，并能显著抑制醋酸诱导的小鼠血管通透性[20]。

天门冬乙酸乙酯提取物能有效改善苯酐诱导的IL-4/Luc/CNS-1tg小鼠皮肤炎症，天门冬乙酸乙酯提取物给药2周后，观察了IL-4/Luc/CNS-1转基因小鼠皮肤炎症的一般表型生物标志物和荧光素酶衍生信号的变化。与PA+载体治疗组相比，PA+天门冬乙酸乙酯提取物治疗组的淋巴结重量、IgE浓度、表皮厚度和浸润肥大细胞数等关键表型标志物均显著降低。PA+天门冬乙酸乙酯提取物联合治疗组IL-1β和TNF-α的表达也较PA+溶媒组降低。与PA+载体治疗组相比，PA+天门冬乙酸乙酯提取物治疗组腹部、下颌下淋巴结和肠系膜淋巴结中IL-4启动子产生的荧光素酶信号显著降低[21]。

天门冬根乙酸乙酯提取物通过抑制NO生成、COX-2表达和ROS生成，以及炎症细胞因子和细胞周期的差异调节来抑制炎症反应。用天门冬根乙酸乙酯提取物处理RAW264.7细胞，测定其细胞周期阻滞和ROS水平。两种不同浓度天门冬根乙酸乙酯提取物预处理后的RAW264.7细胞未表现出明显的毒性。天门冬根乙酸乙酯提取物+LPS组NO浓度较溶媒+LPS组明显降低。天门冬根乙酸乙酯提取物+LPS治疗组与溶媒+LPS治疗组相比，COX-2、iNOS、促炎性细胞因子TNF-α和IL-1β和抗炎细胞因子 *IL-6* 和 *IL-10* 的mRNA转录水平也出现类似的下降，尽管下降率有所不同。天门冬根乙酸乙酯提取物预处理组的 MAPK 家族成员磷酸化水平在LPS处理后得到部分缓解，细胞周期阻滞在 G_2/M 期。此外，与溶媒+LPS处理组相比，天门冬根乙酸乙酯提取物预处理组的ROS生成水平降低[22]。

9. 抗病原微生物作用

天门冬提取液具有抑制金黄色葡萄球菌、大肠杆菌、黑曲霉的作用。超声波提取所用条件为70%的乙醇、浸泡时间6h、提取时间20min及提取温度35℃时，所得天门冬提取液对金黄色葡萄球菌、大肠杆菌及黑曲霉的抑制作用最强，且其最低抑菌浓度分别为 3.13mg/mL、6.25mg/mL、12.50mg/mL[23]。

10. 抗氧化作用

天门冬具有抗氧化活性，并对衰老的小鼠具有保护作用。天门冬乙醇提取液能显著提高衰老模型小鼠脑 SOD、MDA、Na^+,K^+-ATPase 活力，降低 MDA 含量；能显著提高肝细胞膜 Na^+,K^+-ATPase 活力，降低 MDA 含量；显著提高睾丸线粒体 GSH-Px、Na^+,K^+-ATPase 活力，降低 MDA 含量。说明天门冬的抗衰老机制可能是多方面的，并与提高自由基代谢有关酶的活性，以及抑制脂质过氧化损伤有关[24]。

天门冬地上部分对衰老的小鼠具有保护作用与抗氧化活性。天门冬地上部分提取物可提高或显著提高血清和肝组织中 SOD、NOS 及 CAT 活性，并能显著提高 NO 含量，降低 MDA 含量。显微结构表明，随给药浓度增加天门冬对脏器保护作用增强，不同器官保护效果程度不同，最明显的是肺，其次为心脏和脾脏[25]。

天门冬通过提高抗氧化系统酶活性和 NO 含量起抗氧化的作用[26]。天门冬水提物提高了衰老小鼠的脑、肝和血清等部位的 NOS、SOD 和 CAT 活性与 NO 含量，并降低了 MDA 含量。且不同产地天门冬的效果不同，贵州和湖南产天门冬对提高酶活性和 NO 含量及降低 MDA 含量较明显。

天门冬水提取物可调整氟中毒大鼠血清及脑组织中的氧化水平与抗氧化水平，并能改善大鼠的认知行为能力[27]。空间探索实验结果显示，模型对照组和天门冬各剂量组 (3g/kg、6g/kg、12g/kg) 大鼠首次穿越平台的时间大于对照组，穿越平台次数及穿越平台区时间少于对照组；模型对照组和天门冬各剂量组的大鼠血清和脑组织 SOD 水平低于对照组；模型对照组和天门冬各剂量组的大鼠血清和脑组织 MDA 水平高于对照组。

天门冬水提物具有与维生素 C 一样强的抗氧化能力，可能通过减少自由基而延缓衰老。与抗氧剂维生素 C 相比，天门冬水提物具有相似的 DPPH· 和 ABTS$^{+\cdot}$ 清除活性，甚至显著提高了 $O_2^{-\cdot}$ 和 ·OH 的清除活性。天门冬水提物能显著增加衰老小鼠白细胞计数，提高 SOD、CAT 和 NOS 活性。天门冬水提物能提高 NO 含量，降低 MDA 含量[28]。

天门冬嫩枝水提物在体内外具有较强的自由基清除能力，可用于体内自由基的清除，从而延缓衰老。与维生素 C 相类似，天门冬嫩枝水提物对 DPPH·、ABTS$^+$·、O$_2^-$·具有清除作用，可显著提高 NOS、CAT、SOD 的活性和 NO 含量，降低 MDA 含量。给药组小鼠脏器显微结构明显改善，NOS、SOD、GPX 的蛋白表达也明显增加[29]。

11. 其他药理作用

天门冬皂苷纯化物可以明显地增强小鼠抗疲劳能力。与空白对照组相比，阳性西洋参组及天门冬皂苷纯化物组小鼠的游泳时间均明显延长，表明天门冬皂苷类化合物有助于提高小鼠的运动耐力；同时，阳性组及天门冬皂苷纯化物组小鼠运动后的血乳酸含量明显偏低，而体内乳酸脱氢酶活力显著增强[30]。

【毒性作用】

富含皂苷的天门冬提取物在 600mg/kg 的剂量下，不会对雄性和雌性 ICR 小鼠的肝脏和肾脏产生任何毒性。天门冬提取物中总皂苷、总黄酮和总酚含量分别为 57.2mg/g、88.5mg/g 和 102.1mg/g，并呈剂量依赖性逐渐增强。溶媒和天门冬提取物治疗组之间的体重和器官重量、临床表型、尿液参数和小鼠死亡率没有差异。与溶媒治疗组相比，天门冬提取物治疗组的 ALP、ALT、AST、LDH、BUN 和 Cr 均无显著变化。此外，在肝、肾组织学分析中未观察到大多数有毒化合物诱导的特异性病理特征[31]。

【临床应用】

1. 治疗消化系统疾病

临床多见阴液枯涸，胃失濡养证候，治宜酸甘化阴，生津养胃，天门冬、百合及生地黄等药可治疗慢性萎缩性胃炎，兼大便秘结，数日一行，可配伍火麻仁、郁李仁润肠通便[32]。

2. 治疗呼吸系统疾病

采用中西医结合疗法治疗肺纤维化 31 例取得满意疗效。中药予保真汤加减治疗：天门冬、党参及太子参等。治疗 31 例，显效 12 例，有效 15 例，无效 4 例，总有效率 87.1%[33]。论述喉源性咳嗽病因病机多是外感风邪，失于疏散，郁久为患。治疗上应清热、敛肺、利咽，祛蕴肺之痰热，疏散风邪，收敛肺气，才能达到驱邪扶正、祛痒止咳之目的。据此拟清敛止咳汤：桔梗、天门冬及金银花等。病程长者加生姜 3 片，大枣 5 枚，治疗本病取得较好疗效[34]。月华丸加减治疗肺结核咯血 68 例，疗效甚佳。方药为天门冬、麦门冬及南沙参等，每日 1 剂，且水煎分 2 次服。其中 68 例中服药后咯血于 24h 内停止者 52 例，明显减少者为 14 例，中断治疗所以疗效不清者 2 例[35]。以天门冬、麦门冬及百部根制成的天门冬合剂治疗百日咳患者 113 例，其中 108 例痊愈，治愈率占 95.6%[36]。以天门冬、麦门冬、生地黄等制成的金水相生法治疗咳嗽变异性哮喘 51 例疗效显著，本组 51 例，总有效率 91.07%[37]。

3. 治疗生殖系统疾病

采用滋阴补血生精、助阳补气之方剂治疗男性不育症取得了满意效果。淫羊藿、天门冬及何首乌等用泛制法制成水丸或水蜜丸对其症进行治疗。治疗 169 例病人，其中服用本剂 6 个月内获效者 23 例，6～12 个月获效者 11 例，服 12 个月以上有效者 5 例，其总有效率 23.1%[38]。

天门冬制剂为主中西结合治疗乳腺小叶增生，疗效显著。其中天门冬制剂的给药方法有天门冬加黄酒隔水蒸服法；天门冬静脉注射液每次 60g，并用生理盐水或葡萄糖液 10～30mL 稀释后静注，每日 1 次，同时可加入 5%～10%葡萄糖液 250mL 静滴。58 例乳腺小叶增生患者，不论肿块大小，大部分经采用单纯天门冬制剂治疗，80%的病例可迅速奏效，大多数皆可以治愈[39]。有报道单用纯的中药制剂 "抗增生" 丸，有天门冬、柴胡、当归等十六味中药组成，治疗 120 例乳腺增生病患者，其中总治愈率占 80.8%，总显效率占 93.3%。120 例病人中均服用 "抗增生" 丸。服药一个月为一个疗程，一般需要服 2～3 个疗程。"抗增生"丸治疗乳腺小叶增生症，乳痛症，治愈高[40,41]。

天门冬可用以扩张宫颈，于人工流产术前 12h 应用中药天门冬扩张子宫颈，效果良好[42]。由天门冬、石斛各及太子参组成的滋阴清热法治疗更年期综合征 36 例，疗效满意。4 周为 1 疗程，结果痊愈 25 例，显效 9 例，无效 2 例，总有效率为 94.5%[43]。用带皮生天门冬对 7 例子宫出血患者进行观察治疗，收到了满意效果。其中 7 例患者经检查除外子宫肌瘤，血止后为巩固疗效。治疗结果显示经服 1~3 个疗程，月经恢复正常，半年以上未复发者为治愈，共 6 例。半年以内仍有复发者为好转，本组 1 例无效者[44]。

4. 治疗泌尿系统疾病

应用天门冬、金钱草、薏苡仁等制成的自拟中药方治疗乳糜尿 30 例，疗效满意。10 天为 1 个疗程，治疗 3 个疗程可判断疗效。治疗结果中，治愈 20 例，其中乳糜尿 16 例，乳糜蛋白尿、乳糜蛋白血尿各 2 例，其余 10 例的症状基本控制，经实验室检查均有不同程度好转，治愈率为 66.7%[45]。

5. 治疗耳鼻喉疾病

用蜂蜜天门冬治疗慢性单纯性鼻炎，每次生食天门冬 2 支，开水冲服浸用蜂蜜，早晚各 1 次，10 天为 1 个疗程，对于慢性单纯性鼻炎具有良好疗效[46]。对职业用嗓者急、慢性喉炎，应用天门冬、黄连等治疗 64 例，取得了较满意的效果，其中治愈 47 例，显效 12 例，无效为 5 例。慢性喉炎时治宜滋阴润肺为主，天门冬、桔梗、泽泻、麦冬各 25g，石斛 30g，赤芍 15g，连翘及板蓝根各 20g。结果 31 例中治愈 21 例，显效 8 例，无效 7 例[47]。运用由天门冬、红花及夏枯草等制成的开音消结饮治疗声带小结 35 例，疗效较为满意。治疗期间停用其他药物，所治 35 例中，显效 22 例，占 62.86%，声音由哑变沙，声带结节减小，水肿消失为有效，共 10 例，占 28.57%，无效 3 例，占 8.57%。总有效率 91.43%[48]。用由天门冬、麦门冬、石斛等组成的喉痹消所治慢性咽炎，共 120 例，其中治愈 78 例，显效 30 例，有效 12 例，无效 0 例，总有效率 100%[49]。急、慢性喉炎，多因肝肾阴亏，虚火上炎，津液不能滋润咽喉，多语用声不当损气耗伤肺阴，饮食失节，过食辛辣煎炒之物，可致胃火上炎。治当慢性喉炎重用养阴益气之品，佐以活血化瘀，利水渗湿药，基本方：玄参、天门冬、麦门冬等，所治慢性喉炎 18 例中，治愈 11 例，显效 4 例，无效 3 例[50]。

6. 治疗口腔疾病

由天门冬、桑叶、石斛等组成的方剂治疗复发性口疮，以此方药治疗复发性口疮 60 例，总有效率 98.33%[51]。由天门冬、天花粉及玄参等制成的自拟滋阴清热汤加减治疗复发性口腔溃疡 368 例。经治疗后痊愈 326 例，显效 42 例，其总有效率 100%[52]。

天门冬

61

[1] 贾敏如, 张艺. 中国民族药辞典[M]. 北京: 中国医药科技出版社, 2016: 91.

[2] 张闽光, 陈刚, 刘力. 天冬多糖的提取及其对人肝癌 SMMC-7721 细胞生长影响的研究[J]. 介入放射学杂志, 2011, 20 (6): 465-469.

[3] 相建峰, 林盛明, 翁苓苓, 等. 天冬多糖体外抗肝癌作用及其机理研究[C]. 全国第十三次中西医结合影像学术研讨会论文汇编, 2014: 101-102.

[4] Jalsrai A, Numakawa T, Kunugi H, et al. The neuroprotective effects and possible mechanism of action of a methanol extract from Asparagus cochinchinensis: In vitro and in vivo studies[J]. Neuroscience, 2016, 322: 452-463.

[5] 刘洋, 王飞清, 陶奕汐, 等. 饮用天门冬水煎剂的 SD 大鼠学习记忆、空间探索能力及炎症因子水平、神经酶活性观察[J]. 山东医药, 2018, 58 (27): 35-38.

[6] Kim H, Lee E, Lim T, et al. Inhibitory effect of Asparagus cochinchinensis on tumor necrosis factor-alpha secretion from astrocytes[J]. Int J Immunopharmacol, 1998, 20 (4-5): 153-162.

[7] Lee HA, Kim JE, Sung JE, et al. Asparagus cochinchinensis stimulates release of nerve growth factor and abrogates oxidative stress in the Tg2576 model for Alzheimer's disease[J]. BMC Complement Altern Med, 2018, 18 (1): 125.

[8] 李琴山, 李艳菊, 刘洋. 天门冬对慢性辐射损伤大鼠心脏的保护作用及其机制[J]. 中华中医药杂志, 2011, 26 (2): 375-377.

[9] 王旭, 刘红, 周淑晶, 等. 天门冬提取液对小鼠心肌 LPF、GSH-Px 影响的实验研究[J]. 中国野生植物资源, 2004, 23 (2): 43-65.

[10] Koo HN, Jeong HJ, Choi JY, et al. Inhibition of tumor necrosis factor-alpha-induced apoptosis by Asparagus cochinchinensis in HepG-2 cells[J]. J Ethnopharmacol, 2000, 73 (1-2): 137-143.

[11] Kim JE, Park JW, Kang MJ, et al. Anti-Inflammatory Response and Muscarinic Cholinergic Regulation during the Laxative Effect of Asparagus cochinchinensis in Loperamide-Induced Constipation of SD Rats[J]. Int J Mol Sci, 2019, 20 (4): 946.

[12] Zhang W, Jin LH. Asparagus cochinchinensis Extract Alleviates Metal Ion-Induced Gut Injury in Drosophila: An In Silico Analysis of Potential Active Constituents[J]. Evid Based Complement Alternat Med, 2016, 2016: 7603746.

[13] Lee HJ, Park JS, Yoon YP, et al. Dioscin and methylprotodioscin isolated from the root of Asparagus cochinchinensis suppressed the gene expression and production of airway MUC5AC mucin induced by phorbol ester and growth factor[J]. Phytomedicine, 2015, 22 (5): 568-572.

[14] Sung JE, Lee HA, Kim JE, et al. Saponin-enriched extract of Asparagus cochinchinensis alleviates airway inflammation and remodeling in ovalbumin-induced asthma model[J]. Int J Mol Med, 2017, 40 (5): 1365-1376.

[15] Lee JH, Lim HJ, Lee CW, et al. Methyl Protodioscin from the Roots of Asparagus cochinchinensis Attenuates Airway Inflammation by Inhibiting Cytokine Production[J]. Evid Based Complement Alternat Med, 2015, 2015: 640846.

[16] 俞发荣, 连秀珍, 郭红云. 天门冬提取物对血糖的调节[J]. 中国临床康复, 2006, 10 (27): 57-59.

[17] 赵怡, 潘贵珍, 施君, 等. 天门冬多糖对免疫抑制小鼠免疫功能调节的初步研究[J]. 畜牧与饲料科学, 2019, 40 (5): 1-5, 9.

[18] Jian R, Zeng KW, Li J, et al. Anti-neuroinflammatory constituents from Asparagus cochinchinensis. Fitoterapia, 2013, 84: 80-84.

[19] 李婷欣, 李云. 天门冬提取液对大鼠的急性和慢性炎症的影响[J]. 现代预防医学, 2005, 32 (9): 1051-1052.

[20] Lee DY, Choo BK, Yoon T, et al. Anti-inflammatory effects of Asparagus cochinchinensis extract in acute and chronic cutaneous inflammation. J Ethnopharmacol, 2009, 121 (1): 28-34.

[21] Sung JE, Lee HA, Kim JE, et al. Therapeutic effect of ethyl acetate extract from Asparagus cochinchinensis on phthalic anhydride-induced skin inflammation[J].

Lab Anim Res, 2016, 32 (1): 34-45.

[22] Lee HA, Koh EK, Sung JE, et al. Ethyl acetate extract from Asparagus cochinchinensis exerts anti-inflammatory effects in LPS-stimulated RAW264.7 macrophage cells by regulating COX-2/iNOS, inflammatory cytokine expression, MAP kinase pathways, the cell cycle and anti-oxidant activity[J]. Mol Med Rep, 2017, 15 (4): 1613-1623.

[23] 方芳, 张恒, 赵玉萍, 等. 天门冬的体外抑菌作用[J]. 湖北农业科学, 2012, 51 (5): 931-934.

[24] 曲凤玉, 魏晓东, 李士莉, 等. 天门冬醇提液对衰老模型小鼠抗衰老作用的实验研究[J]. 中医药学报, 1999, (2): 67-69.

[25] 袁祎玲, 殷浩宇, 谭娟. 天门冬地上部分水提液在小鼠衰老过程中的抗氧化作用[J]. 中国老年学杂志, 2018, 38 (17): 4219-4223.

[26] 欧立军, 危革, 周红灿, 等. 不同产地天门冬水提液抗氧化能力比较[J]. 中国老年学杂志, 2013, 33 (23): 5897-5899.

[27] 刘洋, 李艳菊, 唐东昕, 等. 天门冬对氟中毒大鼠认知行为能力的影响及机制 [J]. 山东医药, 2017, 57 (42): 37-39.

[28] Lei L, Chen Y, Ou L, et al. Aqueous root extract of Asparagus cochinchinensis (Lour.) Merr. Has antioxidant activity in D-galactose-induced aging mice[J]. BMC Complement Altern Med, 2017, 17 (1): 469.

[29] Lei L, Ou L, Yu X. The antioxidant effect of Asparagus cochinchinensis (Lour.) Merr. shoot in D-galactose induced mice aging model and in vitro[J]. J Chin Med Assoc, 2016, 79 (4): 205-211.

[30] 朱晓亚. 天门冬总皂苷提取物的纯化及体内抗疲劳作用研究[J]. 食品科技, 2019, 44 (9): 263-269.

[31] Sung JE, Choi JY, Kim JE, et al. Hepatotoxicity and nephrotoxicity of saponin-enriched extract of Asparagus cochinchinensis in ICR mice[J]. Lab Anim Res, 2017, 33 (2): 57-67.

[32] 李秀芹. 慢性萎缩性胃炎的治疗体会[J]. 河北中医, 2000, 4 (22): 284.

[33] 任文辉, 陈新政. 中西医结合治疗肺纤维化 31 例[J]. 河北中医, 2006, 1 (28): 56.

[34] 张青, 李秀琳. 中西医结合治疗喉源性咳嗽临床观察[J]. 天津中医药, 2003, 2 (20): 31.

[35] 闵捷, 卢寅嘉. 月华丸方加减治疗肺结核咯血 68 例[J]. 广西中医药, 1985, 2

天
门
冬

(8): 24.

[36] 裴慎. 天门冬合剂治疗百日咳 113 例疗效的报告[J]. 中医杂志, 1956, 12: 631.

[37] 邓雪. 金水相生法治疗咳嗽变异性哮喘 51 例[J]. 中国中医急症, 2008, 1 (17): 68.

[38] 张伟伟, 朱同贞. 中药治疗男性不育 169 例[J]. 中国民间疗法, 2004, 8 (12): 54.

[39] 高国俊. 天门冬为主治疗乳腺小叶增生临床观察[J]. 江苏医药, 1976, 4: 33.

[40] 钟小军, 李亿忠. 天冬合剂治疗乳腺增生病 200 例疗效观察[J]. 云南中医中药杂志, 2005, 26 (4): 21.

[41] 张学斌, 黄海燕, 易露. "抗增生"丸治疗乳腺增生病疗效观察[J]. 中国中医药学会建会 20 周年学术年会专辑 (下), 1999, 10: 1256.

[42] 陈玉钗. 应用中药天门冬扩张宫颈行人工流产[J]. 中华护理杂志, 1966, 1: 37.

[43] 崔红, 姜家康. 滋阴清热法治疗更年期综合征 36 例[J]. 中医药信息, 2003, 20 (4): 29.

[44] 杨明, 郎丽艳. 带皮生天门冬治疗子宫出血 7 例报告[J]. 中医杂志, 1993, 9: 534.

[45] 赵玉兰. 自拟方治疗乳糜尿 30 例[J]. 安徽中医临床杂志, 2001, 4 (13): 288.

[46] 卢训丛. 蜂蜜天冬治疗慢性单纯性鼻炎[J]. 中国民间疗法, 1997, 2: 44.

[47] 赵一鹏, 顾立德. 对职业用嗓者急慢性喉炎的临床报告[J]. 新中医, 1982, 5: 47.

[48] 单金春, 李廷元. 开音消结饮治疗声带小结 35 例[J]. 河北中医, 2001, 23 (4): 308.

[49] 宋朝军, 余守雅. 自拟喉痹消治疗慢性咽炎 120 例[J]. 辽宁中医杂志, 2005, 10 (32): 1065.

[50] 刘长有, 肖文海. 中医药治疗急、慢性喉炎 50 例[J]. 中国社区医师, 2007, 24: 117.

[51] 杜申钊, 苏平. 中药治疗复发性口疮 60 例[J]. 中国民间疗法, 2007, 4: 20.

[52] 武绍德, 张禹, 武明. 滋阴清热治疗复发性口腔溃疡 368 例观察[J]. 解放军保健医学杂志, 2005, 1 (7): 30.

抗肿瘤民族药的药理与临床

【来源】蒙药 (狗舌草)，藏药 (阿夏塞卷、红轮千里光)。菊科狗舌草属植物狗舌草 *Tephroseris kirilowii* (Turz. ex DC.) Holub [*Senecio integrifolius* (L.) Clairv.]的全草[1]。

【性味与归经】苦、微甘，寒。归肝、肾经。

【功能与主治】清热解毒，利尿。主治肺脓疡、尿路感染、小便不利、白血病、口腔炎、疖肿。

【药理作用】

抗肿瘤作用

（1）狗舌草单体化合物的抗肿瘤作用

从狗舌草分离得到的化合物白桦脂酸对人肺癌细胞、肝癌细胞具有一定的细胞毒活性。结果白桦脂酸对人肺癌细胞 VA-13、人肝癌细胞 HepG-2 表现出一定的细胞毒活性，IC_{50} 值分别为 12.1μmol/L、22.2μmol/L[2]。

从狗舌草分离得到的生物碱当归酰天芥菜定，对白血病 L1210 细胞有一定的抑制作用，对肝癌 HepG-2 和 HCC 细胞作用较差。在当归酰天芥菜定作用下，L1210 细胞生长曲线斜率和最大生长密度降低。当归酰天芥菜定 80mg/L 对 L1210 细胞的抑制率为 18.18%，当归酰天芥菜定 320mg/L 对 HepG-2 和 HCC 细胞抑制率分别为 12.28%和 10.24%。流式细胞仪检测表明，当归酰天芥菜定 80mg/L 作用 24h 后，L1210 细胞的 G_2/M 期细胞明显增加[3]。

（2）狗舌草总成分的抗肿瘤作用

狗舌草黄酮类化合物的不同浓度均对肝癌细胞 HepG-2 不敏感，10μg/mL 时对肝癌细胞 HCC 为中度敏感，在 10μg/mL、100μg/mL 时对淋巴性白血病细胞 L1210 分别为中度敏感和高度敏感，且 IC_{50} 为 7.756μg/mL，表明狗舌草黄酮类化合物对 L1210 有很强的抑制作用[4]。狗舌草总黄酮对 L1210 细胞体外生长、增殖有抑制作用，对细胞周期有阻滞作用，显示出抗淋巴性白血病的作用[5]。当狗舌草总黄酮浓度为 10μg/mL 时，L1210 细胞的生长缓慢，mPDT 极显著增加；当浓度达到 100μg/mL 时，表现出较强的细胞毒性，使 L1210 细胞生长基本停滞。台盼蓝拒染率结果表明，不同浓度狗舌草总黄酮均可显著抑制 L1210 细胞的活性，且随着剂量的增加活细胞率减少，其中 10μg/mL、100μg/mL 的狗舌草总黄酮可显著抑制 L1210 细胞活性，说明狗舌草总黄酮能够抑制 L1210 细胞活性，且该作用具有剂量依赖性。狗舌草总黄酮还可使细胞形态有变圆、聚集倾向，随着剂量的增加，L1210 细胞数量明显减少，聚集现象加剧，有大量的细胞碎片出现。流式细胞术检测发现，10μg/mL 狗舌草总黄酮引起 S 期 L1210 细胞数目显著增加，引起 S/G_2 期阻滞，S 期的细胞不能正常向 G_2 期发展，从而阻断了细胞周期的正常发展。狗舌草总黄酮的抗肿瘤机理可能是：促进 DNA 断裂，激活肿瘤细胞 CHK 活性，加快已受损的肿瘤细胞的分裂速度，使损伤大量积累，从而导致细胞死亡[6]。

（3）狗舌草提取物的抗肿瘤作用

狗舌草 60%乙醇提取物与单猪屎豆碱、槲皮素在体内抑制淋巴性白血病方面具有一致性。狗舌草 60%乙醇提取物具有明显的体外抑制淋巴性白血病 L1210 细胞的作用，具有明显的剂量依赖性。狗舌草提取物对人骨髓瘤细胞 U266 亦具有诱导细胞凋亡作用，电镜下，狗舌草提取物作用后，部分细胞出现典型的凋亡特征，细胞胞体变小，染色质浓缩，并凝聚于核膜周边，有的细胞核裂解为多块，个别细胞可见胞质块向表面芽生，DNA 琼脂糖凝胶电泳观察到细胞凋亡条带。狗舌草提取物可影响 U266 细胞周期，随着药物浓度的增加，G_0/G_1 期细胞逐渐减少，高浓度组 S 期和 G_2/M 期细胞增高，凋亡细胞逐渐增多。琼脂糖凝胶电泳结果发现，狗舌草提取物在作用 U266 细胞后出现了典型的细胞凋亡现象，出现 DNA 降解后的小分子片段梯形改变。Annexin V/PI 双染结果显示，在高浓度组早期凋亡明显，在药物浓度比较低时，狗舌草提取物也有影响细胞周期及诱导凋亡的作用。狗舌草提取物杀伤肿瘤细胞U266细胞的机理,是通过诱导凋亡途径,且部分存在剂量依赖关系[7-13]。

【毒性作用】

利用雌性 BALBlc-C 小鼠,通过一次性腹腔注射途径,利用改良的寇氏法测得狗舌草 60%乙醇提取物的 LD_{50} 为 (791.22±170.17)mg/kg。在狗舌草 60%乙醇提取物对小鼠的长期毒性试验中,发现狗舌草 60%乙醇提取物各组小鼠均无死亡,表现正常。至试验末期,狗舌草 60%乙醇提取物各剂量组小鼠平均体重无变化。各组小鼠剖杀检查未见眼观变化,肝脏、心脏、肾脏和肺脏等病理组织学变化均为阴性。蓄积试验表明狗舌草 60%乙醇提取物无蓄积毒性。采用小鼠骨髓嗜多染红细胞微核检验法进行致突变试验发现,狗舌草 60%乙醇提取物组与阴性对照组微核率无差异。致畸胎性试验发现狗舌草 60%乙醇提取物未导致可辨的外观畸形,对供试 BALB/c 小鼠的生殖机能也无不良影响[14-16]。

狗舌草总生物碱给药后,小鼠很快出现中毒症状。开始时,小鼠精神沉郁,伏卧不动,收腹,腹式呼吸,10min 至数小时内死亡。临死前蹦跳,尖叫,频频蹬动四肢,有的排出少量尿液。对狗舌草总生物碱 LD_{50} 进行测定及毒性成分分析,发现狗舌草有较大的毒性,其原因可能与狗舌草中存在具有大环双酯结构的千里光宁、千里光非灵和全缘千里光碱有关。尽管狗舌草生物碱含量很低,但其毒性很大,LD_{50} 值为74.52mg/kg,属于高毒范围[17]。

狗舌草总黄酮 LD_{50} 测定通过改良寇氏法,用腹腔注射给药测定狗舌草总黄酮对 KM 雌性小鼠的 LD_{50} 值为 (1392.52±94.62)mg/kg,其毒性明显低于狗舌草 60%乙醇提取物 LD_{50} 值为 (791.22±170.17)mg/kg 及狗舌草属植物中可能含有的生物碱单体 LD_{50},属于低毒范围,因此可推断临床上狗舌草中毒主要由其中所含的双稠吡咯啶生物碱类物质引起,而与其中所含的黄酮类化合物相关性不大[6]。

参考文献

[1] 贾敏如, 张艺. 中国民族药辞典[M]. 北京: 中国医药科技出版社, 2016: 813.

[2] 白丽明, 原伟伟, 于海霞. 狗舌草化学成分及其细胞毒活性研究[J]. 化工时刊, 2012, 26 (10): 28-30.

[3] 王跃虎. 狗舌草生物碱及抗肿瘤活性成分研究[D]. 杨凌: 西北农林科技大学, 2003.

[4] 司红丽, 王建娜, 王跃虎, 等. 狗舌草黄酮类化合物对3种肿瘤细胞的药物敏感试验[J]. 药物生物技术, 2003, 10 (4): 229-231.

[5] 王建娜, 司红丽. 狗舌草总黄酮对 L1210 细胞的体外作用研究[J]. 辽宁中医杂志, 2010, 37 (9): 1788-1790.

[6] 司红丽. 狗舌草总黄酮的提取及抗肿瘤作用研究[D]. 杨凌: 西北农林科技大学, 2003.

[7] 陈进军, 王建华, 史志诚. 狗舌草提取物体内抗淋巴性白血病效果研究[J]. 湖南农业大学学报, 2003, 29: 92-96.

[8] 马智刚, 范会冰, 范小莉, 等. 狗舌草提取物对多发性骨髓瘤 U266 细胞周期及凋亡标志物 AnnexinV/PI 的作用[J]. 国际中医中药杂志, 2010, 33 (3): 207-208.

[9] 马智刚, 范小莉, 徐俊卿, 等. 狗舌草提取物对多发性骨髓瘤 U266 细胞株的作用[J]. 白血病·淋巴瘤, 2010, 19 (7): 398-400.

[10] 徐俊卿, 马智刚, 张晓录, 等. 狗舌草提取物对多发性骨髓瘤 U266 细胞株细胞毒作用研究[J]. 中医药学报, 2011, 39 (1): 11-12.

[11] 马智刚, 王笑蕾, 秦友平, 等. 狗舌草提取物对多发性骨髓瘤 U266 细胞周期的作用[J]. 山西医药杂志, 2012, 41 (11): 1100.

[12] 陈进军, 王建华, 史志诚. 狗舌草提取物对 L1210 细胞的体外作用研究[J]. 中国农学通报, 2003, 19 (6): 29-32.

[13] 马智刚, 张晓录, 范小莉, 等. 狗舌草提取物对多发性骨髓瘤 U266 细胞株细胞凋亡的研究[J]. 中华中医药学刊, 2010, 28 (6): 1278-1280.

[14] 陈进军. 狗舌草提取物对 L1210 细胞的作用及其毒性研究[D]. 杨凌: 西北农林科技大学, 2001.

[15] 陈进军, 王建华, 史志诚. 狗舌草提取物的长期和特殊毒性评价[J]. 毒理学杂志, 2005, (S1): 251-252.

[16] 聂芳红, 陈进军, 王建华, 史志诚. 狗舌草提取物的长期和蓄积毒性及特殊毒性研究[J]. 西北农林科技大学学报 (自然科学版), 2008, 37 (2): 45-49.

[17] 王跃虎, 王建华, 司红丽. 狗舌草生物碱 LD50 测定及毒性成分分析[J]. 饲料工业, 2003, 24 (5): 34-35.

兖州卷柏

【来源】哈尼药 (兖州卷柏), 僳僳药 (本杉莫), 苗药 (金不换、石卷柏、地侧柏), 怒药 (什努恰), 畲药 (岩柏、卷柏), 土家药 (卷柏还阳、柏叶草、地柏枝)。卷柏科卷柏属植物兖州卷柏 *Selaginellae involvens* (Sw.) Sping 的全草[1]。

【性味与归经】辛, 平。归肺、肝、心、脾经。

【功能与主治】清热凉血, 利水消肿, 清肝利胆, 化痰定喘, 止血。主治湿热黄疸、痢疾、水肿、腹水、咳喘、肺炎、小儿惊风、咳血崩漏、痔疮、烫伤等。

【药理作用】

1. 抗肿瘤作用

（1）兖州卷柏单体化合物的抗肿瘤作用

兖州卷柏黄酮类化合物对体外人肝癌 HepG-2 细胞均有一定的抑制活性。兖州卷柏中含有兖州卷柏黄酮乙酸、4'-甲氧基罗伯斯特双黄酮、罗伯斯特双黄酮及穗花杉双黄酮, MTT 结果显示, 四种兖州卷柏中分离提取得到的四种黄酮类化合物对 HepG-2 均具有抑制性。化合物卷黄酮乙酸、4'-甲氧基罗伯斯特双黄酮及穗花杉双黄酮的抑制活性与甲氨蝶呤对 HepG-2 细胞的抑制活性相似, 而罗伯斯特双黄酮则具有比阳性对照药甲氨蝶呤更强的抑制活性[2]。

（2）兖州卷柏总成分的抗肿瘤作用

兖州卷柏总黄酮能抑制人食管癌 Ec9706 细胞的增殖并促进细胞凋亡, 其机制可能是通过非 cGMP 依赖途径抑制人食管癌细胞增殖[3,4]。采用超声辅助乙醇法提取兖州卷柏总黄酮, CCK-8 结果显示不同浓度的兖州卷柏总黄酮对食管癌细胞均有一定增殖抑制活性，且呈剂量依赖性。细胞培养24h后，IC_{50}值为3545.14μg/mL，给药48h、72h后对人食管癌细胞IC_{50}分别为363.65μg/mL和189.42μg/mL，提示州卷柏总黄酮对人食管癌Ec9706细胞具有较强的抑制活性[3]。Hoechst荧光染色实验结果显示，给药72h组可观察到明显的细胞凋亡，且呈浓度依赖性，总黄酮浓度为400μg/mL时，细胞凋亡率为39.67%±3.39%，说明兖州卷柏总黄酮对人食管癌Ec9706抑制作用与促进肿瘤细胞凋亡有关。ELISA实验结果显示，不同浓度兖州卷柏总黄酮实验组NO含量均有不同程度增加，NOS含量随总黄酮浓度增加而升高。细胞给药培养72h后，所有实验组cGMP的含量降低，提示兖州卷柏总黄酮能增加人食管癌细胞NO及NOS含量，而对食管癌细胞cGMP含量无明显影响。

兖州卷柏生物碱对肝癌H22细胞有明显抑制作用。MTT结果显示，给药24h后，兖州卷柏生物碱对肝癌细胞抑制率高于对照组，且8.0mg/mL与对照组之间存在显著差异。细胞培养48h后，兖州卷柏生物碱对肝癌细胞抑制率高于对照组，其中4.0mg/mL和8.0mg/mL与对照组之间存在显著差异，兖州卷柏生物碱浓度为8mg/mL时，对肝癌H22细胞增殖抑制率达53.25%[5]。

（3）兖州卷柏提取物的抗肿瘤作用

兖州卷柏乙醇提取物可以抑制人食管癌裸鼠移植瘤细胞的生长[6]。400mg/kg剂量组抑瘤率为30.51%，100mg/kg、200mg/kg剂量组抑瘤率分别为18.12%、9.25%，呈现浓度依赖性。400mg/kg剂量组的肝脏指数小于阴性对照组，而200mg/kg剂量组的肝脏指数比阴性对照组小，高剂量组脾脏指数比阴性对照组小。

另外，兖州卷柏乙醇提取物能不同程度地抑制食管鳞癌细胞的增殖，抑制肿瘤血管生成的作用。CCK-8结果表明兖州卷柏乙醇提取物均对培养48h后的人食管鳞癌细胞Ec9706的生长具有抑制作用，呈浓度依赖性[6]。兖州卷柏乙醇提取物能够降低人食管鳞癌细胞Ec9706细胞内的NO、NOS及cGMP含量，且呈浓度依赖性，表明兖州卷柏可能通过减少食管鳞癌细胞NO、NOS和cGMP的含量影响NO-cGMP信号通路，抑制肿瘤血管生成的作用[7]。

2. 对消化系统的作用

不同浓度兖州卷柏乙醇提取物对培养小鼠肝细胞的四氯化碳 (CCl_4) 损伤具有保护作用。CCK-8 结果显示，兖州卷柏的乙醇提取物对原代培养小鼠肝细胞的损伤具有一定保护作用，且呈浓度依赖性，其中当兖州卷柏乙醇提取物的浓度为 20mg/mL、50mg/mL 剂量组的肝细胞保护率与对照组之间存在显著差异[8]。

兖州卷柏提取物能减轻肝组织损伤程度，对 CCl_4 所致小鼠急性肝损伤具有保护作用。兖州卷柏提取物处理各组肝脏系数减小，模型组血清的 ALT 及 AST 活性显著高于正常对照组小鼠，表明肝损伤模型构建成功。兖州卷柏提取物处理的小鼠 ALT 及 AST 的活性均显著低于模型组，且趋于正常小鼠水平，表明兖州卷柏提取物具有抑制因肝损伤引起的 ALT 及 AST 升高的作用。CCl_4 肝损伤造模后，小鼠的 T-SOD、T-AOC 及 CAT 活性显著降低。与模型组比较，兖州卷柏提取物各剂量组均能显著提高肝脏 T-AOC 及 CAT。给药组及阳性对照组的小鼠肝脏外观、色泽介于正常对照组与模型组之间，表明兖州卷柏提取物对肝脏有明显保护作用。兖州卷柏提取物各剂量组肝细胞损伤、坏死等病理均有不同程度的缓解，且高剂量给药组肝损伤程度较轻。表明兖州卷柏提取物能提高小鼠肝脏的 T-SOD、T-AOC 及 CAT 活性，表明其保肝作用机制可能与提高机体抗氧化酶活性等作用有关[9]。

3. 抗病原微生物作用

兖州卷柏抗菌的主要成分是穗花杉双黄酮、β-胆甾-5-烯-3-β-D-吡喃葡萄糖苷及 β-香树脂醇，肉膏琼脂平板培养基上接种肺炎链球菌、金黄色葡萄球菌、大肠杆菌及绿脓杆菌测量出药物对细菌的最低抑菌浓度 MIC，结果显示穗花杉双黄酮对肺炎链球菌和绿脓杆菌具有强的抑菌活性，β-胆甾-5-烯-3-β-D-吡喃葡萄糖苷对肺炎链球菌和金黄色葡萄球菌具有强的抑菌活性。β-香树脂醇对肺炎链球菌和大肠杆菌具有强的抑菌活性[10]。

4. 抗氧化作用

从兖州卷柏中分离出的生物碱类化合物具有较强的体外抗氧化活性。兖州卷柏中分离出的生物碱样品与等量的 DPPH 溶液均匀的混合，室温下避光静置 30min，在 517nm 下测定其吸光度。同时测定 1.5mL DPPH 溶液与等量无水乙醇混合后的吸光度，以及 1.5mL 样品与等量无水乙醇混合后的吸光度。结果显示，在不同浓度时，兖州卷柏生物碱对 DPPH· 的清除率均小维生素 C。随着生物碱浓度增加，对 DPPH· 的清除率增加，当生物碱浓度为 4mg/L 时，对 DPPH· 清除率最大为 38.70%[11]。

兖州卷柏生物碱的总抗氧化活性随浓度升高而增加。兖州卷柏生物碱总抗氧化活性与生物碱浓度有明显的量效关系。当浓度为 0.05mg/L 时，兖州卷柏生物碱总抗氧化活性高于维生素 C，而随着浓度增加，维生素 C 总抗氧化活性明显高于生物碱。随着维生素 C 浓度增加，TNOS 活性增加。兖州卷柏生物碱对 TNOS 活性的影响与维生素 C 刚好相反，随着浓度增加，TNOS 活性降低。表明兖州卷柏生物碱具有抑制 TNOS 活性功能，抑制 NO 的产生。随着兖州卷柏生物碱浓度增加，对 MDA 的抑制活性显著增加。但与对照组维生素 C 比较，兖州卷柏生物碱不同浓度对 MDA 的抑制活性均较小。表明兖州卷柏生物碱具有清除 DPPH· 活性、提高大鼠肝脏匀浆的 T-AOC 活性、降低 NOS 活性以及清除 MDA 含量的功能[11]。

【临床应用】

使用兖州卷柏治疗 20 例肝炎患者，疗效显著。20 例肝炎患者中，年龄最大 65 岁，最小 20 岁。全部病例采用二对半快速检测，血清标志物均阳性，其中 1 例为丙肝，其余为乙肝，但无明显黄疸。采用兖州卷柏鲜草或晒干煎汤内服 3 个月，并注意饮食卫生，结果得到显著疗效，再次检测发现血清 HBV 标志物阴转，转氨酶降至正常，症状、体征明显改善。结果表明兖州卷柏确实对治疗急慢性肝炎有较好的疗效[12]。

参考文献

[1] 贾敏如, 张艺. 中国民族药辞典[M]. 北京: 中国医药科技出版社, 2016: 759.

[2] 张昊. 兖州卷柏成分及抗肿瘤活性成分研究[D]. 长沙: 中南大学, 2009.

[3] 罗彩林, 温扬敏, 蔡炼. 兖州卷柏黄酮对人食管癌细胞增殖及凋亡的影响[J]. 泉州师范学院学报, 2019, 37 (2): 12-17.

[4] 谢永华, 温扬敏, 罗彩林, 等. 兖州卷柏活性物质提取及对人食管癌细胞的抑制作用[J]. 医药导报, 2012, 31 (9): 79-83.

[5] 邱丹缨, 温扬敏, 谢永华, 等. 超声辅助提取兖州卷柏生物碱及其对 H22 肝癌细胞增殖抑制影响[J]. 食品工业科技, 2013, 34 (10): 265-268.

[6] 谢永华, 王冠明, 温扬敏, 等. 兖州卷柏乙醇提取物对人食管癌裸鼠移植瘤细胞的抑制作用[J]. 中国医药导报, 2016, 13 (27): 27-30, 42.

[7] 谢永华, 温扬敏, 罗彩林, 等. 兖州卷柏乙醇提取物对食管癌细胞增殖及 NO-cGMP 通路的影响[J]. 天然产物研究与开发, 2016, 28 (3): 424-428.

[8] 范适. 叶下珠保肝护肝有效成分的分离及 HPLC 指纹图谱研究[D]. 湖南农业大学, 2007.

[9] 邱丹缨, 温扬敏, 谢永华, 等. 兖州卷柏提取物对 CCl_4 致小鼠肝损伤的保护作用[J]. 福建医科大学学报, 2016, 50 (5): 285-289.

[10] 鲁曼霞, 黄可龙, 施树云, 等. 兖州卷柏化学成分及体外抗菌活性研究[J]. 天然产物研究与开发, 2009, 21 (6): 973-975.

[11] 邱丹缨, 温扬敏, 苏齐, 等. 兖州卷柏生物碱的抗氧化活性研究[J]. 天然产物研究与开发, 2015, 27 (3): 442-445.

[12] 林美珍, 许振强. 兖州卷柏识别及对肝炎的治疗作用[J]. 海峡药学, 2004, 16 (5): 94-95.

【来源】布衣药 (独可)，傣药 (缅洒、绵下)，侗药 (挂、瓜油、偷油婆)，哈尼药 (阿帕阿玛、渣蚂虫、灶蚂蚁)，佤药 (偷油婆)，彝药 (灶马虫、偷油婆)，壮药 (甲嫂)。蜚蠊科大蠊属动物美洲大蠊 *Periplaneta americana* (Linnaeus) [*Blatta orientalis* Sulzer]干燥全体[1]。

【性味与归经】咸，寒。归肝、脾；肾经。

【功能与主治】活血散瘀，解毒消疳，利尿消肿。主治症瘕积聚、小儿疳积、脚气水肿、疔疮、肿毒、虫蛇咬伤。

【药理作用】

1. 抗肿瘤作用

美洲大蠊体外对多种肿瘤细胞增殖具有抑制作用[2]。美洲大蠊提取物对肺癌细胞株 NCI-H460 和 NCI-H446 均有较好的细胞毒活性，且能诱导细胞周期发生阻滞。美洲大蠊对人肝癌细胞株 SMMC-7721、人白血病细胞株 K562、人结肠癌细胞株 HCT116、人鼻咽癌细胞株 CNE、人肺癌细胞株 A549 和 H125、人口腔上皮癌细胞 KB 均有不同程度的抑制作用，还可上调宫颈永生化上皮细胞 H8 的增殖抑制作用[3]。美洲大蠊 60%乙醇提取物对 12 种不同培养的人癌细胞系 Eca109、BGC823、HO8910、LS174T、CNE、HeLa、K562、PC-3、A549、BEL7404、HL-60 和 KB 进行体外重复筛选，确定最有效的细胞毒组分，结果发现，美洲大蠊 60%乙醇提取物可有效抑制 HL-60、KB、CNE 和 BGC823 细胞的生长，IC_{50} 值<20μg/mL[4]。美洲大蠊提取物对人肺癌细胞株 A549、NCI-H460、NCI-H446 增殖具有较好的抑制作用[5]。美洲大蠊乙醇提取物经脱脂和酰胺色谱分离后的组分对人鼻咽癌、人肺癌、口腔上皮癌细

胞增殖抑制作用[6]。MTT 法发现，由美洲大蠊乙醇提取物经分离得到活性部位 YS-I 对人肝癌细胞 HepG-2、人胃癌细胞 MGC-803 和人食管癌细胞 Eca-109 的增殖有抑制作用，尤其对 MGC-803 的效果最为显著在 24～72h，IC_{50} 值是阳性药顺铂的 1/3～1/2[7]。分别用 10μg/mL、30μg/mL、90μg/mL 美洲大蠊提取物 CⅡ-3 和 5μg/mL、15μg/mL、45μg/mL 脱脂膏处理耐 5-氟尿嘧啶人肝癌细胞 BEL-7402 细胞，美洲大蠊提取物可有效逆转耐 5-氟尿嘧啶人肝癌细胞 BEL-7402 细胞的耐药，促进其凋亡，且脱脂膏减弱 P-gp 的外排能力强于 CⅡ-3[8]。

美洲大蠊可以抑制人肺癌细胞株 A549 的增殖，并诱导凋亡。以 12.5μg/mL、25μg/mL、50μg/mL、100μg/mL、200μg/mL 的美洲大蠊提取物分别对肺癌细胞 A549 给药 24h、48h 和 72h，IC_{50} 分别为 249.20μg/mL、135.90μg/mL、95.87μg/mL，呈浓度-时间依赖性。采用流式细胞术检测给药后细胞周期的变化，发现 100μg/mL、200μg/mL 的美洲大蠊提取物诱导 A549 细胞发生 G_2/M 期阻滞。50μg/mL、100μg/mL、200μg/mL 美洲大蠊提取物给药 48h 后，流式检测到凋亡率分别为 9.26%±0.25%、15.48%±1.38%和 20.85%±1.46%，凋亡率显著升高且呈浓度依赖性；检测线粒体膜电位结果显示三种美洲大蠊提取物处理 48h 后的 A549 细胞绿色荧光百分比逐渐升高，分别为 15.06%±0.75%、20.59%±1.18%及 26.25%±1.26%。美洲大蠊提取物可呈浓度依赖性上调 p53、caspase-3 及 cyt-c 的 mRNA 水平，同时下调 PI3K、AKT 的 mRNA 的表达。p53、caspase-3、cyt-c 及 PI3K、p-AKT 蛋白表达水平与 mRNA 水平改变趋势相同。研究结果表明美洲大蠊提取物能够抑制肺腺癌 A549 细胞增殖，并将细胞周期阻滞于 G_2/M 期、通过 PI3K/AKT 信号通路上调 p53 表达诱导肺腺癌 A549 细胞凋亡诱导细胞凋亡[9]。

美洲大蠊提取物可以诱导人肝癌 SMMC-7721 细胞凋亡并抑制其增殖，其机制可能与下调 Ras/Raf/ERK1/2 信号通路有关[10]。40μg/mL 和 80μg/mL 的美洲大蠊提取物可不同程度地抑制 SMMC-7721 细胞的增殖并诱导其凋亡，同时降低线粒体膜电位。美洲大蠊提取物可使核内的 AIF、caspase-3 表达增多，而 ERK1/2 通路的 Ras、Raf、p-ERK 蛋白表达则均有不同程度降低。

美洲大蠊提取物能够诱导人结肠癌 Hct116 细胞凋亡并抑制细胞增殖[11]。以 7.0mg/mL、7.5mg/mL、8.0mg/mL、8.5mg/mL、9.0mg/mL 美洲大蠊提取物 PKA 给药人结肠癌 Hct116 细胞，经 MTS 法检测发现美洲大蠊提取物 PKA 处理 Hct116 细胞 24h 具有增殖抑制的作用，且抑制率为 15.99%～51.55%，具有浓度依赖性。IC_{50} 值为 9.05mg/mL，HE 染色显示细胞出现凋亡形态学变化、Hoechst33258 荧光染色、TUNEL 阳性染色、Annexin V$^+$/PI$^-$ 单阳性和 Annexin V$^+$/PI$^+$ 双阳性显示细胞凋亡增多且与美洲大蠊提取物作用浓度呈正相关。流式细胞术检测显示美洲大蠊提取物 7.5mg/mL 可阻滞 Hct116 细胞于 G_0/G_1 期。

美洲大蠊提取物可以抑制卵巢癌高转移细胞株 HO-8910PM 的增殖、诱导其凋亡、抑制其迁移，同时抑制肿瘤血管形成作用，其促凋亡机制可能与通过降低 AKT、ERK1/2、P38 蛋白磷酸化水平有关[12]。采用 MTT 法测量 10mg/L、20mg/L、30mg/L、40mg/L 美洲大蠊提取物能抑制 HO-8910PM 细胞生长，IC_{50} 为 (22.08 ± 1.5)mg/L。经 Western blot 发现其能降低细胞内 AKT、ERK1/2、P38 的磷酸化水平，但 AKT、P38 和 ERK1/2 的蛋白水平无明显变化，且随着美洲大蠊提取物浓度升高，VEGF 的蛋白表达水平逐步下降。JC-1 染色实验结果显示美洲大蠊提取物给药后的细胞，HO-8910PM 细胞的线粒体膜电位降低，同时凋亡率分别为 $15.1\%\pm0.21\%$、$15.5\%\pm0.47\%$、$20.3\%\pm0.89\%$ 及 $27.1\%\pm0.70\%$，呈浓度依赖性。细胞划痕实验结果显示美洲大蠊提取物可以明显抑制细胞增殖能力，并随着浓度增加甚至出现大面积凋亡的现象。

美洲大蠊的含药血清能抑制人肝癌 HepG-2 细胞增殖，诱导 HepG-2 细胞凋亡并抑制细胞周期的发展，能够调节细胞因子进而发挥免疫作用[13]。MTT 测量结果显示美洲大蠊的含药血清组对 HepG-2 细胞增殖均有不同程度的抑制作用，并随作用时间的延长和药物浓度的增大而增长，且美洲大蠊多肽 PAP-2 含药血清对肝癌 HepG-2 细胞的增殖抑制作用优于 CII-3 和脱脂膏，联合 5-FU 用药，抑制作用具有协同作用。流式细胞术结果显示各血清组均能诱导 HepG-2 细胞凋亡，且呈浓度依赖性，并诱导细胞周期阻滞于 S 期或 G_2/M 期。ELISA 试验发现各血清组均能下调 IFN-γ 表达，呈浓度依赖性，联合 5-FU 用药具有协同作用，不同程度上调肝癌 HepG-2 细胞 IL-4、TNF-α 的表达，与浓度呈负相关。

美洲大蠊多肽提取物有较强的体内抗肿瘤活性，其抗肿瘤机制可能与增强荷瘤机体免疫功能有关。美洲大蠊多肽提取物含多种氨基酸和多肽，在 25mg/kg、50mg/kg、100mg/kg 时对 S180 的抑瘤率分别为 29.08%、45.92%、55.61%，对 H22 的抑瘤率分别为 16.51%、25.94%、46.23%，且能提高荷瘤小鼠的脾指数和胸腺指数。美洲大蠊多肽提取物能增强荷瘤小鼠腹腔巨噬细胞的吞噬功能，促进淋巴细胞转化反应，升高荷瘤小鼠细胞因子 IL-2、IL-6、IL-12、TNF-α 的水平[14]。美洲大蠊中分离小分子肽 CⅡ-3 和粗品美蠊精对小鼠胃癌 MFC 细胞具有抑制作用及较强的促补体活性作用。改良的 MTT 结果发现对 CⅡ-3 和美蠊精较为敏感的小鼠肿瘤细胞株为小鼠胃癌 MFC 细胞。CⅡ-3 和美蠊精促进 50% 溶血浓度 (CH_{50}) 分别为 44.8mg/mL 和 47.152mg/mL，模型组的 IgM 和 IgG 的含量升高，而 IgA 没有明显变化，CⅡ-3 组与模型对照组相比其 IgA、IgM 和 IgG 的含量均升高；而美蠊精组与模型对照组相比，仅出现 IgM 的含量升高；各给药组的小鼠均出现脾肿大，脾指数升高较为明显。CⅡ-3 组和美蠊精组与模型对照组相比，其瘤重比明显减轻 CⅡ-3 低剂量组的抑瘤效果最为显著。CⅡ-3 组及美蠊精组小鼠的吞噬指数与吞噬百分数均升高。与模型对照组比较，CⅡ-3 组的 NK 细胞虽然减少但并不显著，而美蠊精组的 NK 细胞增多；CⅡ-3 组和美蠊精组的树突状细胞 (DC) 增多，且以 CⅡ-3 组的 DC 增多较为显著。与模型对照组相比，CⅡ-3 组和美蠊精组的 B 细胞出现下降，同时 T 细胞显示升高，调节性 T 细胞和衰竭型 T 细胞均呈现降低趋势，其中 CⅡ-3 高剂量组的下调作用最为显著。CⅡ-3 可以上调 TAM、M1 同时下调 M2，而美蠊精对 TAM 的调节作用则不是很明显，表明 CⅡ-3 和美蠊精在体外可以表现出较明显的细胞毒性作用和较强的促补体活性作用；虽然 CⅡ-3 和美蠊精对脾脏肿大没有抑制作用，但对肿瘤的生长有明显的抑制作用，且能够通过其促进吞噬细胞的吞噬功能，调节 TAM 中 M1 和 M2 的比例，降低促肿瘤的 M2 细胞，没有损伤抗肿瘤 M1 细胞；通过上调 T 细胞和下调 B 细胞，调节肿瘤浸润性 T、B 淋巴细胞比例，并能减少衰竭型 T 细胞、下调调节型 T 细胞。通过上调脾脏固有免疫细胞 NK 细胞和 DC 的数量，增强适应性免疫中的体液免疫应答功能等多种机制达到抗肿瘤作用[15]。

美洲大蠊乙酸乙酯部位提取物对小鼠肝癌 H22 细胞具有体外的抑制作用，对 H22 细胞作用的 IC_{50} 为 0.84mg/mL。体内实验显示，美洲大蠊提取物的低剂量组 (200mg/kg) 肿瘤细胞坏死程度较低，且核分裂现象比模型组略低同时能够降低 IL-6、TNF-α 因子水平并提高 IFN-γ 因子水平；中剂量组 (400mg/kg) 肿瘤细胞的坏死程度及核分裂多，并能够降低 IL-6、TNF-α 因子水平，同时提高 IFN-γ 因子水平；而高剂量组 (800mg/kg) 肿瘤细胞坏死程度与低剂量组相似，只是核分裂现象较轻，并能降低 IL-6、TNF-α 因子水平，提高 IFN-γ 因子水平[16]。

美洲大蠊 60%乙醇提取物按照 500mg/kg 剂量给药 10 天后，可使 S180 荷瘤小鼠的肿瘤生长降低 72.62%，而环磷酰胺 40mg/kg 剂量给药后的肿瘤抑制率为 78.75%。经美洲大蠊 60%乙醇提取物处理的 S180 荷瘤小鼠的胸腺指数和脾脏指数均显著高于环磷酰胺治疗组，提示美洲大蠊 60%乙醇提取物对肿瘤宿主防御具有潜在的免疫调节作用[4]。

2. 对心血管系统的作用

美洲大蠊提取物 CⅡ-3 对 ISO 所致大鼠心肌缺血的具有保护作用。CⅡ-3 (25mg/kg、50mg/kg、100mg/kg) 都能降低 S-T 段的偏移，且缩短 Q-T 间期；中、高剂量组能显著降低 MDA 的含量，并且提高 SOD 的活性；而高剂量组则能降低 CK 的活性，但各剂量组对 LDH 的活性影响均较小。病理检测则显示各剂量组的 CⅡ-3 均能在不同程度上减轻大鼠心肌病理组织的损伤程度。结果表明美洲大蠊提取物 CⅡ-3 对 ISO 诱导的大鼠心肌缺血具有一定的保护作用[17]。

美洲大蠊提取物通过 PINK1/Parkin 通路调节 LPS 诱导的心肌细胞损伤，美洲大蠊提取物能显著提高 H9C2 细胞的存活率，"LPS+美洲大蠊提取物+*Mdivi-1*" 或 "LPS+美洲大蠊提取物+*Atg7*" siRNA 组 *cTNI*、*CK-MB*、*IL-1β*、*IL-6* 和 *TNF-α* 水平均显著上调。LC3 的释放量显著降低。在 "LPS+美洲大蠊提取物+*Mdivi-1*" 或 "LPS+美洲大蠊提取物+*Atg7*" siRNA 组，*PINK1*、*Parkin*、*Nix*、*Beclin-1* 的蛋白表达水平和 mRNA 水平显著增加，*Mitofusin1*、*Mitofusin2*、*Opa1*、*Drp1* 和 *P62* 的表达降低[18]。

3. 对消化系统的作用

（1）保肝作用

美洲大蠊醇提物能降低急性免疫性肝损伤小鼠的肝、脾系数，下调血清中的 ALT、AST 水平，上调肝组织 SOD 水平，下调肝组织 MDA 水平，降低淋巴细胞 CD4$^+$、CD8$^+$细胞的数量，改善急性免疫性肝损伤小鼠肝脏组织的病理损伤。表明美洲大蠊醇提物对刀豆蛋白 A 引起的小鼠急性免疫性肝损伤具有一定保护作用，并能够通过调节 T 淋巴细胞亚群，使其达到平衡状态以抑制肝损伤从急性向慢性的进一步发展[19]。

（2）保护胃黏膜作用

美洲大蠊提取物 Ento-A 能显著降低急性胃炎大鼠血清中的 TNF-α、MDA、IL-1β 以及升高 SOD 的表达水平，并能提高大鼠急性胃炎胃组织匀浆中 EGF 的表达。表明美洲大蠊提取物 Ento-A 具有明显胃黏膜损伤保护作用，与减少炎性因子分泌、抗自由基损伤及促进组织修复有关[20]。

（3）改善结肠炎

美洲大蠊提取物 Ento-A 对湿热型溃疡性结肠炎的模型大鼠具有改善作用。Ento-A 高剂量组大鼠的 DAI、CMDI 评分和血清中 IL-17、MDA 的水平及结肠组织中的 PGE2 水平显著降低，血清中 SOD 水平和结肠组织中 IL-2 水平显著升高；Ento-A 中剂量组大鼠的 CMDI、HS 评分与血清中的 IL-8、IL-17 及 MDA 水平和结肠组织中的 PGE2、MPO 水平显著降低，结肠组织中的 IL-2 水平显著升高；Ento-A 低剂量组的大鼠 HS 评分和血清中的 IL-17、MDA 水平及结肠组织中 MPO、PGE2 的水平在显著降低，血清中 IL-2 水平显著升高。表明美洲大蠊提取物 Ento-A 可能是通过调节免疫系统平衡并减少炎症损伤，以发挥其对湿热型溃疡性结肠炎模型大鼠的改善作用[21]。

美洲大蠊提取物对溃疡性结肠炎有一定的保护作用，这种保护作用与抗炎作用和成纤维细胞活力有关。美洲大蠊提取物可减轻结肠炎的严重程度和组织髓过氧化物酶的积累；另外，80mg/kg 的美洲大蠊提取物显著抑制了标记大肠杆菌向远处器官，尤其是肠系膜淋巴结和肝脏的转移；美洲大蠊提取物能显著促进成纤维细胞增殖（126.9%）和胶原积累

(130.8%)，其中美洲大蠊乙酸乙酯组分一般具有较高的增强成纤维细胞活性的作用[22]。

4. 对呼吸系统的作用

美洲大蠊提取物 ML-HB 对博来霉素诱导肺纤维化大鼠具有保护作用，60mg/kg 剂量组较模型组肺指数和 TNF-α、TGF-β1、HYP 的表达均降低，且肺组织炎症和肺纤维化程度减轻、α-SMA 与 COL-I 的表达均降低。表明，美洲大蠊提取物 ML-HB 能降低 TNF-α、TGF-β1、HYP、α-SMA 和 COL-I 的表达，以达到延缓肺组织病变、干预纤维化的进一步发展的目的[23]。

5. 对免疫系统的作用

美洲大蠊提取物对免疫抑制小鼠具有增强其免疫的功能[24]。美洲大蠊提取物能显著提高免疫抑制小鼠血清溶血素的表达，升高脾脏指数和胸腺指数，明显增加外周血象中的 WBC、PLT 及 HGB；明显增强腹腔巨噬细胞的吞噬功能及 T 淋巴细胞增殖能力，呈剂量依赖性。

6. 抗炎作用

大蠊蛋白酶-5 对小鼠巨噬细胞 RAW264.7 细胞具有抗炎活性。在 60μg/mL 的大蠊蛋白酶-5 中未观察到细胞毒性，并且处理降低了接触脂多糖 (LPS) RAW264.7 细胞的 NO 生成。qRT-PCR 和 ELISA 试验显示，大蠊蛋白酶-5 降低了 RAW264.7 细胞中细胞因子 *TNF-α*、*IL-6* 的表达水平。大蠊蛋白酶-5 通过抑制炎症信号元件 MAPKs 的磷酸化和减少 IκB 的降解来控制炎症。通过 LAL 检测，随着大蠊蛋白酶-5 剂量增加，LPS 毒性呈现降低趋势[25]。

美洲大蠊提取物能有效抑制 LPS 激活的人牙龈成纤维细胞和牙周膜细胞炎症反应，其机制可能与抑制 TLR4/NF-κB 信号通路有关[26]。通过 MTT、ELISA 及免疫细胞染色法检测各组原代培养的人牙龈成纤维细胞和牙周膜细胞的活性及炎症反应，结果显示各组细胞的存活率没有显著性差异，同时 LPS 可显著升高人牙龈成纤维细胞和牙周膜细胞的 TLR4 及 MMP2、NF-κB-p65 核内转及 IL-6 的含量。美洲大蠊提取物对

LPS 介导的两种人源牙周病体外细胞模型的炎症反应均有浓度依赖性的抑制作用，其中美洲大蠊提取物对人牙龈成纤维细胞与牙周膜细胞炎症反应的有效抑制浓度分别为 2mg/mL 及 0.2mg/mL。

7. 抗氧化作用

美洲大蠊油脂对 H_2O_2 所致的人神经母细胞瘤 SH-SY5Y 细胞氧化损伤具有明显的保护作用，其作用机制可能与提高细胞 SOD、GSH-Px 活性，进而降低 MDA 含量从而增强细胞自身抗氧化能力有关[27]。美洲大蠊油脂 800μg/mL、1000μg/mL 剂量组能显著增强细胞内 SOD 水平、GSH-Px 活性，降低 MDA 含量，使得细胞存活率显著提高，LDH 漏出率降低，其中油脂的浓度与细胞存活率、SOD 活性之间呈正相关，而与 MDA 含量为负相关。

8. 抗病原微生物作用

（1）抗细菌作用

采用琼脂扩散法观察美洲大蠊血淋巴对医院常见病原菌的抑制效果。发现所用菌株对未经诱导的美洲大蠊血淋巴不敏感，但经过大肠杆菌诱导过的血淋巴对所用菌株，如大肠杆菌和金黄色葡萄球菌有抑菌作用[28]。

（2）抗真菌作用

来自美洲大蠊的一种肽 periplanetasin-2 对白色念珠菌、近平滑念珠菌、烟曲霉和贝吉尔毛孢子菌等真菌有抑制作用，对白色念珠菌的最小抑菌浓度为 10μmol/L，periplanetasin-2 对白色念珠菌的抗菌机制可能与激活线粒体中的凋亡信号有关[29]。

（3）抗病毒作用

美洲大蠊提取物可能是通过提高自身免疫功能，从而达到抗 HSV-2 作用[30]。美洲大蠊 60%乙醇提取物具有抗病毒活性，能够抑制 Vero 细胞中单纯疱疹病毒 2 型复制，但对 1 型病毒的效果较差[4]。

9. 其他药理作用

美洲大蠊提取液能够促进大鼠难愈合创面的生长，美洲大蠊提取液能够通过下调 Smad6 同时上调 Smad9 的表达，加速创面细胞病理炎性反应进程，促进细胞线粒体、内质网、桥粒等的增生与分化而促进创面愈合[31]。

【临床应用】

1. 治疗消化系统疾病

（1）治疗肝炎

肝龙胶囊以美洲大蠊提取物为主要成分，具有疏肝理脾、活血解毒的功效，用于治疗慢性乙型肝炎。将 62 例慢性乙型肝炎患者随机分为治疗组和对照组，分别口服肝龙胶囊和肝复颗粒治疗，肝龙胶囊在无毒副作用的前提下，通过修复肝细胞达到治疗慢性乙型肝炎的效果[32]。

（2）治疗消化性溃疡

康复新液是以美洲大蠊乙醇提取物为主要成分的液体制剂，可内服或外用。将确诊的 120 例消化性溃疡患者随机分成对照和治疗组，分别通过口服雷贝拉唑肠溶液胶囊和康复新液进行治疗，研究组治愈率为 97.78%、改善率为 71.11%、对照组治愈率为 86.67%、改善率为 55.56%，两组对比差异具有统计学意义，且研究组效果明显好于对照组[33]。

（3）治疗脓毒症患者肠黏膜

美洲大蠊提取物对脓毒症患者肠黏膜屏障有保护作用，可改善病情和预后。将 66 例脓毒症患者随机分为治疗组 32 例和对照组 32 例。治疗组给予美洲大蠊提取物加常规药物治疗败血症，对照组仅常规治疗。分别在基线检查时、治疗后 1 天、3 天、7 天记录所有受试者的胃肠功能评分、急性生理学和慢性健康评估 II 评分，并在同一时间点检测血液内毒素。在整个试验过程中记录两组的死亡率。结果显示，治疗后 3d、7d，治疗组胃肠功能评分、急性生理学和慢性健康评估 II、内毒素水平均优于对照组[34]。

2. 治疗全身炎症反应综合征

康复新是以美洲大蠊乙醇提取物为主要成分的液体制剂，可内服或外用，探讨康复新对全身炎症反应综合征患者的治疗效果。发现用康复新 10mL/次治疗的 36 例患者的腹胀腹泻发生率更低，在一定时期，免疫球蛋白、总淋巴细胞计数、营养指标总蛋白和前白蛋白水平更高，表明美洲大蠊提取物可改善全身炎症反应综合征患者的免疫功能和营养吸收[35]。

3. 治疗其他疾病

治疗肛周脓肿术后创面，对 80 例肛周脓肿术后患者采取常规和康复新两种方式治疗，每组 40 例，发现康复新液能显著缩短创面愈合时间，并能在一定时期明显减少创面渗液量、促进创面生长，对疼痛也有更好的抑制[36]。美洲大蠊精粉能够提高紫草油纱条对肛瘘患者在术后的创面愈合疗效[37]。将 3g 美洲大蠊研末与 10mL 康复新液混合物通过纱布敷在接受放疗的肛管癌患者肛门周围皮肤上，发现局部皮肤可得到良好修复[38]。

美
洲
大
蠊

83

参考文献

[1] 贾敏如, 张艺. 中国民族药辞典[M]. 北京: 中国医药科技出版社, 2016: 602.

[2] Zhao Y, Yang A, Tu P, Hu Z. Anti-tumor effects of the American cockroach, Periplaneta americana[J]. Chin Med, 2017, 12: 26.

[3] 吴道勋, 邵维莉, 杨贤英, 等. 美洲大蠊抗肿瘤与免疫调节研究进展[J]. 亚太传统医药, 2016, 12 (23): 48-51.

[4] Wang XY, He ZC, Song LY, et al. Chemotherapeutic effects of bioassay-guided extracts of the American cockroach, Periplaneta americana[J]. Integr Cancer Ther, 2011, 10 (3): NP12-NP23.

[5] 胡艳芬, 吕小满, 刘光明, 等. 美洲大蠊提取物对 3 株人肺癌细胞的体外抑制作用[J]. 大理学院学报, 2009, 8 (12): 1-3.

[6] 何正春, 王晓雨, 杨雷香, 等. 美洲大蠊提取物对 3 株消化系统肿瘤细胞的细胞毒性研究[J]. 药物研究, 2009, 18 (9): 11-12.

[7] 闫爽, 高孟婷, 郑园园, 等. 美洲大蠊、斑蝥提取物对 3 株人肿瘤细胞增殖抑制作用的研究[J]. 中国民族民间医药, 2017, 26 (10): 33-37.

[8] 王瑶, 李婷, 乔婷婷, 等. 美洲大蠊提取物逆转 BEL-7402/5-Fu 多药耐药性的作

用及机制研究[J]. 药学研究, 2017, 36 (6): 315-318.

[9] 张宇轩. 美洲大蠊提取物对肺腺癌 A549 细胞凋亡及 PI3K/AKT 信号通路的影响[D]. 郑州: 郑州大学, 2019.

[10] 杨蕊菲, 李昭宣, 李俣亭, 等. ERK1/2 信号通路参与美洲大蠊提取物诱导肝癌细胞凋亡的研究[J]. 中药药理与临床, 2018, 34 (6): 121-125.

[11] 刘童婷, 沈咏梅, 刘姝, 等. 美洲大蠊提取物诱导 Hct 116 细胞凋亡的实验研究[J]. 中药药理与临床, 2019, 35 (1): 90-94.

[12] 齐奇. 美洲大蠊提取物对高转移性卵巢癌细胞株 HO-8910PM 的作用研究[D]. 锦州: 锦州医科大学, 2018.

[13] 吕鸿, 王瑶, 张蕊, 等. 美洲大蠊含药血清对人肝癌 HepG-2 细胞的抑制作用研究[J]. 辽宁中医杂志, 2019, 46 (8): 1690-1694, 1790

[14] 张丹, 孙玉红, 李茂, 等. 美洲大蠊多肽提取物对荷瘤小鼠肿瘤生长及免疫功能的影响[J]. 中国新药杂志, 2015, 24 (6): 681-686.

[15] 赵微. 美洲大蠊提取物在抗肿瘤中的免疫调节作用[D]. 大理: 大理学院, 2015.

[16] 耿巧玉. 美洲大蠊活性部位提取分离工艺优化与初步抗肿瘤作用研究[D]. 济南: 山东中医药大学, 2019.

[17] 陆丽, 张旭强, 甘平, 等. 美洲大蠊提取物对 ISO 致大鼠心肌缺血的保护作用[J]. 大理学院学报, 2014, 13 (8): 7-10.

[18] Li J, Shi W, Zhang J, Ren L. To Explore the Protective Mechanism of PTEN-Induced Kinase 1 (PINK1)/Parkin Mitophagy-Mediated Extract of Periplaneta Americana on Lipopolysaccharide-Induced Cardiomyocyte Injury[J]. Med Sci Monit, 2019, 25: 1383-1391.

[19] 杨帅, 哈立洋, 李阿溶, 等. 美洲大蠊醇提取物对小鼠急性免疫性肝损伤的影响[J]. 中成药, 2020, 42 (6): 1615-1620.

[20] 肖克云, 张晶娜, 王斌, 等. 美洲大蠊提取物 Ento-A 对大鼠急性胃炎胃黏膜的保护作用[J]. 中国现代应用药学, 2020, 37 (5): 564-568.

[21] 张晶娜, 陶磊, 张俊, 等. 美洲大蠊提取物 Ento-A 对湿热型溃疡性结肠炎模型大鼠的改善作用研究[J]. 中国药房, 2020, 31 (1): 35-41.

[22] Li N, Lu R, Yu Y, et al. Protective effect of Periplaneta americana extract in ulcerative colitis rats induced by dinitrochlorobenzene and acetic acid[J]. Pharm Biol, 2016, 54 (11): 2560-2567.

[23] 胡侃, 杨永寿, 何正春, 等. 美洲大蠊提取物对博来霉素诱导大鼠肺纤维化的疗效研究[J]. 中国现代应用药学, 2020, 37 (2): 129-133.

[24] 唐苗, 余万鑫, 吴桃清, 等. 美洲大蠊提取物 Ento-A 对免疫抑制小鼠免疫功能的影响[J]. 中国药理学通报, 2018, 34 (1): 72-76.

[25] Kim IW, Lee JH, Seo M, et al. Anti-Inflammatory Activity of Antimicrobial Peptide Periplanetasin-5 Derived from the Cockroach Periplaneta Americana[J]. J Microbiol Biotechnol, 2020, 30: 10.

[26] 薛丽, 张双, 高鹰, 等. 美洲大蠊提取物抑制 LPS 诱导的人牙龈细胞与牙周膜细胞的炎症反应[J]. 实用口腔医学杂志, 2019, 35 (4): 534-538.

[27] 李娴, 何钊, 丁伟峰, 等. 美洲大蠊油脂对过氧化氢诱导 SH-SY5Y 细胞氧化损伤的保护作用[J]. 环境昆虫学报, 2018, 40 (1): 36-42.

[28] Latifi M, Mohammad, Alikhani Y, et al. The Antibacterial Effect of A-merican Cockroach Hemolymph on the Nosocomial Pathogenic Bacteria[J]. Avi-cenna J Clin Microb Infect, 2015, 2 (1): 1-6.

[29] Yun J, Hwang JS, Lee DG. The antifungal activity of the peptideperiplanetasin-2, derived from American cockroach Periplaneta Americana[J]. Biochemical Journal, 2017, 474 (17): 3027-3043.

[30] 普小菲, 罗亦佳, 彭丽, 等. 美洲大蠊提取物 CⅡ-3 体内外抗 HSV-2 实验研究[J]. 大理学院学报, 2014, 13 (10): 5-9.

[31] 杨敏, 耿越飞, 沈咏梅, 等. 美洲大蠊提取液对创面愈合中 TGF-β1 通路中 Smad6、Smad9 表达的影响及超微病理结构观察[J]. 中华中医药杂志, 2019, 34 (7): 3266-3269.

[32] 杨永荣, 缪新权, 梅光涛, 等. 肝龙胶囊治疗 HBeAg 阳性慢性乙型肝炎的疗效观察[J]. 云南医药, 2008, 51 (2): 182-183.

[33] 宋东升. 康复新液联合雷贝拉唑三联疗法治疗消化性溃疡患者的临床疗效及其对 NO、IL-17 表达水平的影响[D]. 泸州: 西南医科大学, 2019.

[34] Zhang H, Wei L, Zhang Z, et al. Protective effect of periplaneta americana extract on intestinal mucosal barrier function in patients with sepsis[J]. J Tradit Chin Med, 2013, 33 (1): 70-73.

[35] Zhang HW, Wei LY, Zhao G, et al. Periplaneta americana extract used in patients with systemic inflammatory response syndrome[J]. World J Emerg Med, 2016, 7 (1): 50-54.

[36] 刘伟伟, 侯亚静, 徐宏霞. 肛周脓肿术后应用康复新液的临床疗效观察[J]. 河南外科学杂志, 2017, 23 (4): 101-102.

[37] 程浩, 何毅, 林本, 等. 草油纱条联合美洲大蠊精粉在低位单纯性肛瘘术后换药中的应用效果观察[J]. 亚太传统医药, 2017, 13 (3): 152-153.

[38] 王宁, 武晋荣. 美洲大蠊研末联合康复新液在肛管癌放射性皮炎中的临床应用 1 例[J]. 世界最新医学信息文摘, 2017, 17 (42): 89-90.

穿山龙

【来源】朝药 (不菜妈)，侗药 (野山药、地龙骨)，蒙药 (乌赫日-奥日秧古)，苗药 (海龙七、穿山龙)，羌药 (日玻洋、勒卡、穿山龙)，土家药 (穿地龙、穿山龙)。薯蓣科薯蓣属植物穿龙薯蓣 *Dioscorea nipponica* Makino 的干燥根茎[1,2]。

【性味与归经】甘、苦，温。归肝、肾、肺经。

【功能与主治】祛风除湿，舒筋通络，活血止痛，止咳平喘。主治风湿痹病、关节肿胀、疼痛麻木、跌扑损伤、闪腰岔气、咳嗽气喘。

【药理作用】

1. 抗肿瘤作用

（1）穿山龙单体成分的抗肿瘤作用

穿山龙单体成分薯蓣皂苷元体外和体内均具有抗肿瘤作用，在离体条件下，薯蓣皂苷元浓度在 0.1～100μg/mL 时，对小鼠肺上皮癌细胞 L-929、人宫颈癌细胞 Hela、人乳腺癌细胞 MCF-7 中肿瘤细胞具有明显的抑制作用，在浓度为 100μg/mL 时，肿瘤生长抑制率分别达到 85.4%、98.7%、83.2%。应用薯蓣皂苷元 200mg/kg、100mg/kg、50mg/kg 灌胃或 100mg/kg、50mg/kg、25mg/kg 腹腔注射对 3 种小鼠移植肿瘤肉瘤 S180，肝癌腹水型 HepA 小鼠宫颈癌 U-14 均有明显的抑制作用，其抑瘤率在 30%～50%[3]。

（2）穿山龙总成分的抗肿瘤作用

穿山龙药材经米曲霉固体发酵前后，均具有抗肿瘤活性，发酵没有使穿山龙药材抗肿瘤活性发生改变，均对 HepG-2 细胞具有促进凋亡的作用，其机制可能为上调 caspase-3 的表达，对其上游 Bax 及 Bcl-2 的表达没有明显影响。MTT 法结果显示穿山龙总皂苷和穿山龙米曲霉发酵物总皂苷均能使 HepG-2 细胞存活率下降，呈现剂量依赖性；双染法结果表明不同浓度穿山龙总皂苷和穿山龙米曲霉发酵物总皂苷均可诱导 HepG-2 细胞凋亡，凋亡比例明显呈浓度依赖性升高；Western blot 结果显示，不同浓度穿山龙总皂苷和穿山龙米曲霉发酵物总皂苷处理的 HepG-2 细胞，与空白对照组比较，Bcl-2、Bax、caspase-3 蛋白表达水平无显著差异[4]。

(3) 穿山龙提取物的抗肿瘤作用

穿山龙乙酸乙酯提取物能减少肺转移瘤的形成，有效率达 99.5%，穿山龙乙酸乙酯提取物直接作用于高转移性的小鼠黑色素瘤细胞 B16F10 和人黑色素瘤细胞 A2058 时，它对两种细胞系的侵袭力、运动性、MMPs 的分泌和 u-PA 产生剂量依赖性的抑制作用。Western blot 分析发现穿山龙乙酸乙酯提取物抑制 Akt 的磷酸化。穿山龙乙酸乙酯提取物对 B16F10 细胞的作用也可抑制 NF-κB 的活化，增加 IkappaB 的表达，减少黑色素瘤细胞的转移[5]。

穿山龙提取物能显著抑制 Huh7 细胞的迁移/侵袭能力，明胶/酪蛋白酶谱法和 Western blot 分析结果表明，穿山龙提取物可抑制 MMP-9 和 u-PA 的活性和蛋白水平，染色质免疫沉淀分析表明，穿山龙提取物不仅抑制 u-PA 的表达，而且其抑制作用与 NF-κB 和 SP-1 信号通路转录因子的下调有关。Western blot 分析还显示，穿山龙提取物抑制 PI3K 和 Akt 的磷酸化。u-PA 的表达可能是穿山龙提取物介导的抑制肝细胞癌侵袭/迁移的有效靶点[6]。

穿山龙提取物能抑制口腔癌细胞的侵袭，在 0～50μg/mL 的浓度范围内，穿山龙提取物浓度依赖性地抑制人口腔癌细胞 HSC-3 的侵袭迁移能力，而无细胞毒性作用。在另外两株 OSCC 细胞系 Ca9-22 和 Cal-27 中也观察到穿山龙提取物的抗迁移作用。明胶/酪蛋白酶谱法、RT-PCR 和 Western blot 分析表明，穿山龙提取物抑制 MMP-2 酶活性，抑制 RNA 和蛋白质的表达。穿山龙提取物对 MMP-2 的抑制作用是通过上调 MMP-2 的组织抑制剂 TIMP-2，以及抑制 HSC-3 细胞 MMP-2 启动子上 cAMP 反应元件结合、AP-1 的核移位和 DNA 结合活性来实现的[7]。

穿山龙提取物通过 ERK1/2 途径抑制 MMP-9 表达，抑制宫颈癌细胞的转移。MTT 结果显示，穿山龙提取物具有极低的细胞毒性，并能显著降低宫颈癌细胞的侵袭和迁移能力。明胶酶谱分析显示，穿山龙提取物显著抑制 MMP-9 活性。逆转录-聚合酶链反应结果显示，穿山龙提取物能抑制 HeLa 和 SiHa 细胞 MMP-9 的 mRNA 水平。Western blot 结果显示，穿山龙提取物显著降低 ERK1/2 磷酸化[8]。

2. 对神经系统的作用

（1）改善糖尿病周围神经病变

穿山龙分离的薯蓣皂苷可下调痛性糖尿病周围神经病变大鼠坐骨神经钙离子通道的 mRNA 表达，对痛性糖尿病周围神经病变有一定的改善作用。各给药组（18.09mg/kg 和 36.18mg/kg）的钙离子通道 mRNA 表达在 4 周、8 周两个时间点呈下降趋势，8 周时薯蓣皂苷高剂量组大鼠坐骨神经的钙离子通道 mRNA 表达低于薯蓣皂苷低剂量组和强的松组。高剂量组薯蓣皂苷对痛性糖尿病周围神经病变的作用优于低剂量组，同时优于强的松组，反映出穿山龙提取物薯蓣皂苷能够缓解痛性糖尿病周围神经病变，效果超过强的松[9]。

薯蓣皂苷各给药组（18.09mg/kg 和 36.18mg/kg）的钾离子通道 mRNA 表达在 2 周、4 周和 8 周三个时间点呈上升趋势，8 周时薯蓣皂苷高剂量组大鼠坐骨神经的钾离子通道 mRNA 表达明显高于薯蓣皂苷低剂量组和强的松组。薯蓣皂苷高剂量组和低剂量组钾离子通道 mRNA 表达水平均呈现逐渐升高的趋势，且高剂量组上升明显，效果明显优于强的松组。说明穿山龙提取物薯蓣皂苷亦可以升高痛性糖尿病周围神经病变大鼠坐骨神经钾离子通道 mRNA 表达，减轻神经性及炎症性疼痛，对痛性糖尿病周围神经病变有一定的治疗作用[10]。

薯蓣皂苷也可下调痛性糖尿病周围神经病变大鼠 Nav1.7、Nav1.8、Nav1.9 通道 mRNA 表达，进而减轻痛性糖尿病周围神经病变大鼠坐骨神经的损伤[11,12]。薯蓣皂苷能够减轻痛性糖尿病周围神经病变大鼠的疼痛症状，降低痛性糖尿病周围神经病变大鼠血清中致痛物质 5-羟色胺、组胺、缓激肽表达，改善痛性糖尿病周围神经病变大鼠的神经损伤[13]。

薯蓣皂苷元对糖尿病性神经病变鼠神经生长因子具有调节作用，增加了糖尿病大鼠坐骨神经的神经生长因子水平，增加了 PC12 细胞的突起生长，并增强了神经传导速度，减少糖尿病小鼠的髓鞘排列，增加有髓轴突面积，改善受损轴突，并通过诱导神经生长因子增加神经传导速度。从穿山龙中提取的薯蓣皂苷元，在糖尿病神经病变模型中逆转了功能和超微结构的变化，并诱导神经再生[14]。

（2）改善脑缺血再灌注损伤小鼠的学习记忆功能

穿山龙总皂苷对反复脑缺血再灌注损伤小鼠的学习记忆功能具有改善作用，其机制可能与增强脑组织中 SOD 活力，降低 MDA 和 NO 含量有关。穿山龙总皂苷可明显改善反复脑缺血再灌注小鼠的学习记忆能力，增强脑组织中 SOD 活性，降低 MDA 和 NO 含量[15]。

3. 对心血管系统的作用

（1）保护静脉内皮细胞

穿山龙多糖可以通过干扰 NADPH 氧化酶/ROS 信号通路抑制过氧化氢造成的人脐静脉内皮细胞氧化损伤，保护内皮细胞[16]。加入 50μg/mL、100μg/mL、200μg/mL 的穿山龙多糖与过氧化氢模型组间相比，活力增加，不同浓度穿山龙多糖均可以显著改善过氧化氢损伤，使细胞形态逐渐趋于正常，以 200μg/mL 穿山龙多糖给药组的效果最为显著。穿山龙多糖可以降低过氧化氢损伤人脐静脉内皮细胞模型中 LDH、MDA 及 ROS 的水平，并增强细胞内 SOD、GSH-Px、T-AOC 活力，且从 mRNA 水平及蛋白水平抑制 nox4、p22phox 的表达。

（2）抑制血管新生

含穿山龙总皂苷血清可以抑制 VEGF 的 mRNA 表达水平及 AP-1 的 DNA 结合活性，其机制可能是通过抑制转录因子 AP-1 来调控血管新生关键因子 VEGF 产生，进而抑制血管新生。含雷公藤多苷血清组、含穿山龙总皂苷血清组 VEGF 的 mRNA 表达水平及 AP-1 的 DNA 结合活性均降低[17]。

（3）降血脂作用

穿山龙活性成分原薯蓣皂苷具有降血脂作用，高脂血症大鼠给予原薯蓣皂苷后，凝血时间明显缩短，血液中甘油三酯、胆固醇、低密度和高密度脂蛋白水平也发生相应变化[18]。穿山龙中鉴定出一种甾体皂苷延龄草苷，它具有很强的抗高脂血症作用。腹腔注射延龄草苷可显著改善大鼠出血时间和凝血时间，同时使胆固醇、甘油酯、低密度脂蛋白和高密度脂蛋白恢复正常。延龄草苷对大鼠的脂质过氧化水平和超氧化物歧化酶活性均有改善作用[19]。

穿山龙甲醇提取物对猪胰脂肪酶有较强的抑制作用，IC_{50} 值为 5～10mg/mL。穿山龙活性成分薯蓣皂苷及其苷元均能抑制小鼠经口注射玉米油后血中三酰甘油水平的时间依赖性升高，表明其对脂肪吸收具有抑制作用。在为期 8 周的实验期内，喂食含 5%穿山龙和 40%牛脂的高脂肪饲料的SD 大鼠的体重和脂肪组织明显少于单独喂食高脂饲料的对照组动物[20]。

（4）改善再生障碍性贫血

穿山龙总皂苷可通过提高 $CD4^+/CD8^+$ T 细胞比率，抑制炎症性 Th1 细胞因子，发挥抗凋亡作用来减轻再生障碍性贫血。穿山龙总皂苷能有效地缓解低细胞骨髓的全血细胞减少。穿山龙总皂苷可显著增加骨髓有核细胞中 $CD4^+$ 细胞的百分比，并恢复 $CD4^+/CD8^+$ 的比值。骨髓有核细胞培养上清中 IL-2 和 IFN-γ 的促炎细胞因子浓度显著降低，抗炎细胞因子 IL-4 显著升高。穿山龙总皂苷能明显抑制 Fas-FasL 诱导的骨髓有核细胞凋亡，并能有效抑制细胞内 caspase-3 和 caspase-8 的表达[21]。

4. 对消化系统的作用

（1）改善肠易激综合征

穿山龙提取物中药薯蓣皂苷对三硝基苯磺酸诱导的肠易激综合征大鼠具有治疗作用。三硝基苯磺酸诱导的肠易激综合征大鼠体质量降低，髓过氧化物酶活力增加，疼痛阈值降低，模型大鼠中性粒细胞内炎症标记物过氧化物酶的表达比正常大鼠明显升高，证实经三硝基苯磺酸处理后诱导了大鼠的炎症，三硝基苯磺酸处理大鼠后血浆 VIP 浓度比对照组显著增加，穿山龙提取物薯蓣皂苷处理后显著下调[22]。

（2）保肝作用

穿山龙总皂苷通过抑制炎症和细胞凋亡对四氯化碳诱导的小鼠肝损伤的保护作用。穿山龙总皂苷能显著降低 ALT 和 AST 活性，与 HE

染色一致。与模型组可显著降低 ALP 水平和肝脏相对质量，显著降低 MDA、iNOS 和 NO 水平，而使 GSH、GSH-Px 和 SOD 水平升高。穿山龙总皂苷抑制四氯化碳诱导的代谢活化和 CYP2E1 的表达，下调 MAPKs 磷酸化、NF-κB、HMGB1、COX-2 水平，并有效抑制 caspase-3、caspase-9、PARP 和 Bak 的表达。实时定量 PCR 检测显示，穿山龙总皂苷可显著降低 *TNF-α*、*IL-1β*、*IL-6*、*IL-10*、*Fas*、*FasL*、*Bax* 基因表达，并可调节 *Bcl-2* 的 mRNA 水平[23]。

穿山龙水提物通过抑制 TLR4/MyD88 信号通路实现对四氯化碳诱导小鼠急性肝损伤的保护作用。穿山龙水提物剂量组小鼠血清 AST 水平降低，高剂量组 MyD88、NF-κB p65、TLR4 表达降低，中、高剂量组 *IL-6*、*IL-1β*、*TNF-α* 的 mRNA 表达降低[24]。

5. 对呼吸系统的作用

穿山龙总皂苷可抑制哮喘动物的气道炎症，并可治疗气道高反应性。小鼠在臭氧应激下诱导发生气道高反应性和 IL-17A 表达上升等哮喘典型特征的变化，而雾化吸入穿山龙总皂苷（20mg/kg、40mg/kg、80mg/kg）后能不同程度地有效降低急性以及亚急性气道高反应模型的气道阻力及 IL-17A 的水平[25]。穿山龙总皂苷可以明显改善哮喘小鼠的支气管壁，增加支气管平滑肌厚度，具有明显的平喘作用[26]。穿山龙总皂苷可通过抑制 MMP-9 及 TIMP-1 蛋白表达来减轻小鼠的哮喘，并能改善小鼠气管结构[27]。穿山龙总皂苷可通过抑制 BRP-39 的表达、抑制 PI3K/AKT 信号通路，从而抑制哮喘小鼠气道重塑，其效果与强的松相当，同时与强的松联合治疗存在协同作用[28]。穿山龙总皂苷能够抑制慢性迁延期哮喘小鼠气道壁及支气管平滑肌的增生，抑制其肺泡灌洗液、肺组织匀浆中 IL-17A 的表达，控制哮喘的发生、发展[29]。

薯蓣皂苷元通过增强 *GRs*、*SLPI*、*GILZ* 和 *MKP-1* 的表达来抑制 TNF-α、IL-1β 和 IL-6 的分泌抑制 HSP70 的表达[30,31]。

6. 对内分泌系统的作用

穿山龙总皂苷具有抗糖尿病作用，穿山龙总皂苷可降低小鼠的摄食量、空腹血糖和血脂指标，改善口服葡萄糖和胰岛素耐量试验水平，显著增加体重和血清胰岛素，减少过量自由基，影响骨化和肾脏保护。病理组织学检查表明，穿山龙总皂苷增加肝糖原，减少脂质空泡的产生，减轻肝损伤。穿山龙总皂苷可下调 NF-κB、GRP78、ATF6、eIF2 蛋白表达及 MAPK 磷酸化水平，上调 IRS-1、GLUT-4、p-Akt 和 p-AMPK 的蛋白表达，明显降低 *TNF-α*、*IL-6*、*PEPCK*、*G6Pase*、*GSK-3β* 的基因表达和 GSK-3β 活性，增加 *PFK*、*PK* 的基因表达和 GK 活性[32]。

7. 对免疫系统的作用

穿山龙水煎剂给药 7 天，可引起：小鼠胸腺萎缩，外周血淋巴细胞 ANAE 阳性率降低及 2,4-二硝基氯苯所致皮肤迟发型超敏反应受抑；血清溶血素形成下降；小鼠腹腔细胞吞噬鸡红细胞的百分率和吞噬指数增加及血清溶菌酶含量升高，说明穿山龙对细胞免疫和体液免疫功能均有抑制作用；对巨噬细胞吞噬功能有增强作用。穿山龙水煎剂及其有效成分薯蓣皂苷有抑制致敏豚鼠肺碎片介质释放作用，有抗变态反应作用，但水煎剂在离体豚鼠回肠和离体家兔肠管上没有直接抗组织胺、抗乙酰胆碱和抗 5-羟色胺的作用[33]。

8. 对泌尿系统的作用

穿山龙总皂苷可以降低 IgA 肾病大鼠蛋白尿且具有安全性；可以减少肾脏细胞外基质沉积，减轻肾脏纤维化程度；通过干预外泌体中 TGF-β1 保护系膜细胞减少细胞外基质的产生；还可以通过干预细胞外泌体中 TGF-β1 抑制系膜细胞增殖，减轻细胞外基质沉积[34]。穿山龙总皂苷可通过对肾脏尿酸转运体 ABCG2 的调控来促进尿酸的排泄，以实现对高尿酸血症的降尿酸作用[35]。

9. 抗炎作用

穿山龙分离的薯蓣皂苷通过抑制 Th17 细胞免疫反应来发挥抗关节炎的作用，薯蓣皂苷能显著降低 DBA/1 小鼠胶原性关节炎的严重程度，并伴有 Th17 反应的降低，而 Th1 和 Treg 反应不明显，薯蓣皂苷处理的小鼠 CD11b⁺Gr-1⁺中性粒细胞百分比较低，在体外，薯蓣皂苷抑制初始 CD4⁺的分化 T 细胞进入 Th17 细胞，抑制 IL-17A 的产生[36]。

穿山龙水溶性总皂苷可以抑制类风湿关节炎患者成纤维样滑膜细胞的核转录因子的表达，这可能是穿山龙治疗类风湿关节炎的机理之一。经穿山龙干预后的关节炎患者成纤维样滑膜细胞的 *NF-κB* 活化受到显著抑制，蛋白及基因表达水平较模型组显著下降，*IκB-α* 蛋白及基因表达显著提升[37]。穿山龙总皂苷可能通过抑制 *STAT3* 的表达和 *NF-κB p65* 的 DNA 结合活性来阻止血管生成，从而有可能改善类风湿性关节炎。HE 染色显示，类风湿性关节炎组大鼠滑膜明显增生、炎性细胞浸润、关节翳形成、软骨和骨侵蚀。与对照组相比，类风湿性关节炎组滑膜组织中 MVD 水平、VEGF 和 STAT3 的表达、*NF-κB* 的 DNA 结合活性均升高，而穿山龙总皂苷能抑制这些变化[38]。

穿山龙总皂苷可抑制 SDF-1 及 IκB 激酶的激活，可能通过对 SDF-1 的表达调控进而调控 IKK 的表达[39]。鸟苷、肌酐与尿酸均为痛风性关节炎发生发展的重要生物标志物，穿山龙总皂苷可通过调节其含量变化对痛风性关节炎起潜在治疗作用[40]。穿山龙总皂苷可能通过调控血清中尿酸、肌酐、乳酸、甘氨酸和色氨酸的含量发挥治疗痛风性关节炎的作用[41]。穿山龙总皂苷通过调节溶酶体酶、抗氧化能力和 NALP3 炎症小体来治疗 GA。穿山龙总皂苷通过影响 TLR2/4-IL1R 受体信号通路，发挥抗炎作用，穿山龙总皂苷组能降低 β-半乳糖苷酶、β-N-乙酰氨基葡萄糖酸酶、β-葡萄糖醛酸酶、酸性磷酸酶、丙二醛的活性，降低 TNF-α、IL-1β 和 IL-8 的含量，提高谷胱甘肽过氧化物酶和总超氧化物歧化酶活性。穿山龙总皂苷能提高外周血单个核细胞 *caspase-1*、*caspase-1* 募集结构域和 *NALP3* 的 mRNA 和蛋白水平[42]。穿山龙总皂苷可降低尿酸单钠晶体诱导大鼠关节滑膜组织 *TLR2*、*TLR4*、*IRAK1*、*TRAF6*、*TAK1*、*IKKα*、*IκBα* 和 *NF-κB* 的 mRNA 和蛋白表达，降低血清 IL-1β、IL-6 和 TNF-α 水平，穿山龙总皂苷降低了 *NF-κB p65* 的 DNA 结合能力[43]。穿山龙总皂苷可能通过调节 NF-κB 信号通路来治疗痛风性关节炎，穿山龙总皂苷可抑制成纤维样滑膜细胞 *NF-κB p65* 的转移，抑制 *NF-κB p65* 的活化和 *p-IκBa* 的表达[44]。

穿山龙通过干预急性痛风性关节炎状态下和生理状态下肾脏中牛磺酸和乙二酸的变化，以及所参与的牛磺酸和亚牛磺酸代谢、乙醛酸和二羧酸代谢，实现防治急性痛风性关节炎作用。超高液相色谱-飞行时间-质谱结合模式鉴别出了 7 个共同的潜在生物标志物，其中穿山龙对正常大鼠的潜在干预靶点中，4 个上调，3 个下调；对急性痛风性关节炎模型大鼠的潜在干预靶点中，5 个代谢物在尿酸钠诱导下被上调，2 个代谢物被下调；而穿山龙总皂苷表现出纠正软骨素、甘油磷酰胆碱、乙二酸、二十二碳六烯酸、牛磺酸这 5 个代谢物异常表达的趋势。相关性最强的代谢通路是牛磺酸和亚牛磺酸代谢、乙醛酸和二羧酸代谢，其涉及的潜在内源性生物标志物分别是牛磺酸和乙二酸[45]。采用同样的模型和方法，鉴别出了 11 个共同的潜在生物标志物，其中穿山龙对正常大鼠的潜在干预靶点中，4 个上调，4 个下调，穿山龙对急性痛风性关节炎模型大鼠的潜在干预靶点中；5 个代谢物在尿酸钠诱导下被上调，五个代谢物被下调；而穿山龙提取物表现出纠正磷酸腺苷、5-甲基四氢叶酸、氧化型谷胱甘肽、次黄嘌呤、二十二碳六烯酸、谷胱甘肽、尿苷二磷酸葡萄糖、肌苷这八个代谢物异常表达的趋势，其相关性最强的代谢通路是谷胱甘肽代谢、淀粉与蔗糖代谢和嘌呤代谢[46]。

穿山龙有明显的抗炎作用，在穿山龙治疗急性痛风性关节炎效果的研究中，选用大鼠进行试验，穿山龙各组的大鼠关节肿胀程度与模型组相比均有下降，且穿山龙各组下降的幅度与剂量的增加成正比[47]。福建穿山龙抗炎镇痛作用的实验研究中，发现穿山龙不仅可以对早期的炎症进行预防，还可以对晚期的炎症进行治疗，具有明显的抗炎镇痛的功效[48]。在穿山龙地上部分水提取物抗炎作用研究中，采用同时采收的穿山龙地上部分和地下部分的水提物进行抗炎作用的考察，发现穿山龙地上部分的水提物也可以减少小鼠腹腔液的流出，还可以降低肉芽肿的重量，有明显的抗炎作用[49]。

10. 抗真菌作用

从穿山龙根皮中分离的薯蓣皂苷，对多种真菌株的抗真菌作用，通过碘化丙啶法和钙黄绿素渗漏量测定，证实薯蓣皂苷对真菌膜有损伤作用。此外，用 3,3'-二丙基噻二碳氰酸碘化物和双-(1,3-二巴比妥酸)-三甲氧杂环醇评估薯蓣皂苷破坏质膜电位的能力。染料染色的细胞经薯蓣皂苷处理后，荧光强度显著增加，表明薯蓣皂苷对细胞膜电位有影响。薯蓣皂苷的破膜作用导致 GUVs 的形态学改变和罗丹明渗漏，在流式细胞术的三维轮廓图分析中，细胞大小的减少，与 GUV 分析结果一致，表明，薯蓣皂苷在侵入真菌细胞膜后破坏了细胞膜结构，导致真菌细胞死亡，从而发挥了抗真菌活性[50]。

11. 其他药理作用

穿山龙总皂苷可促进去势大鼠骨折血管形成和骨折愈合，其机制与穿山龙总皂苷可促进去势大鼠骨折骨痂处 VEGF、VEGFR-2 的 mRNA 和蛋白表达水平，进而激活 VEGF/VEGFR-2 信号通路有关[51]。

采用高效液相色谱法以及分光光度法测定了从穿山龙中分离得到的 20 种薯蓣皂苷元衍生物的 5 种常见药理活性，分别为 ACE 的抑制作用、HMG-CoA 还原酶抑制作用、α-葡萄糖苷酶抑制作用、NO_2^- 清除作用、乙酰胆碱酯酶抑制作用。表明，大部分薯蓣皂苷元酯都具有比薯蓣皂苷元自身更好的生物活性，包括 2-四氢糠酸薯蓣皂苷元酯、糠酸薯蓣皂苷元酯、呋喃-3-甲酸薯蓣皂苷元酯、山梨酸薯蓣皂苷元酯、丙二酸薯蓣皂苷元酯、月桂酸薯蓣皂苷元酯、亮氨酸薯蓣皂苷元酯、环烷酸薯蓣皂苷元酯、二十二酸薯蓣皂苷元酯、2-萘甲酸薯蓣皂苷元酯、天冬氨酸薯蓣皂苷元酯等。其中，呋喃-3-甲酸酯、2-四氢糠酸酯以及糠酸酯的生物活性尤为显著[52]。

【临床应用】

1. 治疗脂肪瘤

用穿山龙 250g，在 2000mL 60°的白酒中浸泡半月，治疗一肩周炎患者，结果对肩周炎疗效不大，但患者臀部 20 余年的鸡蛋大的脂肪瘤竟意外地变软、缩小，连服三个月，瘤体全部消失，在此期间患者未服其他药物[53]。

2. 治疗风湿性关节炎

在中药穿山龙三腾方泡酒治疗类风湿关节炎临床疗效观察研究中，治疗组的有效率为 90.0%[54]。复方穿山龙颗粒治疗类风湿性关节炎临床观察研究中，发现穿山龙可以改善类风湿关节炎症并且不良反应较小[55]。

3. 治疗冠心病心绞痛

穿山龙根茎以水及乙醇为溶剂提取，经乙醚沉淀制得穿龙冠心宁。经临床证明，对冠心病心绞痛有显著疗效，有效率为 90.68%；对心悸、气短、胸闷等症状有较好疗效，有效率为 77.30%；能改善冠状动脉供血不足，对冠心病合并高血压有一定降压作用，对高甘油三酯血症有较好疗效[56]。

参考文献

[1] 国家药典委员会. 中国药典, 一部[M]. 北京: 中国医药科技出版社, 2020: 287.

[2] 贾敏如, 张艺. 中国民族药辞典[M]. 北京: 中国医药科技出版社, 2016: 286.

[3] 王丽娟, 王岩, 陈声武, 等. 薯蓣皂苷元体内、外的抗肿瘤作用[J]. 中国中药杂志, 2002, 27 (10): 777-779.

[4] 陈航宇, 刘鹤, 娄婷婷, 等. 穿山龙米曲霉固体发酵物总皂苷的抗肿瘤活性研究[J]. 吉林中医药, 2020, 40 (4): 526-529, 545.

[5] Ho ML, Hsieh YS, Chen JY, et al. Antimetastatic Potentials of Dioscorea nipponica on Melanoma In Vitro and In Vivo[J]. Evid Based Complement Alternat Med, 2011: 507920.

[6] Hsieh MJ, Yeh CB, Chiou HL, et al. Dioscorea nipponica Attenuates Migration and Invasion by Inhibition of Urokinase-Type Plasminogen Activator through Involving PI3K/Akt and Transcriptional Inhibition of NF-κB and SP-1 in Hepatocellular Carcinoma[J]. Am J Chin Med, 2016, 44 (1): 177-195.

[7] Chien MH, Ying TH, Hsieh YS, et al. Dioscorea nipponica Makino inhibits migration and invasion of human oral cancer HSC-3 cells by transcriptional inhibition of matrix metalloproteinase-2 through modulation of CREB and AP-1 activity[J]. Food Chem Toxicol, 2012, 50 (3-4): 558-566.

[8] Lee CY, Chou YE, Hsin MC, et al. Dioscorea nipponica Makino suppresses TPA-induced migration and invasion through inhibition of matrix metalloproteinase-9 in human cervical cancer cells[J]. Environ Toxicol, 2020, 35 (11): 1194-1201.

[9] 唐春颖, 冷锦红. 穿山龙薯蓣皂苷对痛性糖尿病周围神经病变大鼠电压门控 Ca^{2+} 通道基因表达的影响[J]. 辽宁中医药大学学报, 2018, 20 (3): 25-27.

[10] 唐春颖, 冷锦红. 穿山龙薯蓣皂苷对痛性糖尿病周围神经病变大鼠电压门控钾离子通道基因表达的影响[J]. 世界中西医结合杂志, 2018, 13 (4): 501-504, 513.

[11] 冷锦红, 侯丽, 邓丽, 等. 穿山龙提取物薯蓣皂苷对痛性糖尿病周围神经病变大鼠钠通道基因表达的影响[J]. 中华中医药学刊, 2018, 36 (10): 2372-2374.

[12] 侯丽. 穿山龙提取物薯蓣皂苷对痛性糖尿病周围神经病变大鼠钠离子通道基因表达影响的研究[D]. 沈阳: 辽宁中医药大学, 2018.

[13] 李莹. 穿山龙提取物薯蓣皂苷对痛性糖尿病周围神经病变大鼠血清中致痛物质的影响[D]. 沈阳: 辽宁中医药大学, 2018.

[14] Kang TH, Moon E, Hong BN, et al. Diosgenin from Dioscorea nipponica ameliorates diabetic neuropathy by inducing nerve growth factor[J]. Biol Pharm Bull, 2011, 34 (9): 1493-1498.

[15] 刘方永, 李传磊, 高红莉. 穿山龙总皂苷对反复脑缺血再灌注小鼠学习记忆能力的影响[J]. 中华中医药学刊, 2015, 33 (7): 1676-1678.

[16] 张晓雪, 孙慧君, 李士军, 等. 穿山龙多糖影响 NADPH 氧化酶/ROS 信号通路抗 H_2O_2 诱导的 HUVECs 细胞损伤作用研究[J]. 大连医科大学学报, 2017, 39 (3): 214-219.

[17] 高亚贤, 王永为, 郭亚春, 等. 穿山龙总皂苷对大鼠滑膜细胞株 VEGF 与 AP-1 的影响[J]. 医药导报, 2015, 34 (3): 285-289.

[18] Wang T, Choi RC, Li J, et al. Antihyperlipidemic effect of protodioscin, an active ingredient isolated from the rhizomes of Dioscorea nipponica[J]. Planta Med, 2010, 76 (15): 1642-1646.

[19] Wang T, Choi RC, Li J, et al. Trillin, a steroidal saponin isolated from the rhizomes of Dioscorea nipponica, exerts protective effects against hyperlipidemia and oxidative stress[J]. J Ethnopharmacol, 2012, 139 (1): 214-220.

[20] Kwon CS, Sohn HY, Kim SH, et al. Anti-obesity effect of Dioscorea nipponica Makino with lipase-inhibitory activity in rodents[J]. Biosci Biotechnol Biochem,

2003, 67 (7): 1451-1456.

[21] Wang Y, Yan T, Ma L, Liu B. Effects of the total saponins from Dioscorea nipponica on immunoregulation in aplastic anemia mice[J]. Am J Chin Med, 2015, 43 (2): 289-303.

[22] 赵旭, 张宁, 刘国良, 等. 穿山龙提取物薯蓣皂苷对 TNBS 诱导的 IBS 大鼠 VIP 表达的作用[J]. 中医药学报, 2017, 45 (4): 13-15.

[23] Yu H, Zheng L, Yin L, et al. Protective effects of the total saponins from Dioscorea nipponica Makino against carbon tetrachloride-induced liver injury in mice through suppression of apoptosis and inflammation[J]. Int Immunopharmacol, 2014, 19 (2): 233-244.

[24] 刘利平, 尹连红, 陶旭锋, 等. 穿山龙水提物对四氯化碳致急性肝损伤模型小鼠 toll 样受体 4/髓样分化因子 88 通路的影响[J]. 国际中医中药杂志, 2017, 39 (9): 815-819.

[25] 王爱利, 王悦, 郭佳, 等. 穿山龙总皂苷对臭氧诱导的小鼠气道高反应性和 IL-17A 表达的影响[J]. 生物医学工程研究, 2018, 37 (4): 430-435.

[26] 蔡晓璐, 王真, 江立斌. 穿山龙总皂苷对哮喘小鼠气道重塑的影响[J]. 浙江中医药大学学报, 2013, 37 (6): 756-760.

[27] 胡晶晶, 杨珺超, 汪潞, 等. 穿山龙总皂苷对哮喘小鼠气道重塑及 MMP-9、TIMP-1 表达的影响[J]. 云南中医学院学报, 2014, 37 (6): 1-4.

[28] 江立斌, 戴金峰. 穿山龙总皂苷对哮喘小鼠 BRP-39 表达及 PI3K/AKT 信号通路的影响[J]. 中国中西医结合杂志, 2020, 40 (1): 75-79.

[29] 叶育双, 宋康, 江立斌. 穿山龙总皂苷对慢性迁延期哮喘小鼠白介素-17A 表达的影响[J]. 中华中医药学刊, 2015, 33 (1): 168-171, 20-21.

[30] 王媛, 孔微, 洪东华, 等. 中药穿山龙对哮喘豚鼠嗜酸性粒细胞影响的实验研究[J]. 中华中医药学刊, 2009, 27 (9): 2340-2342.

[31] Yang JC, Zhen W, Yuan W, et al. Anti-trachea inflammatory effects of diosgenin from Dioscorea nipponica through interactions with glucocorticoid receptor α[J]. J Int Med Res, 2017, 45 (1): 101-113.

[32] Yu H, Zheng L, Xu L, et al. Potent effects of the total saponins from Dioscorea nipponica Makino against streptozotocin-induced type 2 diabetes mellitus in rats[J]. Phytother Res, 2015, 29 (2): 228-240.

[33] 南景一, 王忠, 杨正娟, 等. 穿山龙对小鼠免疫功能的影响[J]. 中草药, 1982,

19 (3): 2.

[34] 司远. 穿山龙总皂苷调控外泌体中 TGFβ1 抑制系膜细胞增殖减轻肾脏纤维化的作用机制研究[D]. 北京: 中国中医科学院, 2019.

[35] 卢芳, 周琦, 张颖, 等. 基于痛风性关节炎 ABCG2 尿酸转运靶点的穿山龙调控机制研究[J]. 中华中医药学刊, 2016, 34 (5): 1057-1061.

[36] Cao YJ, Xu Y, Liu B, et al. Dioscin, a Steroidal Saponin Isolated from Dioscorea nipponica, Attenuates Collagen-Induced Arthritis by Inhibiting Th17 Cell Response[J]. Am J Chin Med, 2019, 47 (2): 423-437.

[37] 段一娜, 王明娟, 杨佳琪, 等. 穿山龙水溶性总皂苷对类风湿患者成纤维样滑膜细胞核因子 κB p65 的抑制作用[J]. 广州中医药大学学报, 2014, 31 (2): 243-246.

[38] Liang XJ, Guo YC, Sun TY, et al. Anti-angiogenic effect of total saponins of Rhizoma Dioscorea nipponica on collagen induced-arthritis in rats[J]. Exp Ther Med, 2016, 12 (4): 2155-2160.

[39] 周琦, 张宁, 卢芳, 等. 穿山龙总皂苷对白介素-1β 诱导的成纤维样滑膜细胞基质细胞衍生因子-1 及 IκB 激酶表达的影响[J]. 中国中西医结合杂志, 2015, 35 (2): 234-238.

[40] 林芳芳, 周琦, 刘树民. 穿山龙总皂苷对痛风性关节炎大鼠尿液中生物标志物的影响[J]. 天津中医药, 2017, 34 (7): 486-490.

[41] 林芳芳, 刘树民, 周琦, 等. 穿山龙总皂苷对痛风性关节炎大鼠血清生物标志物的影响[J]. 中国新药杂志, 2017, 26 (23): 2840-2845.

[42] Zhou Q, Yu DH, Zhang N, Liu SM. Anti-inflammatory Effect of Total Saponin Fraction from Dioscorea nipponica Makino on Gouty Arthritis and Its Influence on NALP3 Inflammasome[J]. Chin J Integr Med, 2019, 25 (9): 663-670.

[43] Zhou Q, Lin FF, Liu SM, et al. Influence of the total saponin fraction from Dioscorea nipponica Makino on TLR2/4-IL1R receptor singnal pathway in rats of gouty arthritiss[J]. J Ethnopharmacol, 2017, 206: 274-282.

[44] Zhou Q, Liu S, Yua D, et al. Therapeutic Effect of Total Saponins from Dioscorea nipponica Makino on Gouty Arthritis Based on the NF-κB Signal Pathway: An In vitro Study[J]. Pharmacogn Mag, 2016, 12 (47): 235-240.

[45] 张宁, 于栋华, 王宇, 等. 穿山龙抗急性痛风性关节炎的肾脏代谢组学研究[J]. 中华中医药杂志, 2017, 32 (5): 2034-2039.

[46] 刘树民, 张宁, 于栋华, 等. 穿山龙抗急性痛风性关节炎的肝脏代谢组学研究 [J]. 中国中药杂志, 2017, 42 (10): 1971-1978.

[47] 吕婧, 苗志敏, 阎胜利, 等. 穿山龙治疗急性痛风性关节炎的效果[J]. 青岛大学医学院学报, 2009, 45 (4): 389-391.

[48] 唐丽香. 福建穿山龙抗炎镇痛作用的实验研究[J]. 海峡药学, 2000, 12 (3): 38-40.

[49] 刘玉玲, 俘继铭, 陈光晖. 穿山龙地上部分水提取物抗炎作用研究[J]. 承德医学院学报, 2008, 25 (4): 349-351.

[50] Cho J, Choi H, Lee J, et al. The antifungal activity and membrane-disruptive action of dioscin extracted from Dioscorea nipponicas[J]. Biochim Biophys Acta, 2013, 1828 (3): 1153-1158.

[51] 安晓晖, 刘恩, 吕飞, 等. 基于VEGF/VEGFR-2信号通路探讨穿山龙总皂苷促进去势大鼠骨折血管形成和骨折愈合的效果[J]. 中国中医急症, 2020, 29 (5): 846-849, 869.

[52] 郭帅. 穿山龙中薯蓣皂苷元衍生物的合成及体外活性筛选[D]. 长春: 吉林农业大学, 2016.

[53] 孙学高, 张志敏. 穿山龙治疗脂肪瘤1例报告[J]. 山东医药, 1990, 30 (4): 56.

[54] 王俊华, 王孝良. 中药穿山龙三腾方泡酒治疗类风湿关节炎临床疗效观察[J]. 河北医学, 2014, 20 (7): 1190-1192.

[55] 李力, 徐照, 吉康生, 等. 复方穿山龙颗粒治疗类风湿关节炎临床观察[J]. 湖南中医药大学学报, 2017, 37 (6): 646-648.

[56] 四川省生物研究所薯蓣综合利用组. 治疗冠心病新药穿龙冠心宁研制成功[J]. 医药工业, 1977, (2): 3.

【来源】苗药 (冠盖藤)，土家药 (青棉花)，瑶药 (石洞亮)。虎耳草科冠盖藤属植物冠盖藤 *Pileostegia viburnoides* Hook. f. et Thoms.的根[1]。

【性味与归经】苦，平。归肝、肾经。

【功能与主治】消肿解毒，舒筋活络。主治风湿麻木、跌打损伤、骨折、多发性脓肿。

【药理作用】

1. 抗肿瘤作用

冠盖藤提取物具有抑制肿瘤细胞增殖的作用[2]。采用 MTT 法及集落形成法观察到冠盖藤的石油醚提取物、乙酸乙酯提取物及水层提取物对人宫颈癌 HeLa 细胞和人胃癌 SGC-7901 细胞均有抑制作用。冠盖藤的石油醚提取物和乙酸乙酯提取物均可抑制 S180 肿瘤的生长，对胸腺和脾脏有不同程度的保护作用。冠盖藤四种提取物和环磷酰胺联合用药可以增强抗肿瘤疗效，且石油醚提取物和乙酸乙酯提取物可明显延长 S180 腹水鼠的生存时间。表明冠盖藤具有抑制肿瘤细胞增殖的作用，且能调节小鼠体内免疫[2]。

2. 抗炎镇痛作用

冠盖藤水提取物具有较好的抗炎、镇痛及治疗骨性关节炎作用。研究冠盖藤水提取部位对二甲苯致小鼠耳郭肿胀和角叉菜胶致大鼠足趾肿胀两种非特异性炎症模型的作用，结果表明冠盖藤对早期急性炎症有作用[3]。冠盖藤水提物对大鼠膝骨性关节炎 COX-2、NO、iNOS 表达及关节组织形态学的影响实验中证明，冠盖藤能有效抑制血液及关节液中 COX-2、NO、iNOS 表达，有保护软骨细胞和促进受损软骨细胞恢复的作用。冠盖藤水提物具有抑制足肿胀作用，且能降低足趾肿胀程度，显著抑制 PGE_2 的释放，显著降低 IL-1β、IL-6 和 TNF-α 的含量，表明冠盖藤水提物具有较好治疗骨性关节炎的作用，并能够给通过抑制足趾肿胀、下调足趾组织中的 PGE_2 及血清中的 IL-1β、IL-6 和 TNF-α 水平达到治疗骨性关节炎的作用[4]。

冠盖藤水提物对骨性关节炎大鼠足组织的 PGE_2 含量有影响。冠盖藤水提取物组的大鼠膝关节软骨退变较模型组轻，仅有软骨表面细胞出现轻度纤维化。与正常组比较，模型组大鼠的 PGE_2 含量出现升高，而经冠盖藤水提物给药后大鼠的 PGE_2 含量则明显降低。表明冠盖藤的抗炎镇痛机制可能是通过降低组织中 PGE_2 含量实现的[5,6]。

冠盖藤乙酸乙酯和石油醚提取物同样具有镇痛作用[2]。研究通过小鼠压痛法及醋酸扭体法筛选出冠盖藤镇痛有效部位，并明确冠盖藤镇痛的作用。结果显示冠盖藤乙酸乙酯提取物及石油醚提取物均能显著延长小鼠的痛阈，并显著减少小鼠扭体反应次数，均显示出一定的镇痛作用[2]。

【毒性作用】

冠盖藤水提物的毒性极低，临床给药安全[5]。通过采用最大浓度最大灌胃体积对小鼠进行灌胃，对冠盖藤水提物急性毒性实验，观察其毒性反应，结果显示冠盖藤水提物最大耐受量为每天 400g 生药/kg。

参考文献

[1] 贾敏如, 张艺. 中国民族药辞典[M]. 北京: 中国医药科技出版社, 2016: 286.

[2] 潘星星. 冠盖藤抗癌镇痛实验研究[D]. 长沙: 湖南中医药大学, 2013.

[3] 秦莉花, 钟华美, 陈晓阳, 等. 冠盖藤的抗炎镇痛作用[J]. 中国老年学杂志, 2014, 34 (2): 429-431.

[4] 叶丽芝, 秦莉花, 陈晓阳, 等. 冠盖藤水提物对大鼠膝骨性关节炎 COX-2、NO、iONS 表达及关节组织形态学的影响[J]. 天然产物研究与开发, 2014, 26 (7): 1081-1085.

[5] 钟华美. 冠盖藤水提取物抗炎镇痛及急性毒性试验研究[D]. 长沙: 湖南中医药大学, 2012.

[6] 秦莉花, 李晟, 钟华美, 等. 冠盖藤对骨性关节炎大鼠足组织前列腺素 E_2 含量及形态学的影响[J]. 中国老年学杂志, 2016, 36 (3): 568-569.

【来源】蒙药 (阿尔格林依德)，维药 (阿德热斯曼、阿德热斯曼乌日格、骆驼蓬草、阿地拉斯曼)，藏药 (阿格豆林)。蒺藜科骆驼蓬属植物骆驼蓬 *Peganum harmala* L.的全草及种子[1]。

【性味与归经】辛、苦，平。归肺、心、肝经。有毒。

【功能与主治】止咳平喘，祛风湿，消肿毒。主治咳嗽气喘、风湿痹痛、无名肿毒、皮肤瘙痒。

【药理作用】

1. 抗肿瘤作用

(1) 骆驼蓬单体化合物的抗肿瘤作用

从骆驼蓬提取物中分离出四种生物碱：去氢骆驼蓬碱、骆驼蓬碱、鸭嘴花碱、鸭嘴花酮碱，并对这四种生物碱及骆驼蓬总生物碱对 UCP-mek 癌、UCP-med 癌、UCP-med 肉瘤、SP2/O-Ag14 四种肿瘤细胞的抑制活性进行了检测，骆驼蓬生物碱对四种肿瘤细胞的生长具有不同的抑制作用，其中，骆驼蓬碱对肿瘤细胞生长的抑制作用最强，鸭嘴花酮碱的抗增殖活性最强，骆驼蓬总生物碱具有显著的细胞毒性和抗增殖活性[2]。

骆驼蓬分离的盐酸去氢骆驼蓬碱可以诱导细胞凋亡及自噬抑制人胰腺癌 AsPC-1 细胞的生长。盐酸去氢骆驼蓬碱作用人胰腺癌细胞 AsPC-1 后，对胰腺癌细胞具有抑制作用，且随着药物浓度的增加其抑制作用增强，呈显著剂量依赖性，24h、48h、72h 的 IC_{50} 分别为 116.5μmol/L、66μmol/L 和 22.3μmol/L。随盐酸去氢骆驼蓬碱作用于 AsPC-1 细胞的药物浓度增加，细胞克隆逐渐减少；当盐酸去氢骆驼蓬碱的浓度为 4μmol/L 时，产生明显的克隆形成抑制作用；而当浓度达到 16μmol/L 时，则几乎没有克隆细胞株形成。利用 Annexin V -FITC/PI 双染流式细胞术检测，盐酸去氢骆驼蓬碱各组细胞晚期凋亡与坏死细胞群均明显增多。盐酸去氢骆驼蓬碱处理后收集悬浮及贴壁的 AsPC-1 细胞后，凋亡执行蛋白的 caspase-3 前体表达减少，PARP 表达液减少并被切割，提示凋亡的发生；自噬标志蛋白 LC3-Ⅱ 的表达水平增加，而 P62 则泛素化，且表达减少，提示了自噬的发生。表明，盐酸去氢骆驼蓬碱可以诱导人胰腺癌细胞凋亡，也出现细胞自噬，发挥抗肿瘤作用[3]。

去氢骆驼蓬碱能通过下调 COX-2 表达而抑制胃癌细胞的迁移与侵袭[4]。随去氢骆驼蓬碱的浓度增加和作用时间延长，MKN-45 细胞增殖率逐渐降低。$2\mu g/mL$、$4\mu g/mL$、$8\mu g/mL$ 的去氢骆驼蓬碱作用 24h 及 $2\mu g/mL$ 的去氢骆驼蓬碱作用 48h 后，对 MKN-45 细胞的增殖抑制作用与对照组 $0\mu g/mL$ 作用相同时间后进行比较，去氢骆驼蓬碱抑制 MKN-45 细胞 COX-2 蛋白的表达水平呈现剂量依赖性。经过划痕处理，随时间延长 MKN-45 细胞逐渐向痕迹内部生长并迁移。去氢骆驼蓬碱作用后的迁移速率则较空白对照组明显降低，且随药物作用时间延长，其抑制效果更加明显。

骆驼蓬分离的二氢骆驼蓬碱可抑制 SGC-7901 肿瘤细胞增殖，诱导 G_2/M 细胞周期阻滞，并增加凋亡细胞死亡。二氢骆驼蓬碱可上调 p-Cdc2、p21、p-p53、cyclin B 等细胞周期相关蛋白的表达，下调 p-Cdc25C 的表达，上调 Fas/FasL、活化的 caspase-8 和 caspase-3 的表达。此外，二氢骆驼蓬碱阻断 Fas/FasL 信号可显著抑制 HAR 诱导的细胞凋亡，提示 Fas/FasL 介导的途径参与了二氢骆驼蓬碱诱导的细胞凋亡。二氢骆驼蓬碱在体内的剂量为 15mg/kg 时也能发挥抗肿瘤作用，也与细胞周期阻滞有关[5]。

骆驼蓬分离的盐酸哈尔酚骆驼蓬碱对肝癌细胞株 HepG-2 生长具有抑制作用。盐酸哈尔酚骆驼蓬碱能够诱导肝癌 HepG-2 细胞凋亡；采用 Western blot 检测 LC3 蛋白表达，0.01mg/mL 浓度的盐酸哈尔酚骆驼蓬碱作用 HepG-2 细胞 24h 后，与自噬诱导剂相比 HepG-2 细胞 LC-3Ⅱ 蛋白相对表达量显著升高，表明盐酸哈尔酚骆驼蓬碱能在 HepG-2 细胞诱导大量自噬体的积累[6]。

骆驼蓬分离的骆驼蓬碱可通过下调 COX-2 表达抑制胃癌细胞增殖，骆驼蓬碱呈剂量和时间依赖性地抑制 SGC-7901、MKN-45 细胞增殖，并诱导其发生典型的凋亡形态学改变；骆驼蓬碱呈剂量依赖性地上调 PTEN 表达、抑制 Akt、MDM2 磷酸化以及 COX-2 表达；骆驼蓬碱可能通过 PTEN/Akt/MDM2 信号通路下调 COX-2 表达，抑制胃癌细胞增殖并诱导其凋亡[7]。骆驼蓬碱是诱导胃癌细胞凋亡和自噬的有效诱导剂，骆驼蓬碱能增强细胞内 GFP-LC3 的荧光，该过程通过抑制 Akt/mTOR/p70S6K 信号与 Beclin-1、LC3-Ⅱ和 p62 有关。但高浓度的去氢骆驼蓬碱可导致细胞凋亡，其特征是丙二胺/膜联蛋白 V 阳性细胞污染、细胞萎缩和线粒体膜电位崩溃。Bcl-2、Bax 的调控以及 cleaved-PARP、cleaved-caspase-3 和 cleaved-caspase-9 的聚集参与细胞凋亡的诱导。10μmol/L 的 LY294002 (PI3K/Akt 的特异性抑制剂) 与 40μmol/L 骆驼蓬碱联合使用可显著提高胃癌细胞的细胞毒性，并上调凋亡相关蛋白 (cleaved-PARP、cleaved-caspase-3) 和自噬相关蛋白 (Beclin-1、LC3-Ⅱ和 p62)。加入自噬抑制剂 3-MA 或 BafA1 可提高去氢骆驼蓬碱暴露胃癌细胞的存活率，证实了自噬在骆驼蓬碱诱导胃癌细胞死亡中的作用[8]。

骆驼蓬碱对白血病细胞株具有抗增殖作用，并下调 DNA 甲基转移酶 1 的表达。骆驼蓬碱抑制 NB4 细胞增殖呈时间和剂量依赖性。102μg/mL 骆驼蓬碱可使细胞周期 G$_1$ 期细胞数量增加，骆驼蓬碱对 NB4 细胞株 DNMT1 基因表达有抑制作用。下调的 DNA 甲基转移酶 1 诱导 p15 抑癌基因启动子低甲基化和活化[9]。骆驼蓬碱介导 COX-2 表达水平抑制骨肉瘤细胞增殖与诱导凋亡，在不同浓度 (5μmol/L、10μmol/L、20μmol/L) 骆驼蓬碱培养 24h、48h 后，三个剂量组的细胞活力明显低于对照组，而中、高剂量组的细胞活力均明显低于低剂量组。在不同浓度骆驼蓬碱培养 12h、24h、48h 后，三个剂量组的细胞凋亡率明显高于对照组，而中、高剂量组均明显高于低剂量组。培养 48h 后，研究组 2 的 COX-2、cyclin D1、PCNA、Bcl-2 蛋白和 mRNA 的水平明显低于对照组，而 cleaved-caspase-3 和 Bax 表达水平明显高于对照组。骆驼蓬碱具有抗骨肉瘤的作用，通过抑制 COX-2 的表达调节细胞周期相关蛋白和细胞凋亡相关蛋白的表达，而发挥抑制骨肉瘤细胞增殖和促进其凋亡的作用[10]。骆驼蓬碱能抑制 LET-60 的 Muv 表型，其靶点是由 LET-60/Ras 及其直接下游分子 *LIN-45/Raf* 的过度表达或突变引起的 Ras/MAPK 途径的过度激活[11]。

骆驼蓬碱是肌动蛋白聚合的刺激因子，其作用机制不依赖于肌动蛋白的结合，需要细胞内因子参与肌动蛋白动力学的调控。用非细胞毒性浓度的骆驼蓬碱治疗恶性细胞，可诱导非恶性细胞形态的恢复，伴随着肌动蛋白细胞骨架的重组、细胞间黏附的恢复、细胞运动性的抑制和锚定独立生长的丧失。骆驼蓬碱通过调节肌动蛋白动力学的过程诱导恶性表型的逆转，是一种潜在的抗肿瘤药物，主要通过非细胞毒性过程发挥作用[12]。

骆驼蓬碱具有抗转移活性，这种作用可能与包括 ERK、VEGF 和 MMPs 在内的转移相关信号通路有关。用小鼠体内肺转移模型和体外模型评价了骆驼蓬碱的抗转移活性，用 B16F-10 黑色素瘤细胞在 C57BL/6 小鼠体内通过三种不同的给药方式，三个给药时间点（同时、预防和肿瘤发生后）诱导肺转移。骆驼蓬碱能显著抑制肺组织中肿瘤结节的形成，降低与肺转移相关的各种生化指标。转移组中 *MMP-9*、*ERK*、*VEGF* 等促转移基因的表达水平高于正常组，这些基因在癌细胞迁移和侵袭中起重要作用，在骆驼蓬碱作用后均降低[13]。

骆驼蓬碱是治疗转移性非小细胞肺癌的一种有前途的 RECK 信号激活剂，骆驼蓬碱能有效抑制 NSCLC 细胞增殖，引起细胞 G_1/S 周期阻滞，诱导细胞凋亡，导致细胞迁移和细胞侵袭的减少。在小鼠异种移植模型中，骆驼蓬碱能显著抑制 NSCLC 肿瘤的生长和转移。骆驼蓬碱处理的 NSCLC 细胞中，RECK 的表达及其下游的信号级联被显著激活，MMP-9 和 E-cadherin 的表达水平显著降低[14]。

骆驼蓬分离的 β-咔啉类生物碱有诱导胃癌 SGC-7901 细胞凋亡的作用，在人胃癌 SGC-7901 细胞及裸鼠移植瘤组织中，β-咔啉类生物碱可降低 *PI3K* 和 *AKT* 蛋白和基因的表达，PI3K/AKT 通路上可能有 β-咔啉类生物碱作用的靶点[15]。

（2）骆驼蓬提取物的抗肿瘤作用

骆驼蓬种子蛋白提取物对 HeLa 细胞增殖具有良好的抑制活性。较高浓度的硫酸铵饱和度下的骆驼蓬种子蛋白提取物对 HeLa 细胞作用 24h 后的抑癌率较大。而其中 0～80%硫酸铵饱和度下的蛋白提取物抑癌率达到最高 57.23%。用 0～80%硫酸铵饱和度下的骆驼蓬籽蛋白提取物处理 HeLa、BEL-7404 和 Eca109 三种细胞 24h 后，浓度为 80μg/mL 时的蛋白对三种细胞的 IC$_{50}$ 值分别为 (72.11±3.88)μg/mL、(174.07±1.32)μg/mL、(257.58±1.16)μg/mL。结果表明在一定浓度下的骆驼蓬种子蛋白提取物对 HeLa 细胞具有显著的增殖抑制作用，40μg/mL、160μg/mL 及 320μg/mL 三个浓度作用 HeLa 细胞 24h 后，具有较好的促细胞凋亡作用，且 160μg/mL 的作用效果较好并对 HeLa 细胞诱导产生的早期凋亡率达 24.60%±2.29%，表明，骆驼蓬蛋白提取物可通过诱导细胞凋亡抑制 HeLa 癌细胞的增殖[16]。

骆驼蓬提取物对 MDA-MB-231 乳腺癌细胞株具有凋亡诱导作用，用 Annexin-V-Flous 试剂盒检测细胞凋亡率，用 RT-PCR 检测与内源性凋亡途径相关的基因 *Bax*、*Bcl-2*、*Bid* 和 *Puma* 在与外源性凋亡途径相关的基因 *TRAIL*、*caspase-8*、*p21* 和 *p53* 上的表达。结果表明，骆驼蓬提取物通过诱导细胞凋亡机制降低肿瘤细胞的生长速度[17]。

七种不同浓度 (20μg/mL、40μg/mL、60μg/mL、80μg/mL、100μg/mL、120μg/mL、150μg/mL) 的骆驼蓬醇提物均能显著降低内皮细胞增殖和血管生成，其 ID$_{50}$ 为 85μg/mL，高于 10μg/mL 的醇提物抑制了 VEGF 的分泌。骆驼蓬子醇提物含有一种有效的抗血管生成成分，其抑制作用主要通过下调 VEGF 等重要介质来实现[18]。

2. 对神经系统的作用

骆驼蓬种子总生物碱中分离得到的去氢骆驼蓬碱及哈尔醇能够增强小鼠的短时记忆，而骆驼蓬碱则能同时增强小鼠的短时记忆和长期记忆。β-咔啉类生物碱可以拮抗由多巴胺和谷氨酸引起的神经兴奋性毒性。骆驼蓬碱及哈尔满碱可使通道电压呈浓度依赖性的降低，骆驼蓬碱与哈尔满碱对钙离子通道的电压抑制作用在数分钟内则达到平稳状态，且该作用是部分可逆的。骆驼蓬碱与哈尔满碱在体外对神经系统的钙离子通道电压的调节作用与对神经细胞的保护作用是相关的[19]。

骆驼蓬总碱能改善血管性痴呆大鼠的学习记忆能力，其机制可能与抑制海马神经细胞凋亡有关[20]。骆驼蓬总碱 25mg/kg 组第 3 天、第 4 天逃避潜伏期显著缩短，12.5mg/kg 组第 4 天逃避潜伏期显著缩短。骆驼蓬总碱 25mg/kg、12.5mg/kg 组穿台次数显著增加。骆驼蓬总碱能改善大鼠海马 CA1 区神经元组织病理学改变，骆驼蓬总碱 25mg/kg、12.5mg/kg 能下调促凋亡蛋白 Bax 的表达，上调抑凋亡蛋白 Bcl-2 的表达。

骆驼蓬水提物能预防 6-羟基多巴胺诱发的帕金森病大鼠症状，降低氧化应激指标。骆驼蓬水提物具有血管紧张素转换酶抑制作用，抑制氧化应激并改善帕金森病的指标。骆驼蓬显著改善肌肉僵硬和单向旋转行为，还能显著降低注射神经毒素的大鼠大脑中的脂质和蛋白质氧化水平，与对照组相比，骆驼蓬组脑血管紧张素转换酶活性明显受到抑制，在组织学研究中，骆驼蓬也阻止了多巴胺能神经元的退化[21]。

骆驼蓬水提物能减轻小鼠学习记忆障碍；通过抑制 AChE、激活 ChAT 活性和蛋白表达来调节胆碱能功能；可诱导脑源性神经营养因子，保护海马锥体细胞免受神经元损伤；通过提高抗氧化酶水平和谷胱甘肽过氧化物酶活性来增强机体的抗氧化能力，并通过抑制 TNF-α 来增强抗炎功能；还可通过升高乙酰胆碱、5-羟色胺、γ-氨基丁酸、还原 5-羟基吲哚-3-乙酸和谷氨酸浓度来调节神经递质。即骆驼蓬提取物可能通过恢复胆碱能功能、调节神经递质、减轻神经炎症和氧化应激等作用，成为抗遗忘症的候选化合物[22]。

3. 对心血管系统的作用

骆驼蓬中的骆驼蓬碱、去氢骆驼蓬碱与鸭嘴花酮碱具有一定的舒张血管的作用。骆驼蓬碱作用于前列环素的通路及上皮细胞释放 NO 产生血管舒张作用。但去氢骆驼蓬碱却没有这种作用机制。骆驼蓬碱及去氢骆驼蓬碱还有阻碍钙离子通道的作用，可通过抑制磷酸二酯酶的活性使第二信使的水平升高而减少组织中的自由基达到降低血压[23]。

4. 对呼吸系统的作用

骆驼蓬种子中所含的骆驼蓬总碱及鸭嘴花碱能够显著抑制刺激因

素所诱发的豚鼠气管平滑肌收缩[24]。骆驼蓬总碱 (以骆驼蓬碱和去氢骆驼蓬碱为主) 与鸭嘴花碱可显著抑制致痉剂引发的豚鼠气管平滑肌收缩，并呈现一定剂量依赖性，且骆驼蓬总碱的作用略强于鸭嘴花碱。

5. 对内分泌系统的作用

去氢骆驼蓬碱通过对过氧化物酶体增殖物激活受体 PPARγ 表达的细胞特异性调节作用而产生降血糖作用[25]。研究表明，去氢骆驼蓬碱尽管不是 PPARγ 配体，但对 PPARγ 的表达具有细胞特异性调节作用。从分子机制角度看，去氢骆驼蓬碱通过抑制 Wnt 信号通路来控制 PPARγ 表达，从而抑制糖尿病小鼠脂肪细胞表达并提高胰岛素敏感度[25]。

6. 抗炎镇痛作用

(1) 抗炎作用

去氢骆驼蓬碱具有抗炎的作用，去氢骆驼蓬碱在 12.5mg/kg 浓度时没有显示抑制鼠耳肿胀作用，但在 25mg/kg 和 50mg/kg 时显著抑制鼠耳肿胀，且随剂量增加而抑制增强。去氢骆驼蓬碱在 25mg/kg 时能显著抑制足跖肿胀，与阿司匹林、地塞米松的抗炎作用相当，且作用可持续 5h；而在浓度为 12.5mg/kg 时没有作用，50mg/kg 时具有较弱的作用[26]。骆驼蓬碱通过抑制 NF-κB 信号通路发挥抗炎作用，可抑制 TNF-α 和 LPS 诱导的小鼠巨噬细胞 RAW 264.7 细胞 NF-κB 的活性和核移位，降低 NF-κB 下游炎性细胞因子的 mRNA 和蛋白水平。在 LPS 激发的小鼠模型中，骆驼蓬碱能明显减轻肺组织的炎症损伤，降低血清 TNF-α、IL-1β、IL-6 水平[27]。

骆驼蓬多糖对细胞自噬及巨噬细胞炎症反应活性具有调节作用[28]。采用 GFP-LC3NRK 细胞自噬观察法，发现骆驼蓬多糖浓度在 50～100μg/mL 时能诱导自噬体数量增多，100μg/mL 时可以引起细胞明显的自噬现象发生；与 LPS 模型组对比，LPS+骆驼蓬多糖 50μg/mL、100μg/mL 浓度时凋亡和坏死细胞的数量明显减少，骆驼蓬多糖 100μg/mL 的药物浓度可以在无毒的情况下保护 LPS 刺激后细胞凋亡和坏死；LPS+骆驼蓬多糖 (25μg/mL、50μg/mL、100μg/mL 和 200μg/mL) 组 RAW264.7 细胞分泌 IL-6、IL-1β 量显著降低，并具有一定浓度依赖性。说明骆驼蓬多糖对 1μg/mL LPS 刺激的 RAW264.7 细胞分泌 IL-6、IL-1β 有抑制作用[28]。

（2）镇痛作用

去氢骆驼蓬碱 12.5mg/kg、25.0mg/kg、50.0mg/kg 三个剂量组均能显著地减少发生扭体反应的小鼠只数，且随剂量的增大而只数减少。50mg/kg 去氢骆驼蓬碱的镇痛作用与 20mg/kg 的哌替啶相当，且强于 200mg/kg 阿司匹林的镇痛作用。50mg/kg 剂量的去氢骆驼蓬碱和 20mg/kg 的哌替啶对小鼠热板法镇痛作用持续时间最长，可高达 45min 以上。去氢骆驼蓬碱 12.5mg/kg、25.0mg/kg 与哌替啶 10.0mg/kg 的镇痛作用可持续 30min 以上，在给药后的 30min 内，50.0mg/kg 去氢骆驼蓬碱的作用则明显强于 20.0mg/kg 哌替啶的作用[26]。

7. 抗病原微生物作用

骆驼蓬种子总生物碱提取物具有良好的抗菌活性。分别采用石油醚、氯仿、甲醇、乙醇溶剂制备的提取物具有不同的抗菌能力，特别对金黄色葡萄球菌具有很好的抗菌活性。主要成分为生物碱的骆驼蓬甲醇提取物对各种菌种，如金黄色葡萄球菌、大肠埃希菌、肺炎克雷伯菌、铜绿假单胞杆菌及普通变形菌的抗菌活性最好[29]。骆驼蓬种子乙醇提取物对变形链球菌有抑菌作用。采用琼脂扩散法和微量肉汤稀释法检测骆驼蓬种子乙醇提取物对变形链球菌的抑菌作用。MTT 结果显示，50mg/mL、25mg/mL、12.5mg/mL 提取液对细菌生长有抑制作用，但较低浓度对变形链球菌的生长无抑制作用，对变形链球菌的 MIC 为 (1.83±0.6)mg/mL、MBC 为 (4.3±1)mg/mL。浓度超过 0.5mg/mL 的提取物具有毒性，可导致 50%以上的 Vero 细胞死亡。高浓度骆驼蓬对变形链球菌具有显著的抗菌作用，但其细胞毒性高，限制了其在体内的治疗应用[30]。

骆驼蓬的种子提取物可降低大肠埃希菌感染，但长期给药，则会对家禽产生一定毒性和不良反应[31]。在筛选十二种药用植物对多种细菌，如大肠埃希菌、链球菌属产气荚膜梭菌、沙门氏菌等及原虫的抑制活性，发现仅骆驼蓬对所有细菌和原虫具有抑制活性[32]。去氢骆驼蓬碱及骆驼蓬碱具有抗疟原虫活性，经体外实验测定，去氢骆驼蓬碱和骆驼蓬碱抑制疟原虫的 IC_{50} 分别为 8.0mg/mL、25.1mg/mL[33]。

8. 抗氧化作用

骆驼蓬粗多糖具有一定的抗氧化能力，对·OH、$O_2^{-·}$、NO_2^{-} 都具有一定的清除作用，对 $O_2^{-·}$ (IC_{50}=0.47mg/mL) 的清除效果优于·OH (IC_{50}=0.89mg/mL)，骆驼蓬粗多糖的还原能力随着多糖浓度的增加而增加[34]。

9. 其他药理作用

骆驼蓬生物碱提取物可有效促进大鼠实验性皮肤损伤愈合，并明显增加成纤维细胞及新生毛细血管数量，同时可以减小上皮细胞间隙。给药后的生物力学指标显示，伤口抗张强度显著增加，表明骆驼蓬是一个有效的促进伤口愈合的草药[35]。

骆驼蓬水提物对高糖作用的视网膜血管内皮细胞具有调控作用，骆驼蓬不同剂量均可降低细胞活力、抑制细胞迁移，与正常组相比，模型组中 TEAD1 的蛋白表达水平升高，Lats1 的蛋白表达水平降低，与模型组比较，骆驼蓬不同剂量组 TEAD1 蛋白表达水平降低，Lats1 的蛋白表达水平升高，骆驼蓬可能通过调节 Hippo 信号通路阻碍高糖作用下的视网膜血管内皮细胞的细胞活力与迁移能力，从而调节视网膜血管内皮细胞的功能[36]。

【毒性作用】

1. 骆驼蓬单体化合物的毒性作用

小鼠经口灌胃给药骆驼蓬碱毒性大于去氢骆驼蓬碱毒性，小鼠静脉注射给药去氢骆驼蓬碱毒性大于骆驼蓬碱毒性。骆驼蓬碱经口灌胃的 LD_{50} 及其 95%置信区间为 118.9mg/kg (105.8～133.9mg/kg)，静脉注射的 LD_{50} 及其 95%置信区间为 80.3mg/kg (60.6～146.1mg/kg)，去氢骆驼蓬碱经口灌胃的 LD_{50} 及其 95%置信区间为 250.3mg/kg (210.0～293.3mg/kg)，静脉注射的 LD_{50} 及其 95%置信区间为 74.1mg/kg (67.2～83.1mg/kg)。小鼠经口灌胃给药时，骆驼蓬碱小鼠死亡时间早于去氢骆驼蓬碱小鼠死亡时间，小鼠静脉注射给药时，去氢骆驼蓬碱小鼠死亡时间早于骆驼蓬碱小鼠死亡时间[37]。

2. 骆驼蓬总成分的毒性作用

以骆驼蓬总碱测得小鼠的 LD_{50} 与 95%置信限，灌胃给药剂量为289mg/kg，静脉给药剂量为56mg/kg，腹腔给药剂量为144mg/kg，可观察到的毒性表现有颤抖、撕咬、竖尾等神经兴奋现象，继而转向抑制甚至死亡，尸解肉眼观察则无明显变化。骆驼蓬总碱灌胃给药 SD 大鼠，每天注射高剂量 300mg/kg，共 20 次，骆驼蓬总碱组大鼠在给药结束时可测出尿素氮升高，同时出现肾脏不同程度的病理改变，表现在肾小管远端扩张且内有坏死物及脓球，中性多形核细胞充斥，有些扩张的肾小管中有蛋白管型，有些则可见肾间质性炎或间质性化脓性炎，停药休息4 周后，出现尿氮素降低而未恢复到正常，肾脏病理则改变亦有减轻。大脑、小脑、胃、大肠、小肠、心、肝、脾、肺、胸腺、卵巢、睾丸及骨髓没有变化，说明该药毒性的靶器官为肾脏，且在停药后的肾脏病变在一定程度上可逆[38]。

【药代动力学】

采用高效液相对骆驼蓬碱进行药代动力学研究，初步推断各兔的药动学参数，即平均消除相半衰期为 (26.5±16.2)min，且大多数动物的数据符合一室开放模型[39]。

参考文献

[1] 贾敏如, 张艺. 中国民族药辞典[M]. 北京: 中国医药科技出版社, 2016: 600.

[2] Lamchouri F, Zemzami M, Jossang A, et al. Cytotoxicity of alkaloids isolated from Peganum harmala seeds[J]. Pak J Pharm Sci, 2013, 26 (4): 699-706.

[3] 张晓凯, 曹明溶, 张鹏, 等. 盐酸去氢骆驼蓬碱诱导人胰腺癌 AsPC-1 细胞凋亡[J]. 暨南大学学报 (自然科学与医学版), 2013, 34 (2)1: 60-164, 175.

[4] 孙坤, 李晓林, 张皓, 等. 去氢骆驼蓬碱通过下调 COX-2 表达抑制胃癌细胞迁

移和侵袭[J]. 实用老年医学, 2014. 28 (2): 117-120.

[5] Wang Y, Wang C, Jiang C,et al. Novel mechanism of harmaline on inducing G_2/M cell cycle arrest and apoptosis by up-regulating Fas/FasL in SGC-7901 cells[J]. Sci Rep, 2015, 5: 18613.

[6] 古丽努尔·阿不力米提, 伊利亚·阿洪江, 等. 盐酸哈尔酚骆驼蓬碱对人肝癌细胞生长的影响与自噬诱导作用的研究[J]. 食品安全质量检测学报, 2020, 11 (8): 2603-2608.

[7] 张婷, 蒋世烨, 金星星, 等. 骆驼蓬碱对胃癌细胞增殖、凋亡的影响及其机制研究[J]. 胃肠病学, 2018, 23 (4): 221-225.

[8] Li C, Wang Y, Wang C, et al. Anticancer activities of harmine by inducing a pro-death autophagy and apoptosis in human gastric cancer cells[J]. Phytomedicine, 2017, 28: 10-18.

[9] Oodi A, Norouzi H, Amirizadeh N, et al. Harmine, a Novel DNA Methyltransferase 1 Inhibitor in the Leukemia Cell Line[J]. Indian J Hematol Blood Transfus, 2017, 33 (4): 509-515.

[10] 李钟陈, 陈垍航, 金建强. 骆驼蓬碱介导 COX-2 表达水平抑制骨肉瘤细胞增殖与凋亡的作用[J]. 中国医师杂志, 2020, 22 (2): 207-210, 215.

[11] Ji J, Yuan J, Guo X, et al. Harmine suppresses hyper-activated Ras-MAPK pathway by selectively targeting oncogenic mutated Ras/Raf in *Caenorhabditis elegans*[J]. Cancer Cell Int, 2019, 19: 159.

[12] Le Moigne R, Subra F, Karam M, et al. The β-Carboline Harmine Induces Actin Dynamic Remodeling and Abrogates the Malignant Phenotype in Tumorigenic Cells[J]. Cells, 2020, 9 (5): 1168.

[13] Hamsa T, Kuttan G. Studies on anti-metastatic and anti-invasive effects of harmine using highly metastatic murine B16F-10 melanoma cells[J]. J Environ Pathol Toxicol Oncol, 2011, 30 (2): 123-137.

[14] Shen J, Wang B, Zhang T, et al. Suppression of Non-Small Cell Lung Cancer Growth and Metastasis by a Novel Small Molecular Activator of RECK[J]. Cell Physiol Biochem, 2018, 45 (5): 1807-1817.

[15] 樊玉祥, 曾凡业, 马丽丽, 等. 骆驼蓬提取物 β-咔啉类生物碱对 SGC-7901 及裸鼠移植瘤组织 PI3K 和 AKT 表达影响[J]. 中华肿瘤防治杂志, 2020, 27 (2): 99-105, 113.

[16] 罗晶晶, 马晓瑾, 殷晓丽, 等. 骆驼蓬籽蛋白提取物体外抑癌活性的研究[J]. 生物技术, 2010, 20 (5): 32-34.

[17] Hashemi Sheikh Shabani S, Seyed Hasan Tehrani S, Rabiei Z, Tahmasebi Enferadi S, Vannozzi GP. *Peganum harmala* L.'s anti-growth effect on a breast cancer cell line[J]. Biotechnol Rep (Amst), 2015, 8: 138-143.

[18] Yavari N, Emamian F, Yarani R, et al. In vitro inhibition of angiogenesis by heat and low pH stable hydroalcoholic extract of Peganum harmala seeds via inhibition of cell proliferation and suppression of VEGF secretion[J]. Pharm Biol, 2015, 53 (6): 855-861.

[19] 胡慧华. 骆驼蓬的研究综述[C]. 2013 第六次临床中药学学术年会暨临床中药学学科建设经验交流会论文集. 郑州, 2013: 7.

[20] 张晓双, 孙建宁, 于慧灵. 骆驼蓬总碱对血管性痴呆大鼠学习记忆的影响[J]. 中药材, 2015, 38 (11): 2353-2357.

[21] Rezaei M, Nasri S, Roughani M, et al. Peganum Harmala L. Extract Reduces Oxidative Stress and Improves Symptoms in 6-Hydroxydopamine-Induced Parkinson's Disease in Rats[J]. Iran J Pharm Res, 2016, 15 (1): 275-281.

[22] Deng G, Wu C, Rong X, et al. Ameliorative effect of deoxyvasicine on scopolamine-induced cognitive dysfunction by restoration of cholinergic function in mice[J]. Phytomedicine, 2019, 63: 153007.

[23] Tahraoui A, EJ-Hilaly J, Israili ZH, et al. Ethnopharmacological suivey of plants used in the traditional treatment of hypertension and diabetes in south-dastern Morocco (ErrachidiaProvince)[J]. J Ethnopharmacol, 2007, 110 (1): 105-117.

[24] 聂珍贵, 梁翠茵, 高春艳, 等. 骆驼蓬总生物碱对豚鼠离体气管平滑肌收缩功能的影响[J]. 华西药学杂志, 2004 (4): 266-268.

[25] 李博, 刘斌, 时晓娟, 等. 骆驼蓬的研究进展[J]. 中医药导报, 2016, 22 (1): 97-100.

[26] 陈蔚如, 张海丽, 张岩, 等. 去氢骆驼蓬碱在小鼠的抗炎镇痛及止痒作用[J]. 天津医药, 2004 (11): 681-683.

[27] Liu X, Li M, Tan S, et al. Harmine is an inflammatory inhibitor through the suppression of NF-κB signaling[J]. Biochem Biophys Res Commun, 2017, 489 (3): 332-338.

[28] 曼则热姆·热杰普, 木塔力甫·艾买提, 等. 骆驼蓬多糖调节细胞自噬及巨噬细胞炎症反应的活性研究[J]. 食品安全质量检测学报, 2019, 10 (4): 938-944.

[29] Prashanth D, John S. Antibacterial activity of Peganum harmala[J]. Fitoterapia, 1999, 70 (4): 438-439.

[30] Motamedifar M, Khosropanah H, Dabiri S. Antimicrobial Activity of Peganum Harmala L. on Streptococcus mutans Compared to 0.2% Chlorhexidine[J]. J Dent (Shiraz), 2016, 17 (3): 213-218.

[31] Arshad N, Neubauer C, Hasnain S, et al. Peganum harmala can minimize Escherichia coli infection in poultry, but long-term feeding may induce side effects[J]. Poult Sci, 2008, 87 (2): 240-249.

[32] Arshad N, Zitterl-Eglseer K, Hasnain S, et al. Effect of Peganum harmala or its β-carboline alkaloids on certain antibiotic resistant strains of bacteria and protozoa from poultry[J]. Phytother Res, 2008, 22 (11): 1533-1538.

[33] Astulla A, Zaima K, Matsuno Y, et al. Alkaloids from the seeds of Peganum harmala showing antiplasmodial and vasorelaxant activities[J]. J Nat Med, 2008, 62 (4): 470-472.

[34] 李雪, 张鸣, 常国华, 等. 骆驼蓬粗多糖抗氧化性的研究[J]. 中国食品添加剂, 2016, 27 (1): 85-88.

[35] Derakhshanfar A, Oloumi MM, Mirzaie M. Study on the effect of Peganum harmala extract on experimental skin wound healing in rat: pathological and biomechanical findings[J]. Comp Clin Pathol, 2010, 19 (2): 169-172.

[36] 王政霖, 宋勇丽, 邢玮, 等. 骆驼蓬水提物对高糖作用下视网膜血管内皮细胞的调控作用及其机制[J]. 北京中医药大学学报, 2018, 41 (9): 738-743.

[37] 张建强. 骆驼蓬有效成分两种给药途径的毒性比较研究[J]. 上海中医药大学学报, 2016, 30 (6): 75-77, 82.

[38] 潘启超, 杨小平, 李春杰, 等. 骆驼蓬总碱药理作用的研究[J]. 中山医科大学学报, 1997, 18 (3): 165.

[39] 潘启超, 陈建兴. 骆驼蓬碱的高效液相层析分析法及在兔的药物代谢动力学初步研究[J]. 癌症, 1987 (6): 402-405.

绞股蓝

【来源】阿昌药 (洽嘎那奴)，白药 (绞股蓝、七叶胆、公罗锅底)，傣药 (芽哈摆)，德昂药 (刀布)，侗药 (五叶参、五叶藤茶)，哈尼药 (卡规扎哈、小苦药、馁弥加阿)，景颇药 (小苦药)，基诺药 (阿能给齿)，毛南药 (交股蓝)，苗药 (窝杠底、七叶胆)，畲药 (绞股蓝)，土家药 (玉那月他叶米、七叶胆、土人参)，瑶药 (失腩胆、盘王茶、舍挪胆)，彝药 (戏帕卡基)，壮药 (七叶胆、公罗锅底)。葫芦科绞股蓝属植物绞股蓝 *Gynostemma pentaphyllum* (Thunb.) Makino 的干燥地上部分[1]。

【性味与归经】苦、微甘，凉。归肺、脾、肾经。

【功能与主治】清热解毒，止咳化痰，安神健脾，补气生津。主治高血压、高血脂、肠胃炎、气管炎、咽喉炎、多种癌症。

【药理作用】

1. 抗肿瘤作用

（1）绞股蓝单体成分的抗肿瘤作用

绞股蓝次级皂苷 H 对人乳腺癌 MCF-7 细胞具有诱导凋亡作用。绞股蓝次级皂苷 H 抑制细胞增殖作用呈明显的浓度相关性，IC_{50} 为 $(8.67\pm1.22)\mu mol/L$。绞股蓝次级皂苷 H 组细胞形态与对照组比较发生显著变化，主要表现为细胞皱缩、染色质浓缩、细胞核变形，细胞经 DAPI 染色后在荧光显微镜下可观察到有凋亡小体形成，随绞股蓝次级皂苷 H 作用时间延长，细胞凋亡率明显上升。与对照组比较，绞股蓝次级皂苷 H 作用 12h、24h 细胞早期凋亡率显著升高。蛋白免疫印迹显示，与对照组比较，绞股蓝次级皂苷 H 作用 6h、24h Bax，6h、12h、24h cleaved-caspase-3 和 cyt-c 蛋白水平显著增加，6h、12h、24h Bcl-2 和 12h、24h caspase-3 蛋白表达量显著减少。绞股蓝次级皂苷 H 通过线粒体通路诱导乳腺癌 MCF-7 细胞凋亡[2]。

绞股蓝皂苷 damulin B 对非小细胞肺癌细胞增殖具有一定的选择性抑制作用，通过外源性和内源性途径诱导细胞凋亡，阻滞细胞于 G_1 早期和抑制细胞迁移多种途径发挥抑制非小细胞肺癌细胞的作用。C-20 位构象异构体绞股蓝皂苷 L 和绞股蓝皂苷 L I 均能通过外源性和内源性途径诱导 A549 细胞凋亡，以及通过调控 MMP2/9 的表达发挥抑制 A549 细胞迁移的作用，但 R-构型的绞股蓝皂苷 L I 比 S-构型的绞股蓝皂苷 L 具有更强的抑制作用，且能将 A549 细胞周期阻滞于不同的周期[3]。

（2）绞股蓝总皂苷的抗肿瘤作用

绞股蓝总皂苷能诱导人肝细胞瘤 Huh-7 细胞凋亡，且作用机制是通过下调 Bcl-2、上调 Bax 的表达而发挥作用。绞股蓝总皂苷可以诱导 Huh-7 细胞凋亡，不同浓度的绞股蓝总皂苷作用于 Hhu-7 细胞 24h 的细胞凋亡率呈剂量依赖性，且绞股蓝总皂苷作用后人成纤维细胞的凋亡率差异无意义。但 Huh-7 细胞凋亡率较未经绞股蓝总皂苷作用的 Huh-7 细胞高，20mg/mL 的绞股蓝总皂苷作用 24h 后，即出现 64% Huh-7 细胞凋亡，而人成纤维细胞的凋亡率仅有 12%。绞股蓝总皂苷作用于 Huh-7 细胞后，Bcl-2 表达随其浓度增加而减少，而 Bcl-xL 及 Bax 蛋白则随绞股蓝总皂苷浓度增加表达上调，Bad 蛋白表达则不受绞股蓝总皂苷影响。表明，绞股蓝总皂苷可通过上调促凋亡蛋白 Bax 表达、下调抑凋亡蛋白 Bcl-2 表达，导致线粒体膜的通透性改变而释放 cyt-c 其他诱导凋亡因子，引起 caspase 的级联活化及诱导细胞凋亡[4]。

（3）绞股蓝多糖的抗肿瘤作用

绞股蓝多糖对 MFC 胃癌荷瘤小鼠的肿瘤生长具有抑制作用，该作用与免疫调节作用有关。给药组小鼠瘤重均明显降低，环磷酰胺组小鼠体重明显降低，而绞股蓝多糖组小鼠体重无明显差异，环磷酰胺组小鼠脾脏指数、胸腺指数、NK 细胞杀伤活性、淋巴细胞增殖能力、巨噬细胞吞噬功能、IFN-γ、IL-2、TNF-α 水平、CD4+、CD8+ 细胞水平及 CD4+/CD8+ 比值均明显降低，而绞股蓝多糖各剂量组上述指标均明显增加[5]。

(4) 绞股蓝提取物的抗肿瘤作用

基于 GEO 数据库、蛋白质组学串联质谱标签筛选绞股蓝对膀胱癌的蛋白靶点，蛋白组学结果中绞股蓝反向调节膀胱癌 335 种蛋白质，其中包括上调 55 种和下调 280 种；GEO 数据库的三个膀胱癌表达谱中汇集的差异蛋白包含 20 种上调和 50 种下调；将 GEO 数据库中差异蛋白与蛋白质组学串联质谱标签中膀胱癌趋势相同蛋白进行汇集，结合绞股蓝反向调节数据，总共筛选获得了三个反向调节靶点，其中包括一种下调的靶点 CNN1 和两种上调的靶点 KRT19、PCP4 并通过蛋白免疫印迹法进行验证。因此得出结论，CNN1、KRT19 和 PCP4 可能是绞股蓝治疗膀胱癌的潜在靶点，绞股蓝可能通过调节 CNN1、KRT19 和 PCP4 来抵抗膀胱癌，这为绞股蓝治疗膀胱癌提供分子机制依据[6]。

2. 对神经系统的作用

绞股蓝总苷对慢性脑缺血大鼠海马神经元具有保护作用。与模型组相比，绞股蓝总苷高、中、低剂量组 (分别为 100mg/kg、50mg/kg、25mg/kg) 逃避潜伏期显著缩短，穿台次数明显增多，海马部位神经元凋亡数量明显减少，GSK-3β 和 TNF-α 蛋白的表达显著降低，caspase-3 和 p38 的表达显著降低。绞股蓝总苷通过抑制凋亡通路 p38/caspase-3 的激活，减少神经元凋亡，从而对神经元发挥保护作用[7]。

绞股蓝皂苷能显著改善奥沙利铂所致大鼠脊髓神经元细胞凋亡，其作用可能与抑制 p53 介导的线粒体凋亡通路有关。除正常对照组和模型组外，绞股蓝皂苷给药组分别给予不同浓度 (100mg/kg、50mg/kg、25mg/kg) 绞股蓝皂苷灌胃。与正常对照组相比，模型组大鼠 L4-5 脊髓神经节部分神经元胞体缩小、出现核固缩、核膜轮廓模糊甚至消失、染色质凝聚、凋亡细胞显著增多，Bcl-2 和蛋白表达水平显著下降，cyt-c、cleaved-caspase-9、cleaved-caspase-3、Bax 和 p-p53 蛋白表达水平显著升高，而绞股蓝皂苷可改善奥沙利铂所致 L4-5 脊髓神经元的形态异常，显著提高 L4-5 脊髓神经元 Bcl-2 蛋白表达水平，并降低 cyt-c、cleaved-caspase-9、cleaved-caspase-3、Bax 和 p-p53 蛋白表达水平[8]。

3. 对心血管系统的作用

（1）抗脑缺血再灌注作用

绞股蓝皂苷 XVII 对脑缺血再灌注模型大鼠具有保护作用。绞股蓝皂苷 XVII 能下调 Akt 和 PI3K 的表达，调控 PI3K/Akt 信号通路，从抗炎方面抑制 IL-1β、IL-6、TNF-α 的释放对脑缺血再灌注大鼠发挥炎症保护作用[9]。

（2）保护血管内皮损伤作用

绞股蓝皂苷 A 通过保护线粒体功能对氧化低密度脂蛋白诱导过后血管内皮细胞损伤的保护作用，防治动脉粥样硬化。采用氧化低密度脂蛋白诱导血管内皮细胞损伤模型，绞股蓝皂苷 A 组予绞股蓝皂苷 A 处理 24h。结果发现，与正常组对比，模型组的 ATP 含量降低，与模型组对比绞股蓝皂苷 A 组的 ATP 含量升高。与正常组对比，模型组的呼吸链酶复合物 I、II、III、IV、V 的活性有明显的降低，与模型组对比绞股蓝皂苷 A 组的呼吸链酶复合物 I、II、III、IV、V 的活性有所升高。与正常组对比，模型组线粒体分裂蛋白 1 的表达发生了上调；与模型组对比，绞股蓝皂苷 A 组线粒体分裂蛋白 1 的表达发生了下调。与正常组对比，模型组神经萎缩蛋白 1 的表达发生了下调；与模型组对比，绞股蓝皂苷 A 组神经萎缩蛋白 1 的表达发生了上调。绞股蓝皂苷 A 可能通过影响线粒体能量代谢及融合裂解对氧化低密度脂蛋白诱导的血管内皮细胞损伤发挥保护作用，进而防治动脉粥样硬化[10]。

绞股蓝总皂苷、绞股蓝皂苷 XILX、人参皂苷 GRb3 能不同程度地上调氧化低密度脂蛋白诱导内皮细胞的自噬效应，降低内皮细胞损伤。绞股蓝总皂苷、绞股蓝皂苷 XILX、人参皂苷 GRb3 处理细胞后，绞股蓝总皂苷组较模型组 *ULK1*、*Beclin1* mRNA 表达增强，LC3、Beclin1 蛋白表达增强，P-mtor 蛋白表达减少，ULK1 蛋白表达增加，自噬增强。人参皂苷 GRb3 组较模型组 *Beclin1* mRNA 表达增强，LC3、Beclin1 蛋白表达增强，P-mtor 蛋白表达减少，自噬增强。绞股蓝皂苷 XILX 组较模型组，*Beclin1* mRNA 表达增加，P-mtor 蛋白表达减少，Beclin1 蛋白表达增加[11]。

绞股蓝总皂苷对脂多糖诱导的人脐静脉内皮细胞炎症损伤具有保

护作用。提前 12h 绞股蓝总皂苷预处理能显著抑制脂多糖诱导的人脐静脉内皮细胞 IL-6、IL-1β 以及 TNF-α 等炎症因子的释放，并减轻人脐静脉内皮细胞炎症损伤，清除 ROS，抑制 NF-κB 激活，减少炎症因子的释放，并预防人脐静脉内皮细胞炎症损伤。绞股蓝总皂苷可通过抑制 ROS/NF-κB 通路激活减轻脂多糖诱导的人脐静脉内皮细胞炎症损伤[12]。

(3) 降脂作用

股蓝皂苷 LVI 是从绞股蓝中分离鉴定的一种达玛烷型绞股蓝皂苷。通过油红 O 染色、甘油三酯和胆固醇含量以及 Dil-ox-LDL 摄取分析，绞股蓝皂苷 LVI 治疗成功地抑制了泡沫细胞的形成。绞股蓝皂苷 LVI 对 IL-6 和 IL-1β 的分泌有明显的抑制作用，相反，TNF-α 的产生没有明显减少。绞股蓝皂苷 LVI 还显著诱导 ABCG1、SRB1 和 LXRα 的表达，显著阻断 ERK 和 JNK 的磷酸化。绞股蓝皂苷 LVI 可能主要通过促进胆固醇外流和抑制炎症反应，对 ox-LDL 诱导的泡沫细胞形成具有抑制作用[13]。

绞股蓝总皂苷具有降脂作用，各绞股蓝总皂苷给药组 (25mg/kg、50mg/kg、100mg/kg) 出现不同程度的降低血清 TC、TG、LDL-C，且绞股蓝总皂苷的高剂量组尚可显著提高 HDL-C。绞股蓝总皂苷的中及高剂量组可明显减少主动脉的内皮细胞数和 ET 阳性细胞数，且绞股蓝总皂苷的高剂量组亦可显著降低血浆 ET 水平。绞股蓝总皂苷呈现抗膜脂质过氧化及保护血管内皮细胞释放 NO 的作用，能抑制动脉粥样硬化斑块形成[14]。

绞股蓝总苷颗粒能够显著降低血脂，且与阿托伐他汀联合用药后降脂效果提高，并可降低血清转氨酶，初步探索其降脂机制可能是通过参与胆固醇逆转运调节总胆固醇含量。绞股蓝总苷颗粒能显著降低小鼠体重、腹部脂肪质量及血清总胆固醇、AST 水平，并修复受损小鼠肝细胞，联合给药组能显著降低小鼠总胆固醇水平，效果优于绞股蓝总苷颗粒高剂量组和阳性药单用组。此外，绞股蓝总苷颗粒能显著升高 ABCA1 的蛋白水平，同时上调 ABCA1、LXR、CYP7A1 和 SR-BI 的基因表达[15]。另有报道，绞股蓝总皂苷给药后，小鼠 TC、LDL-C 水平显著降低，其作用机制与脂质代谢平衡紧密相关，可能是绞股蓝总皂苷激活 FXR 并增强 FXR 与靶基因反应元件的结合，通过 FXR 调控其下游靶基因 Sr-bi

表达而调控肝脏胆固醇逆向转运，诱导 *Ostβ*、*Abcbll* 表达从而促进胆汁排泄，最终调控脂质代谢平衡。因此，绞股蓝总皂苷可通过 FXR 信号通路调节血清胆固醇水平[16]。

绞股蓝总皂苷在治疗高脂血症的过程中，对 *Vnn1*、*Ephx1*、*Mtor*、*IL-18*、*Ngf*、*Cd4* 等 31 个免疫相关基因有显著的调控作用，可能是其治疗高脂血症的作用之一。绞股蓝总皂苷治疗后对肝脏免疫相关基因的整体轮廓分析：从热图和 PCA 图可将绞股蓝总皂苷组、高脂饮食组和普通饮食组显著区分。利用火山图对喂养普通饲料和高脂饲料的小鼠肝脏免疫相关基因进行分析，共有 242 个基因显著表达，基因整体呈现上调趋势，给予绞股蓝总皂苷治疗后，共有 90 个基因显著变化，发现 *IL-18*、*Ngf*、*Cd4*、*Vnn1*、*Ephx1*、*Mtor* 等 31 个免疫相关基因受到高脂饮食和绞股蓝总皂苷的显著调控。绞股蓝总皂苷显著调控的免疫相关基因 *KEGG* 通路分析：给予绞股蓝总皂苷后，与高脂饮食组相比，差异基因显著富集于单纯疱疹感染、甲型流感、Toll 样受体信号通路、麻疹等通路，单纯疱疹感染通路富集的基因数量最多，Toll 样受体信号通路的富集程度最大，表明绞股蓝总皂苷通过多种通路调控免疫相关基因。相关性分析结果显示：LDL-C 与 TC 呈正相关；*IL-18bp* 与体重、*Cnpy3* 与 TC、*H2-Q10* 与 LDL-C、*IL-18* 与 LDL-C、*IL-18* 与血糖等呈正相关；*H2-Eb1* 与 *Cfp*、*Fpr1* 与 *Cfp*、*Cd74* 与 *H2-Eb1*、*H2-Aa* 与 *H2-Eb1* 等呈现高度的正相关；*Ikbkg* 与 *H2-Q10*、*Ikbkg* 与 *Irf5*、*Prkar1a* 与 *Msrb1* 等呈高度的负相关，部分高度相关的基因富集于同一通路。转录组学数据的可靠性验证：在高脂饮食和绞股蓝总皂苷的影响下，*IL-18*、*Ngf*、*Cd4* 等先显著上调后显著下调，*Vnn1*、*Ephx1* 和 *Mtor* 等先显著下调后显著上调。实时荧光定量 PCR 数据一般都遵循转录组学数据趋势，*IL-18*、*Ngf*、*Cd4*、*Vnn1*、*Ephx1* 和 *Mtor* 的 PCR 结果与 RNA-seq 数据呈正相关，表明转录组学数据可靠[17]。另有研究表明，绞股蓝总皂苷具有显著的降低血脂作用，其潜在靶点可能与 FXR 介导的胆汁酸代谢通路有关。给予绞股蓝总皂苷可以明显减轻肝脏组织的病理改变，绞股蓝总皂苷可以显著降低血清中 TC 和 LDL-C 含量，显著降低肝脏中牛磺熊去氧胆酸、甘氨鹅去氧胆酸和甘氨脱氧胆酸含量，显著升高肝脏中鹅去氧胆酸、脱氧胆酸和牛磺脱氧胆酸含量，并在上调肝脏 *Cyp7a1*、*Cyp8b1*、*Fxr* 和 *Lrh1* 基因表达的同时下调 *Shp* 的基因表达[18]。

（4）抗动脉粥样硬化的作用

绞股蓝总皂苷能够降低动脉粥样硬化小鼠血脂含量，并可能通过激活 PPAR-γ/LXR-α/ABCA1 信号通路从而发挥抗动脉粥样硬化的作用。绞股蓝总皂苷干预后，TC、TG、LDL-C 含量明显降低，动脉粥样硬化斑块减小，*PPAR-γ*、*LXR-α*、*ABCA1* 表达显著增加[19]。

4. 对消化系统的作用

绞股蓝总皂苷可有效抑制非酒精性脂肪肝大鼠氧化应激反应及肝细胞凋亡，恢复其肝功能。主要表现为：给药后血清 GOT、GPT、MDA 含量及肝指数、肝细胞凋亡指数降低，SOD 含量升高[20]。

绞股蓝皂苷抗小鼠急性酒精性肝损伤作用。与对照组相比较，酒精模型组动物 ALT、AST、TC 和 TG 水平明显升高，*TNF-α* 和 *IL-6* 表达水平明显升高，氧化损伤产物明显升高，抗氧化蛋白活性明显降低，Nrf2 信号通路蛋白明显降低，细胞核内 p65 蛋白水平明显升高，绞股蓝皂苷能明显抑制模型组上述各项指标的变化。绞股蓝皂苷通过激活 Nrf2/NF-κB 信号通路有效地保护小鼠急性酒精性肝损伤[21]。

绞股蓝水提醇沉液对川楝子所致慢性肝损伤小鼠的肝保护作用。川楝子可导致 ICR 小鼠慢性肝损伤，影响肝细胞内抗氧化系统，绞股蓝与川楝子配伍有减少脂质过氧化产物、抗肝损伤的作用[22]。

5. 对内分泌系统的作用

绞股蓝多糖具有降低血糖的作用，其可以通过改变葡萄糖代谢酶的活性使血液中葡萄糖水平显著降低[23]。另外，绞股蓝总苷能显著降低胰岛素的抵抗参数，并提高肝糖原浓度[24]。

绞股蓝叶水提物能够降低链脲佐菌素诱导的糖尿病大鼠的血糖，其作用机制可能与增加骨骼肌肌膜葡萄糖转运蛋白4蛋白表达和抑制骨骼肌炎症有关。高剂量（500mg/kg）的绞股蓝叶水提物明显降低了链脲佐菌素诱导的糖尿病大鼠的空腹血糖，逆转了骨骼肌 *TNF-α* mRNA 和肌膜 GLUT4 的蛋白表达[25]。

6. 对泌尿系统的作用

晚期糖基化终末产物能诱导人肾小球系膜细胞中 $TGF\text{-}\beta1$、$PDGF$ 表达。绞股蓝皂苷对诱导 $TGF\text{-}\beta1$、$PDGF$ 表达有抑制作用,且浓度越高抑制作用越强。绞股蓝皂苷通过抑制 $TGF\text{-}\beta1$、$PDGF$ 表达改善糖尿病肾病症状[26]。

7. 抗氧化作用

研究者利用色谱法从绞股蓝中分离得到四个黄酮类化合物,通过 MS 及 NMR 分别被鉴定为槲皮素-3-O-(2″,6″-α-L-二鼠李糖基)-β-D-吡喃半乳糖苷、槲皮素-3-O-(2″,6″-α-L-二鼠李糖基)-β-D-吡喃葡萄糖苷、槲皮素-3-O-(2″-α-L-鼠李糖基)-β-D-吡喃半乳糖苷和槲皮素-3-O-(2″-α-L-鼠李糖基)-β-D-吡喃葡萄糖苷。这 4 个黄酮化合物体外对 DPPH·、·OH 和 $O_2^{-\cdot}$ 均有较强的清除作用,尤其是对 DPPH· 的清除能力,IC_{50} 分别为 71.4μmol/L、29.5μmol/L、48.3μmol/L、79.2μmol/L。此外,这 4 个黄酮化合物对 AAPH 诱导氧化受损的猪肾小管上皮 LLC-PK1 细胞具有保护作用,抑制细胞 MDA 的升高及 SOD 和 GSH 的减少[27]。

通过无细胞体系对绞股蓝皂苷纳米乳进行抗氧化活性测定发现,绞股蓝皂苷纳米乳可以显著提高绞股蓝皂苷的 DPPH· 清除能力、·OH 清除能力和亚铁还原能力。当药物浓度为 0.8mg/mL 时,绞股蓝皂苷纳米乳对 DPPH· 的清除率可高达 90.03%,在 2～5mg/mL 药物浓度范围内,绞股蓝皂苷纳米乳具有比绞股蓝皂苷更强的·OH 清除能力,并伴有剂量依赖效应,在 1～5mg/mL 浓度范围内,绞股蓝皂苷纳米乳与绞股蓝皂苷的亚铁还原能力均随着药物浓度的增大而增强,且绞股蓝皂苷纳米乳的亚铁还原能力随浓度增长的趋势较绞股蓝皂苷更显著。通过建立 D-半乳糖亚急性致衰老小鼠模型并进行药物干预治疗发现,绞股蓝皂苷纳米乳具有比绞股蓝皂苷更强的恢复体内抗氧化酶水平的作用。药物的干预可使模型小鼠血清中的 TG、LDL 水平降低,HDL、CAT、GSH-Px、SOD 含量趋于正常或高于正常水平,肝脏组织中 CAT、GSH-Px、SOD、NO、

T-AOC、MDA 含量均趋于正常，组织病理学观察发现，纳米乳的剂型对肾脏组织无明显影响，表明绞股蓝皂苷纳米乳无明显毒性作用，同时绞股蓝皂苷纳米乳可不同程度上调肝脏组织中 *CAT*、*GSH-Px* 的 mRNA 表达量。通过对建立 NIH-3T3 细胞氧化损伤模型条件的筛选得出，1mmol/L H_2O_2 处理细胞 24h 可对细胞造成显著损伤，且 ROS 生成量也显著提升，并伴随有 LDH 含量的升高。探究绞股蓝皂苷纳米乳预处理对细胞抵抗氧化损伤发现，在 0.5～2μg/mL 浓度范围内，绞股蓝皂苷纳米乳对细胞的存活率无显著影响，无剂量依赖效应，绞股蓝皂苷纳米乳的预处理可以显著降低 H_2O_2 引起的 ROS 生成量增高，亦使得 H_2O_2 引起的细胞 G_1 期阻滞恢复至接近正常水平。CAA 测定结果表明，H_2O_2 严重破坏了细胞的抗氧化性能，而绞股蓝皂苷纳米乳的预处理可增强细胞抵御氧化损伤的能力[28]。

绞股蓝皂苷对辐射所致小鼠氧化损伤具有保护作用。绞股蓝皂苷可显著抑制 MDA 水平、SOD 和 CAT 活性及 GSH 和 T-AOC 水平，抑制 Nrf2、HO-1、GCLC、GCLM 蛋白的表达水平，并且存在一定剂量-效应关系。绞股蓝皂苷能够有效提高抗氧化体系水平，对辐射引起的氧化损伤具有很好的保护作用，其中 Nrf2 信号通路很可能是其发挥抗氧化保护作用的重要靶点[29]。绞股蓝提取液是通过提高血液中 SOD 活性和降低抑制·OH 的能力而延缓小鼠自然衰老[30]。

8. 其他药理作用

绞股蓝七叶胆苷 XVII 可能通过抑制 PGE2、COX2 水平及 MMP-1 表达防护皮肤光老化，可作为防治光老化的新型有效抑制剂[31]。

参考文献

[1] 贾敏如, 张艺. 中国民族药辞典[M]. 北京: 中国医药科技出版社, 2016: 399.

[2] 刘明兵, 石国慧, 张宏宇, 等. 绞股蓝次级皂苷 H 诱导人乳腺癌 MCF-7 细胞凋亡的作用研究[J]. 药物评价研究, 2019, 42 (5): 828-832.

[3] 邢韶芳. 壮药国虾薄 (绞股蓝) 皂苷及其抗非小细胞肺癌 (NSCLC) 作用的研

究[D]. 北京: 中央民族大学, 2019.

[4] 杨明辉, 郭晓兰, 袁国华, 等. 绞股蓝总皂苷对肝细胞瘤细胞凋亡的诱导作用 [J]. 世界科学技术-中医药现代化, 2006, 8 (4): 53-56.

[5] 刘艳菊, 刘景超, 王永飞. 绞股蓝多糖对 MFC 胃癌荷瘤小鼠肿瘤生长抑制及免疫调节作用[J].中成药, 2019, 41 (12): 2876-2881.

[6] 常拓, 齐彦爽, 蔺曼, 等. 基于 GEO 数据库、TMT 蛋白组学筛选绞股蓝对膀胱癌的蛋白靶点研究[J]. 基因组学与应用生物学, 2021, 40 (3): 1331-1338.

[7] 阳晓晴, 唐雪梅, 苏湲淇, 等. 绞股蓝总苷对慢性脑缺血大鼠海马神经元的保护作用及其机制研究[J]. 中国现代应用药学, 2019, 36 (12): 1487-1491.

[8] 黄乔, 程晨, 罗秀萍, 等. 基于p53线粒体凋亡通路研究绞股蓝皂苷改善奥沙利铂所致大鼠周围神经毒性的作用[J]. 巴楚医学, 2019, 2 (4): 1-7.

[9] 王文杰, 舒升, 徐煜彬, 等. 绞股蓝皂苷 XVII 调控 PI3K/Akt 信号通路对脑缺血再灌注模型大鼠的保护作用[J]. 中华中医药学刊, 2021, 39 (3): 233-236, 276-278.

[10] 孙晓宁, 宋囡, 杨潇, 等. 绞股蓝皂苷 A 通过调节线粒体功能改善 ox-LDL 诱导的 EA.hy926 细胞损伤的机制研究[J]. 中华中医药学刊, 2020, 38 (1): 77-80.

[11] 曹慧敏, 宋囡, 贾连群, 等. 绞股蓝不同有效成分对 ox-LDL 诱导内皮细胞自噬效应的影响[J]. 中华中医药学刊, 2018, 36 (5): 1166-1168.

[12] 吴迪, 焦雪, 袁泽利, 等. 绞股蓝总皂苷抑制脂多糖诱导的血管内皮损伤[J]. 中国新药杂志, 2020, 29 (3): 323-328.

[13] Shen CY, Jiang JG, Huang CL, et al. Gypenoside LVI attenuates foam cell formation by promoting cholesterol export and inhibiting inflammation response[J]. J Funct Foods, 2018, 50: 71-77.

[14] 田健, 董晓晖, 于信民, 等. 绞股蓝总皂苷对实验性高脂血症大鼠内皮素的影响[J]. 中国煤炭工业医学杂志, 2005 (8): 906-907.

[15] 张瑶丹, 姜新宇, 操兰洁, 等. 绞股蓝总苷颗粒改善高脂血症 C57BL/6J 小鼠脂代谢的研究[J]. 中国药科大学学报, 2019, 50 (6): 713-720.

[16] 陆安静, 杜艺枚, 秦琳, 等. 绞股蓝总皂苷通过改变核受体 FXR 与 DNA 的结合位点调控小鼠肝脏的脂质代谢[C]. 中国药理学会分析药理学专业委员会成立大会, 遵义, 2018: 119.

[17] 马菲菲. 绞股蓝总皂苷治疗小鼠高脂血症过程中对肝脏免疫相关基因转录水平的调控研究[D]. 遵义: 遵义医科大学, 2019.

[18] 鲁艳柳, 杜艺玫, 秦琳, 等. 基于胆汁酸代谢网络分析绞股蓝总皂苷降脂作用的机制[J]. 天然产物研究与开发, 2018, 30 (7): 1143-1148.

[19] 葛樯樯, 王雪芬, 宗磊, 等. 绞股蓝总皂苷对 ApoE～ (–/–) 动脉粥样硬化小鼠血管 PPAR-γ/LXR-α/ABCA1 信号通路的影响[J]. 浙江医学教育, 2019, 18 (4): 47-50.

[20] 蔡宇, 周红俐, 段文涛, 等. 绞股蓝总皂苷对非酒精性脂肪肝大鼠氧化应激及肝细胞凋亡的影响[J]. 中国临床药理学杂志, 2020, 36 (10): 1256-1259.

[21] 南瑛, 张薇, 常晋瑞, 等. 绞股蓝皂苷通过 Nrf2/NF-κB 信号通路发挥抗小鼠急性酒精性肝损伤作用[J]. 中国药理学通报, 2019, 35 (1): 40-45.

[22] 彭心怡, 倪锴文, 丁阳阳, 等. 绞股蓝水提醇沉液抗川楝子致小鼠慢性肝损伤的实验研究[J]. 浙江中西医结合杂志, 2018, 28 (10): 818-820, 825.

[23] Yeo J, Kang Y J, Jeon S M, et al. Potential hypoglycemic effect of an ethanol extract of gynostemma pentaphyllum in C57BL/KsJ-db/db mice[J]. J Med Food, 2008, 11 (4):709-716.

[24] Zhang H J, Ji B P, Chen G, et al. A combination of grape seed-derived procyanidins and gypenosides all eviates insulin resistance in mice and HepG-2 Cells[J]. J Food Sci, 2009, 74 (1): H1-7.

[25] 王同壮, 王尚, 马朋, 等. 绞股蓝叶水提物对糖尿病大鼠降血糖作用研究[J]. 中草药, 2020, 51 (10): 2828-2834.

[26] 张慧云, 唐灵, 张秋艳, 等. 绞股蓝皂苷抑制 AGEs 诱导的人肾小球系膜细胞 TGF-β1 及 PDGF 表达[J]. 华夏医学, 2018, 31 (1): 50-53.

[27] 蔺曼, 王玉荣, 翟新房, 等. 绞股蓝黄酮对氧化受损 LLC-PK1 细胞的保护作用. 中国中药杂志, 2019, 44 (6): 1193-1200.

[28] 杜楠. 绞股蓝皂苷纳米乳的制备及抗氧化效应探究[D]. 西安: 陕西师范大学, 2019.

[29] 南瑛, 赵美娜, 常晋瑞, 等. 绞股蓝皂苷对辐射致小鼠氧化损伤的保护作用及机制研究[J]. 中南药学, 2018, 16 (7): 935-938.

[30] 吴景东. 绞股蓝提取液对自然衰老影响的实验研究[J]. 辽宁中医药大学学报, 2008, 10 (6): 203-205.

[31] 王婷欧, 吴景东. 绞股蓝七叶胆苷 XⅦ对光老化小鼠血清中前列腺素 2、环氧酶 2 水平及皮肤组织中 MMP-1 表达的影响[J]. 中医学报, 2019, 34 (5): 1012-1015.

【来源】朝药 (那克几哒哩曝儿、赶黄草)、侗药 (梁柳冷),苗药 (赶黄草、神仙草、水泽兰),土家药 (水杨柳、水泽兰),瑶药 (红七根)。虎耳草科扯根菜属植物扯根菜 *Penthorum chinese* Pursh 的干燥全草[1]。

【性味与归经】甘,温。归肝、肾经。

【功能与主治】利水除湿,祛瘀止痛。主治黄疸、水肿、跌打损伤、肿痛。

【药理作用】

1. 抗肿瘤作用

(1) 赶黄草单体成分的抗肿瘤作用

赶黄草中部分木脂素及黄酮类成分不仅具有抑制肝癌细胞增殖的作用,而且对正常肝细胞无毒作用,甚至可保护正常肝细胞,表现出较好的选择性。化合物经分离获得八种木脂素类化合物 1~8 和五种黄酮类化合物 9~13,分别为:Penchinone A (1)、Penchinone B (2)、(−)-(7′*E*,8*S*)-2′,4-二羟基-3-甲氧基-2,4′-环氧-8,5′-新木脂-7′-烯-7-酮 (3)、(−)-(7′*Z*,8*S*)-2′,4-二羟基-3-甲氧基-2,4′-环氧-8,5′-新木脂-7′-烯-7-酮(4)、(+)-syringaresinol (5)、(−)-epieudesmin (6)、(−)-syringaresinol (7)、(+)-epieudesmin (8), pinostrobin (9)、pinocembrin (10)、pinostrobin chalcone (11)、pinocembrin-7-*O*-β-D-glucopyranoside (12)、5-methoxy-pinocembrin-7-*O*-β-D-glucoside (13)。

其中,化合物 1 能显著抑制 SMMC-7721 细胞的增殖,化合物 6、9、11 可同时显著抑制 SMMC-7721 和 HepG-2 的增殖,化合物 1、8、10 可显著抑制 SMMC-7721 的增殖,化合物 13 可抑制 HepG-2 的增殖,其中化合物 1 为赶黄草中特征性较强的成分,化合物 6 和 13 为赶黄草的主要成分，具有抑制肝癌细胞增殖的活性[2-4]。

（2）赶黄草提取物的抗肿瘤作用

赶黄草50%醇提取液对人肝癌HepG-2生长具有显著抑制作用[5]。

2. 对消化系统的作用

（1）保肝作用

赶黄草总黄酮可抑制大鼠酒精性肝纤维化的形成，抑制酒精性肝纤维化大鼠体重下降和肝系数升高，降低血清中ALT、AST、PC-Ⅲ、HA、LN的水平及肝组织中Hyp的含量，提高肝组织SOD、GSH-Px的活性和GSH含量，降低肝组织MDA含量，并能显著降低血清TNF-α、IL-6水平[6]。

赶黄草总黄酮能明显抑制人肝星状细胞的增殖，减少细胞外基质的分泌，其作用机制可能与其抑制TGF-β1/Smads信号通路传导有关。5mg/L、9mg/L、13mg/L的赶黄草均可抑制TGF-β1活化后的人肝星状细胞的增殖和迁移，且浓度为13mg/L时效果最显著；赶黄草总黄酮可减少Ⅰ型胶原及纤连蛋白等细胞外基质的沉积，并抑制胶原收缩；Western blot结果显示，赶黄草总黄酮作用后，Smad3、p-Smad2和p-Smad3的表达均显著减少，Smad7的表达明显增加[7]。

赶黄草乙醇提取物对大鼠酒精性脂肪肝有较好的改善作用。赶黄草乙醇提取物可降低大鼠血清TG、LDL、TC含有量，升高HDL含有量，降低大鼠血清TNF-α和IL-6含有量，降低MDA含有量，升高SOD含有量。降低肝组织内TNF-α和IL-6的表达[8-10]。

赶黄草70%乙醇提取物对小鼠内毒素性肝损伤具有明显保护作用。MTS结果显示，当水提取物、70%乙醇提取物、95%乙醇提取物浓度分别在6.25～400mg/L、6.25～100mg/L、6.25～25mg/L范围内时细胞毒性分级≤1级，可相应在此质量浓度及以下进行后续药效学实验[11]。赶黄草70%乙醇提取物组细胞伪足明显减少，胞体体积减小，细胞边缘较清楚，形态大体呈圆形，但仍未达到脂多糖刺激前状态。ELISA实验结果显示，与空白组比较，模型组TNF-α、IL-1β水平显著升高，与模型组比较，水提取物组、70%乙醇提取物两者水平降低[11]。

赶
黄
草

赶黄草 70%乙醇提取物对小鼠内毒素性肝损伤的保护作用可能与减少 TNF-α 产生、调控 ROS/NLRP3/IL-1β 通路有关[11]。模型组肝组织 MDA 水平明显增加，表明肝细胞膜脂过氧化损伤严重，病理切片显示大量炎性细胞浸润，肝细胞坏死。赶黄草 70%乙醇提取物可显著改善上述现象，同时免疫荧光显示它可明显降低脂多糖致肝组织 ASC、NLRP3 表达。

（2）利胆作用

赶黄草提取物对 α-萘基异硫氰酸酯诱导的胆汁淤积和结扎胆总管阻塞黄疸小鼠模型的 TBTL 水平及 ALP、GGT、AST、ALT 的活性均产生负调节作用，表明赶黄草具有利胆和缓解黄疸的作用[12]。

3. 对内分泌系统的作用

赶黄草水提物能显著降低 2 型糖尿病大鼠血糖水平，改善胰岛素抵抗，其机制可能与其发挥抗氧化作用，减少氧化应激有关。每天给药 545mg/kg，给药 4 周后，赶黄草水提物组 FBG、HbA1c 水平分别降低 43.93%、77.05%，HDL-C、GSH-Px、SOD、CAT 分别升高 80.00%、76.32%、42.75%、32.12%，MDA 含量降低 26.89%。赶黄草水提物通过抑制氧化应激改善糖脂代谢紊乱、减轻胰腺组织损伤、提高糖耐量水平、降低空腹血糖[13]。

在给予链脲佐菌素诱导的糖尿病小鼠适当剂量的赶黄草提取物 2 周后，小鼠血浆中糖化血红蛋白、甘油三酯、总胆固醇和低密度脂蛋白浓度降低，而高密度脂蛋白和胰岛素水平却有提升，进一步从赶黄草中分离得到三种黄酮类化合物: pinocembrin-7-O-(4″,6″-hexahydroxydiphenoyl)-β-D-glucose、pinocembrin-7-O-(3″-O-galloyl-4″,6″-hexahydroxydiphenoyl)-β-D-glucose、赶黄草苷 A，均能够抑制 α-糖苷酶活性，IC_{50} 值分别为 0.08μmol/L、0.03μmol/L、0.14μmol/L，说明这三种黄酮类化合物可能是赶黄草发挥降糖作用的物质基础[14]。

4. 抗病原微生物作用

赶黄草水提物及醇提物对绿脓杆菌、枯草芽孢杆菌、金黄色葡萄球菌、表皮葡萄球菌均有不同程度的抑制作用，对供试真菌无抑菌效果，提示水与乙醇不同溶剂赶黄草提取物的抑菌活性无明显差别，乙醇浓度与抑菌效果之间呈不均一的线性关系，随着乙醇浓度的增高，赶黄草乙醇提取物对绿脓杆菌的抑菌活性降低，对枯草芽孢杆菌和表皮葡萄球菌的抑菌活性增强，30%乙醇提取物对绿脓杆菌抑菌效果最好，90%乙醇提取物对枯草芽孢杆菌和表皮葡萄球菌体外抑菌效果较好[15-19]。

参考文献

[1] 贾敏如, 张艺. 中国民族药辞典[M]. 北京: 中国医药科技出版社, 2016: 601.

[2] 王月, 何亚聪, 苏海国, 等. 赶黄草木脂素及黄酮类成分抑制肝癌细胞增殖的作用[J]. 成都中医药大学学报, 2017, 40 (2): 25-28.

[3] He YC, Zou Y, Peng C, et al. Penthorin A and B, two unusual 2,4′-epoxy-8,5′-neolignans from Penthorum chinese[J]. Fitoterapia, 2015, 100: 7-10.

[4] He YC, Peng C, Xie XF, et al. Penchinones A-D, Two pairs of cis-trans isomers with rearranged neolignane carbon skeletons from Penthorum chinense[J]. RSC Adv, 2015, 5 (94): 76788-76794.

[5] 郭美丽, 王燕. 一种扯根菜提取物及其制备方法和用途[P]. CN102093459A, 2011-06-15.

[6] 石晓, 卓菊. 赶黄草总黄酮抗大鼠酒精性肝纤维化作用的实验研究[J]. 中药材, 2015, 38 (7): 1485-1487.

[7] 余蕾, 谢晓芳, 彭芙, 等. 赶黄草总黄酮对活化的肝星状细胞 TGF-β1/Smads 信号通路的影响[J]. 天然产物研究与开发, 2020, 32 (7): 1118-1123.

[8] 唐勇, 张冲, 李国春, 等. 赶黄草乙醇提取物对大鼠酒精性脂肪肝的作用[J]. 中成药, 2016, 38 (7): 1601-1605.

[9] 黄哲, 田德录, 原爱红. 酒精性肝病的实验动物模型的研究[J]. 华人消化杂志, 1998, 6 (8): 712-713.

[10] 刘祥兰, 徐颖, 张钰, 等. 猪苓多糖降血脂抗大鼠酒精性脂肪肝的药理实验研究[J]. 中成药, 2013, 35 (8): 1760-1764.

[11] 范玲, 谢星星, 陈立, 等. 赶黄草 3 种提取物对小鼠内毒素性肝损伤的保护作用[J]. 中成药, 2019, 41 (2): 291-297.

[12] Zhang ZX, Huang JZ. Choleretic and jayndice-relieving effects of water extract

from Penthorum chinese Pursh[J]. J Trop Med, 2008, 8 (2): 125-127.

[13] 胡吉蕾, 郑乐愉, 唐薇, 等. 赶黄草水提物对高脂饮食联合链脲佐菌素诱导的 2 型糖尿病大鼠的降血糖作用[J]. 现代食品科技, 2020, 36 (2): 25-31.

[14] Huang DD, Jiang Y, Chen WS, et al. Evaluation of hypoglycemic dttects of polyphenols andextracts from Penthorum chinese[J]. J Ethnopharmacol, 2015, 163: 256-263.

[15] 雷娇, 肖茂, 朱锐, 等. 赶黄草不同溶剂提取物抑菌活性的初步探讨[J]. 亚太传统医药, 2012, 8 (8): 29-30.

[16] 陈奇. 中药药理实验方法学[M]. 上海: 上海科技出版社, 1996: 67.

[17] 钟有添, 陈玉帅, 毛晓洁, 等. 玉米须抗菌活性的初步研究[J]. 赣南医学院学报, 2008, 28 (4): 477-478.

[18] 高尚进, 毛艳, 周汉东, 等. 11 种中草药对 8 种常见细菌的体外抑菌试验[J]. 川北医学院学报, 2008, 23 (5): 466-468.

[19] 向秋玲. 帖觅菜不同溶剂提取物抑菌作用的研究[J]. 江苏农业科学, 2010, 15 (4): 360-362.

抗
肿
瘤
民
族
药
的
药
理
与
临
床

桃儿七

【来源】羌药 (韦子白卦)，彝药 (奥莫色)，藏药 (奥毛塞、鬼臼、小叶莲)。小檗科桃儿七属植物桃儿七 *Sinopodophyllum hexandrum* (Royle) Ying 的根及根茎[1]。

【性味与归经】苦、微辛，温。归膀胱、心、肝经。有毒。

【功能与主治】祛风除湿，活血止痛，祛痰止咳。主治风湿痹痛、跌打损伤、月经不调、痛经、脘腹疼痛、咳嗽。

【药理作用】

1. 抗肿瘤作用

（1）桃儿七单体化合物的抗肿瘤作用

从桃儿七果实分离鉴定了一种新的黄酮类化合物 8,2'-二苯基槲皮素 3-甲基醚和九种已知化合物。其中，新化合物 8,2'-二烯基槲皮素 3-甲基醚对 MDA-231 和 T47D 乳腺癌细胞株具有细胞毒活性[2]。另据报道，从桃儿七果实中分离出 4 种烯丙基黄酮类化合物 (华鬼臼碱 A～D)、1 种黄酮苷 sinopodhylliside A 以及 19 种已知化合物，将以上化合物在体外对人乳腺癌 T47D、MCF-7 和 MDA-MB-231 细胞进行细胞毒性试验，结果表明部分化合物对 T47D 细胞具有显著的细胞毒性，$IC_{50}<10\mu mol/L$[3]。

（2）桃儿七提取物的抗肿瘤作用

桃儿七 90%乙醇提取物对人乳腺癌MCF-7 细胞有明显的抑制作用，并呈浓度、时间依赖性；可阻止细胞由 G_2 期向 M 期、M 期向 G_1 期的进程，抑制细胞有丝分裂及细胞增殖，因有丝分裂失败诱发凋亡及继发性坏死。MTT 结果显示，1μg/mL、2μg/mL、3μg/mL 的桃儿七 90%乙醇提取物作用 72h 后，MCF-7 细胞的生长抑制率分别为 42.97%、54.88%、

78.50%。倒置显微镜动态观察细胞的形态变化，HE 染色后光镜下出现多核细胞伴多级分裂，结果发现给药 24h 的细胞有多个多核细胞，而给药 48h 的实验组细胞，部分胞核染色质固缩沿核膜分布，核膜消失，可见坏死细胞。Annexin V-FITC 及 PI 双染，流式细胞仪检测荧光强度测定 DNA 含量结果显示，浓度桃儿七乙醇提取物作用 MCF-7 细胞可使细胞的 G_2/M 期细胞增多，使 MCF-7 细胞发生凋亡[4]。

桃儿七的乙醇提取物对体外培养的白血病细胞有杀伤作用，可抑制小鼠移植性肿瘤生长。桃儿七的乙醇提取物对体外培养的 K562、L1210 及 L7712 细胞均有一定的杀伤作用，呈浓度依赖性，10.0μg/mL 该药终浓度剂量，仅存活约 39.76% 的 L7712 瘤细胞。桃儿七提取物 (14.0mg/kg、7.0mg/kg) 对小鼠移植性肿瘤 EAC、U_{14} 及 H_C 均有一定的抑制作用，其瘤重抑制率分别为 42.2%、38.8%、41.5% 及 37.8%、33.3%、35.6%[5]。另外，桃儿七乙醇提取物对人体口腔上皮癌、前列腺癌及大鼠神经胶质肿瘤细胞具有杀伤作用，同时使小鼠乳腺细胞排列疏松，细胞核严重分化，可明显抑制癌细胞增殖[6]。

2. 对心血管系统的作用

桃儿七根中提取出的结晶性物质，对离体蛙心有兴奋作用，能使其停于收缩状态。对兔耳血管有扩张作用，但对蛙后肢血管、家兔小肠及肾血管则有轻度的收缩作用[7]。

3. 抗病原微生物作用

（1）抗细菌作用
桃儿七中的黄酮类成分对流感杆菌及卡他球菌有一定的抑制作用[7]。
（2）抗病毒作用
桃儿七经甲醇和二氯甲烷提取后的物质可对单纯疱疹病毒产生抑制作用[7]。

【毒性作用】

桃儿七的根和根茎所含的鬼臼树脂对大鼠胃肠道和非胃肠道给药

后动物出现腹泻、呼吸困难、拖尾，而后兴奋直至痉挛、衰竭、昏迷，甚至出现死亡。小鼠腹腔注射鬼臼毒素的 LD_{50} 为 $30\sim35mg/kg$，其葡萄糖苷阻止这些器官有丝分裂的毒性作用较苷元小，但大剂量亦可产生腹泻、呕吐和唾液分泌过多。猫对上述作用最敏感，大鼠、豚鼠和狗耐受较好，当猫注射氯丙嗪后对上述反应有一些保护作用[8]。

【临床应用】

1. 治疗心胃痛

治各种心胃痛，桃儿七 3g、长春七 3g，枇杷玉 6g，石耳子 6g，太白米 4.5g，朱砂七 9g、香樟木 9g，木香 2.4g，水煎，早晚服[8]。

2. 治疗呼吸系统疾病

桃儿七可用于治疗劳伤咳嗽、风寒咳嗽：桃儿七、太白贝母、沙参、太羌活、各 6g 水煎服[8]。

参考文献

[1] 贾敏如, 张艺. 中国民族药辞典[M]. 北京: 中国医药科技出版社, 2016: 771.

[2] Kong Y, Xiao JJ, Meng SC, et al. A new cytotoxic flavonoid from the fruit of Sinopodophyllum hexandrum[J]. Fitoterapia, 2010, 81 (5): 367-370.

[3] Wang QH, Guo S, Yang XY, et al. Flavonoids isolated from Sinopodophylli Fructus and their bioactivities against human breast cancer cells[J]. Chin J Nat Med, 2017, 15 (3): 225-233.

[4] 李国元, 马兰, 格日力. 桃儿七抗乳腺癌作用机制探讨[J]. 山东医药, 2005, 45 (19): 24-25.

[5] 王达纬, 郭夫心, 马学毅. 桃儿七的抗肿瘤作用[J]. 中药材, 1997, 20 (11): 571-573.

[6] 宗玉英, 党合群, 骆桂法. 110 种植物藏药进行体外筛选实验研究[J]. 药学实践杂志, 2000, 18 (5): 290-291.

[7] 袁菊丽. 太白七药桃儿七的研究进展[J]. 辽宁中医药大学学报, 2011, 13 (5): 95-97.

[8] 刘艳杰, 王健, 刘丽歌. 桃儿七化学成分和药理作用研究进展[J]. 北方药学, 2016, 13 (4): 105.

铁包金

【来源】土家药 (写可拍)，苗药 (小叶铁包金)，瑶药 (小叶铁包金)，仫佬药 (庙乎当)，壮药 (勾吼樆、古也、铁包金)。鼠李科勾儿茶属植物铁包金 *Berchemia lineata* (L.) DC. 的干燥根[1]。

【性味与归经】淡、微甘，凉。归心、肺经。

【功能与主治】凉血解毒，舒筋通络，去瘀活血，暖胃健脾。主治呼吸道感染、心血管疾病、类风湿性关节炎、肿瘤、肺痈、跌打损伤等；外治烧烫伤、毒蛇咬伤。

【药理作用】

1. 抗肿瘤作用

铁包金总黄酮可通过清除自由基并调节 p53、TNF-α 及 caspase-3 蛋白的表达，抑制 S180 肿瘤的生长。铁包金总黄酮抑制 S180 肉瘤生长呈明显的剂量依赖性，并对小鼠体重、胸腺、脾脏及肝脏指数均无影响。铁包金总黄酮升高小鼠 SOD 值、降低 MDA 值，呈一定的量效关系。铁包金总黄酮可升高 p53 蛋白表达，降低 TNF-α 及 caspase-3 蛋白表达。说明铁包金总黄酮能降低 S180 荷瘤小鼠的血浆 MDA，升高 SOD 含量。铁包金总黄酮通过清除 $O_2^{-\cdot}$ 和调节 p53、TNF-α 及 caspase-3 蛋白表达，抑制肿瘤的生长[2,3]。

2. 对消化系统的作用

铁包金提取物对 CCl_4 及异硫氰酸-α-萘酯所致急性肝损伤，有保肝降酶退黄的作用。制备四种铁包金提取物样品，其中，样品 1 是氯仿提取物，样品 2 是石油醚提取物，样品 3 是醋酸乙酯提取物，样品 4 是正丁醇提取物。样品 1～4 高剂量 (0.4g/kg) 组及阳性药联苯双酯，能明显降低 CCl_4 致急性肝损伤小鼠血清中的 ALT 及 AST 活性，且能明显升高血清中总蛋白和白蛋白含量，样品 3 和样品 4 低剂量组 (0.2g/kg) 则对 ALT 作用不明显，而对 AST 的活性有抑制作用。

铁包金提取物具有明显的退黄降酶及保肝作用。铁包金氯仿提取物、石油醚提取物和正丁醇提取物可明显降低 T-BIL 含量，上述四种提取物 1～4 均可降低 ALT 活性[4]。

铁包金对慢加急性肝衰竭具有一定的防治作用，是通过 APE1/Ref-1 调控凋亡相关蛋白来防治慢加急性肝衰竭。铁包金 (剂量 8g/kg) 和安宫牛黄丸 (剂量 0.27g/kg) 药效相当，可显著降低死亡率。铁包金显著降低 ALT、AST、TBIL、凋亡指数、caspase-3 和 Bax 的水平，显著提高 APE1、Bcl-2 的水平[5]。

3. 抗炎镇痛作用

（1）抗炎作用

铁包金氯仿提取物、石油醚提取物和乙酸乙酯提取物均具有明显抗炎作用[6,7]。铁包金氯仿提取物、石油醚提取物和乙酸乙酯提取物均能明显抑制巴豆油所引起的小鼠耳郭肿胀，抑制率在 14.9%～29.7% 之间，且 0.2g/kg 及 0.4g/kg 两个剂量组与对照组相比，均有显著差异。铁包金正丁醇提取物也有一定程度的减轻，其抑制率为 10.3%～12.3%。

（2）镇痛作用

铁包金提取物有明显镇痛作用[6,7]。铁包金氯仿提取物、石油醚提取物、乙酸乙酯提取物、正丁醇提取物均能明显减少醋酸所致的小鼠扭体次数，0.2g/kg 及 0.4g/kg 两个剂量组与对照组相比，均有显著差异。

【临床应用】

1. 治疗癌症

以铁包金、南方红豆杉及白花蛇舌草等组成研制的复方红豆杉胶囊治疗肝癌，该制剂与化疗药联合应用时具明显治疗效果[8]。采用铁包金、土茯苓、薏苡仁等组成的土茯苓合剂治疗食道贲门癌 28 例，其中显效 19 例，有效 5 例，好转为 2 例，无效亦为 2 例[9]。

2. 治疗呼吸系统疾病

以铁包金、金银花、麻黄、杏仁等组成的小儿清肺止咳糖浆，治疗上呼吸道感染、支气管炎及肺炎共 150 例。治疗组痊愈者有 39 例，有效为 43 例，无效则为 3 例，其总有效率 96.5%。而对照组则痊愈 24 例，有效为 30 例，无效为 11 例，其总有效率为 83.1%。两组结果的差异具有统计学意义[10]。由铁包金 20g、野荞麦 15g 及麦冬 25g 等组成的野牛铁虎了麦汤治疗肺痈，共治疗 108 例，其中痊愈 84 例，好转 13 例，无变化为 11 例[11]。

3. 治疗炎症

由铁包金、毛蒌及通城虎等组成的蒌虎二金二藤汤治疗类风湿性关节炎 49 例，其中总有效率为 93.6%。此汤不温不寒且长久服药不易伤正气，适合各种证型[12]。

4. 治疗其他疾病

用中西医结合治疗浅Ⅰ度～深Ⅱ度的烧伤共 125 例，结果中西医结合的治疗愈合天数与常规治疗相比，平均缩短了 10～15 天，有非常明显的差异，该组方中的铁包金有消炎止痛的功效[13]。

参考文献

[1] 贾敏如，张艺. 中国民族药辞典[M]. 北京：中国医药科技出版社，2016: 114.

[2] 陈小龙. 铁包金抗肿瘤作用的研究[D]. 武汉：中南民族大学，2011.

[3] 陈小龙，滕红丽，沈玉霞，等. 铁包金总黄酮体内对 S180 实体瘤的抑制作用[J]. 中国药理学通报，2011, 27 (1): 121-124.

[4] 吴玉强，邓家刚，钟正贤，等. 铁包金提取物抗肝损伤作用的研究[J]. 时珍国医国药，2009, 20 (4): 854-855.

[5] 刁建新，马文校，戴凤翔，等. 铁包金通过 APE1 调节凋亡相关蛋白防治慢加急

性肝衰竭大鼠的作用[J]. 中药新药与临床药理, 2016, 27 (6): 794-799.

[6] 吴玉强, 杨兴, 邓家刚, 等. 铁包金提取物镇痛抗炎作用的研究[J]. 时珍国医国药, 2008, 19 (4): 825-826.

[7] 石妍. 铁包金不同萃取物的抗炎镇痛作用研究[J]. 中国民族民间医药, 2014, 23 (5): 22, 24.

[8] 滕红丽, 李璨, 钟鸣, 等. 复方红豆杉胶囊治疗肝癌 60 例临床研究[J]. 中医杂志, 2006, 47 (4): 277-279.

[9] 徐兰芳. 土茯苓合剂治食道贲门癌的体会[J]. 海峡药学, 1997, 9 (3): 112.

[10] 汪霞. 小儿清肺止咳糖浆的制备与临床观察[J]. 中国药师, 2002, 5 (4): 247-248.

[11] 罗其林. 苗药 "野牛铁虎了麦汤"治疗肺痈 108 例[J]. 中国民族民间医药杂志, 2002, 1 (54): 10.

[12] 牟科媛. 萎虎二金二藤汤治疗类风湿性关节炎 49 例[J]. 四川中医, 2002, 20 (2): 28-29.

[13] 杨秀忠. 中西医结合治疗浅Ⅰ度～深Ⅱ度烧伤 125 例[J]. 现代中西医结合杂志, 2002, 11 (3): 242.

【来源】拉祜药 (黑节草、鹅母架拉比、吊兰), 蒙药 (特木日-索格苏日-查赫日玛)。兰科石斛属植物铁皮石斛 *Dendrobium officinale* Kimura et Migo 的新鲜茎或干燥茎[1,2]。

【性味与归经】甘, 微寒。归胃、肾经。

【功能与主治】益胃生津, 滋阴清热。主治热病津伤、口干烦渴、胃阴不足、食少干呕、病后虚热不退、阴虚火旺、骨蒸劳热、目暗不明、筋骨痿软。

【药理作用】

1. 抗肿瘤作用

(1) 铁皮石斛单体成分的抗肿瘤作用

铁皮石斛叶中提取的异紫罗兰素能抑制转化生长因子 β1 诱导的肝细胞癌 HepG-2 和 Bel-7402 细胞的上皮间充质转化, 进而抑制转移。用 10ng/mL 转化生长因子 β1 预处理肝癌细胞诱导上皮间充质转化, 然后用异紫罗兰素处理。发现异紫罗兰素对正常肝 LO2 细胞无细胞毒性作用, 但显著降低转化生长因子 β1 处理的肝癌细胞的迁移和侵袭能力。异紫罗兰素可通过调节 TGF-β/Smad 和 PI3K/Akt/mTOR 信号通路降低 MMP-2、MMP-9 水平, 显著改变上皮间充质转化标记物的表达, Western blot 分析证实抑制剂 SB431542 和 LY294002 的作用与异紫罗兰素的作用一致[3]。

Vicenin Ⅱ 为铁皮石斛的活性单体, 具有抗肺腺癌细胞转移的作用, 通过 TGF-β/Smad 和 PI3K/Akt/mTOR 信号的失活而抑制 TGF-β1 诱导的上皮间充质转化过程。在没有和存在 Vicenin Ⅱ 的情况下, 用 TGF-β1 处理 A549 和 H1299 细胞, 结果发现 TGF-β1 可诱导上皮间充质转化的纺锤形改变，增加迁移和侵袭，上调或下调上皮间充质转化生物标志物的相对表达。同时，与 Vicenin Ⅱ、抑制剂 LY294002 和 SB431542 共同作用时，这些变化被显著抑制[4]。

（2）铁皮石斛总成分的抗肿瘤作用

乙醇分级沉淀法从铁皮石斛茎中提取四个新的多糖组分（DOP-40、DOP-50、DOP-60 和 DOP-70)，且多糖组分具有良好的抗肿瘤活性，其中 DOP-70 更为显著，具有最强的抗肿瘤活性，而 DOP-40 和 DOP-60 表现出非常接近的抗肿瘤活性，优于 DOP-50。四个纯化组分主要由 D-甘露糖和 D-葡萄糖组成，其平均分子量分别为 999kD、657kD、243kD 和 50.3kD。Western blot 分析还表明 DOP-40、DOP-60 和 DOP-70 通过 Bcl-2 和 Bax 依赖的途径诱导人肝癌 HepG-2 细胞凋亡[5]。

铁皮石斛多糖通过改变线粒体功能、ROS 生成和凋亡相关蛋白表达，诱导 HepG-2 细胞凋亡。铁皮石斛多糖主要由甘露糖、葡萄糖和半乳糖组成，摩尔比为 1:0.42:0.27，平均分子量为 2.29×10^5Da。铁皮石斛多糖以剂量依赖性的方式抑制 HepG-2 细胞的生长，铁皮石斛多糖处理的 HepG-2 细胞 ROS 水平升高，线粒体膜电位降低，在蛋白水平上，铁皮石斛多糖处理的 HepG-2 细胞出现凋亡，Bcl-2 下调、Bax 上调[6]。

铁皮石斛多糖通过减少邻近组织和癌组织中闭塞带-1 和闭塞素的丢失，有效地保护了肠屏障功能。铁皮石斛多糖可提高肿瘤浸润 $CD8^+$ 细胞毒性 T 淋巴细胞的代谢能力，降低 $CD8^+$ 细胞毒性 T 淋巴细胞上 PD-1 的表达，从而增强肿瘤微环境的抗肿瘤免疫反应，铁皮石斛多糖能恢复肠道屏障功能，增强肠道抗肿瘤免疫反应，抑制大肠癌的发生[7]。

铁皮石斛多糖可通过清除羟基自由从而抑制 Cu^{2+} 催化 H_2O_2 产生的·OH 诱导的神经母细胞瘤细胞 SH-SY5Y 细胞凋亡。在浓度为 20～80μg/mL 范围内，铁皮石斛多糖提取物能有效清除 Cu^{2+} 催化 H_2O_2 产生的·OH，并有效抑制神经母细胞瘤细胞 SH-SY5Y 细胞凋亡，使凋亡率从 56.97% 下降到 17.97%，且其作用效果呈浓度依赖性[8]。

不同栽培条件下生长的铁皮石斛多糖基本相同，支链略有差异，两个多糖组分均由（1→4）连接的甘露糖和(1→4)连接的葡萄糖组成，甘露糖中含有 O-乙酰基。野生铁皮石斛多糖组分经降解后对 HeLa 细胞具有显著的抗增殖活性，组分 F1 和 F3 通过上调 ERK、JNK 和 p38 的表达诱导细胞凋亡。野生铁皮石斛多糖只有在降解为小分子量物种后才具有显著的抗肿瘤作用，种植方式是影响铁皮石斛药理活性的重要因素，建议改变铁皮石斛的栽培条件[9]。

（3）铁皮石斛提取物的抗肿瘤作用

铁皮石斛具有抑制人鼻咽癌 CNE2 细胞增殖及诱导凋亡的作用。MTT 法检测结果显示，铁皮石斛提取物对人鼻咽癌 CNE2 有明显抑制作用。流式细胞仪检测结果显示，与对照组相比石斛提取物对人鼻咽癌 CNE2 细胞株有明显促进细胞凋亡作用，且有明显时间依赖性及浓度依赖性。Western blot 结果显示 Bcl-xL 及 Mcl-1 的表达均下降，caspase-8、caspase-9 有明显的表达，而 caspase-3 也有表达。表明铁皮石斛可能通过 Bcl-xL 和 Mcl-1 蛋白下调、促进 caspase-3 的活化等，使细胞凋亡及线粒体通路的细胞凋亡，抑制人鼻咽癌 CNE2 细胞增殖和诱导凋亡的作用[10]。

铁皮石斛提取物对人体乳腺癌细胞具有很好的抑制作用，抑制癌细胞的增殖。铁皮石斛提取物对乳腺癌细胞 MCF-7 细胞在 48h 有明显抑制作用，能有效抑制癌细胞的增殖，且随用药浓度的增加，在 72h 时抑制效果最强[11]。

铁皮石斛提取物具有体内抗胃癌的作用，将铁皮石斛提取物 (4.8g/kg 和 2.4g/kg) 灌胃给药，与大鼠胃癌模型组比较，高剂量铁皮石斛提取物显著抑制肿瘤的发生，铁皮石斛提取物可以调节胃癌细胞 DNA 损伤、氧化应激和与癌变相关的细胞因子，诱导细胞凋亡[12]。

（4）铁皮石斛的肿瘤预防作用

铁皮石斛多糖对 1-甲基-3-硝基-1-亚硝基胍诱发的小鼠胃癌癌前病变具有预防作用。在开始为期 7 个月的 1-甲基-3-硝基-1-亚硝基胍暴露前，向大鼠连续口服铁皮石斛多糖 15 天，铁皮石斛多糖高剂量组 7 个月后体重明显增加，肠化生减少，非典型增生维持在中度或轻度。数据还显示铁皮石斛多糖能够降低 ALT、UA 和 BUN 的水平，这些水平在 1-甲基-3-硝基-1-亚硝基胍诱导的胃癌癌前病变出现后都有所升高。铁皮石斛多糖还可降低 8-OHdG 的表达，促进 NRF2 的表达。RT-PCR 和 Western blot 结果表明，铁皮石斛多糖可上调 HO-1 和 NQO-1 的基因和蛋白表达。这些发现表明，铁皮石斛多糖可以阻止 1-甲基-3-硝基-1-亚硝基胍诱导的胃癌癌前病变以及随后的肝肾损害。铁皮石斛多糖的保护作用与 8-OHdG 水平的降低以及 NRF2 途径及其相关抗氧化酶 HO-1 和 NQO-1 的激活有关[13]。免疫组化分析显示，铁皮石斛多糖处理通过降低 *β-catenin* 的表达来抑制癌前病变的进程，下调了 *Wnt2β*、*Gsk3β*、*PCNA*、*cyclin D1* 和 *β-catenin* 的基因表达，以及 Wnt2β、PCNA 和 β-catenin 的蛋白表达。在铁皮石斛多糖处理后发现了九种内源性代谢产物，其中最显著的是甜菜碱，其具有很强的抗氧化活性，具有抗肿瘤的作用。铁皮石斛多糖可通过调节 Wnt/β-catenin 途径和改变内源性代谢产物来抑制 1-甲基-3-硝基-1-亚硝基胍诱导的癌前病变模型[14]。

铁皮石斛对二甲基肼诱发的小鼠结直肠癌具有预防作用。注射二甲基肼的 ICR 小鼠，喂饲含铁皮石斛 (5%、10%、20%) 的饲料。后发现其体重和血清 SOD 水平均明显升高，结直肠癌发生率和结直肠黏膜腺体增生程度均明显降低，结果提示，本实验条件下，铁皮石斛对于二甲基肼所诱发的结直肠癌具有一定的预防作用[15]。

2. 对神经系统的作用

铁皮石斛多糖可抑制由 TNF-α 引起的神经细胞凋亡。铁皮石斛多糖可抑制 HT22 细胞凋亡基因的表达，其中 20μg/mL 和 25μg/mL 铁皮石斛多糖组的抑制效果最为明显，且 20μg/mL、25μg/mL 铁皮石斛多糖组相关蛋白的表达、HT22 细胞的凋亡数量和比例均显著低于 5ng/mL TNF-α 组。说明铁皮石斛多糖可以抑制由 TNF-α 引起的 HT22 细胞凋亡，且其浓度在 20μg/mL、25μg/mL 时的抑制效果最佳[16]。

石斛多糖通过调节小胶质细胞的激活来对阿尔茨海默病相关的认知障碍提供神经保护作用。铁皮石斛多糖对小胶质细胞系 BV2 和衰老加速小鼠易感 8 小鼠株影响的研究，体外实验表明，铁皮石斛多糖预处理有助于 BV2 细胞从促炎型向抗炎型转变，Aβ 清除率增强，在体内研究中，小鼠在 4～7 个月大的饮用水中长期服用铁皮石斛多糖，显著减轻衰老加速小鼠易感 8 小鼠的认知功能衰退，抑制海马小胶质细胞活化，下调 IL-1β、TNF-α、IL-6，而 IL-10、尼泊尔利辛和胰岛素降解酶上调，海马 Aβ42 和磷酸化 Tau 蛋白的积累也减少[17]。

3. 对心血管系统的作用

（1）改善心功能

铁皮石斛多糖可改善冠心病模型家兔心功能、心肌收缩能力。铁皮石斛多糖可使左室舒张末压降低，左室收缩压和±dp/dt_{max}，动脉收缩压均升高，α-myosin mRNA 表达显著升高，β-myosin mRNA 表达下降，各肌动蛋白表达则呈阳性的心肌细胞较少。表明铁皮石斛多糖能够在一定程度上恢复心肌舒缩能力，并改善心功能[18]。

铁皮石斛具有改善心功能的作用。铁皮石斛可降低 IL-8、TNF-α、VCAM-1、ICAM-1 水平，显著降低左室舒张末压，升高左室收缩压、±dp/dt_{max} 及动脉收缩压，改善血管壁的变厚情况。表明铁皮石斛可能通过改善及抑制血管病理改变、减轻血管损害而起改善心功能的作用[19]。

（2）改善缺血再灌注诱导的心律失常和心肌纤维化

铁皮石斛对缺血再灌注诱导的心律失常具有保护作用。铁皮石斛可缩短心律失常的恢复正常时间，并显著降低心律失常评分。缺血再灌注诱导的心律失常大鼠血浆中心钠肽、脑钠肽及心肌肌钙蛋白 I 的水平则显著上升，而心肌组织中 SOD 浓度降低，MDA 的浓度升高，铁皮石斛可抑制上述效应，并呈剂量依赖性。铁皮石斛对缺血再灌注诱导的心律失常具有保护作用，且其机制涉及抗氧化作用[20]。

铁皮石斛可有效抑制缺血再灌注后心衰心气虚症候大鼠心肌纤维化，机制为降低 Gal-3、TGF-β、Smad3 蛋白表达有关。铁皮石斛给药 10mg/kg，左室舒张末期内径、左心射血分数、左心室短轴缩短率明显升高，左室收缩末期内径、I 型胶原羧基端前肽、III 型胶原羧基端前肽水平明显降低，Gal-3、TGF-β、Smad3 蛋白表达水平明显降低，且铁皮石斛组低于缬沙坦组；HE 染色结果显示，铁皮石斛给药后心肌细胞形态明显改善；Masson 染色结果显示，铁皮石斛给药后心肌纤维组织、胶原组织形态明显改善[21]。

（3）改善心肌细胞缺血再灌注损伤

铁皮石斛多糖对心肌细胞缺血再灌注损伤的保护作用研究发现，铁皮石斛多糖预处理后，H9c2细胞存活率升高，细胞中ROS水平及MDA含量减少，上清液中LDH含量减少，细胞凋亡率降低，细胞中NF-κB p65和TLR-4蛋白的表达水平下调。铁皮石斛多糖对H9c2细胞缺氧/复氧损伤具有一定的保护作用，其作用机制可能与提高细胞活性、增强抗氧化损伤能力、抑制细胞凋亡、抑制NF-κB/TLR-4信号通路有关[22]。

（4）改善心肌肥厚

铁皮石斛水煎提取物对异丙肾上腺素诱导的心肌肥厚具有保护作用。异丙肾上腺素可诱导大鼠心肌肥厚明显，且血浆中利钠肽、脑钠肽、心肌肌钙蛋白I的水平显著上升。而铁皮石斛水煎液能显著抑制异丙肾上腺素诱导的心室压力升高和心室肥厚，改善心肌纤维化，减少心肌胶原合成，同时显著下调血浆利钠肽、脑钠肽、心肌肌钙蛋白I的水平[23]。

（5）降压作用

铁皮石斛醇提取物可降低自发性高血压大鼠SHR的血压作用。铁皮石斛的醇提物组给药后的2h，收缩压SBP及舒张压DBP显著低于同期模型组，治疗8周和停药3天，SBP与DBP显著低于同期模型组，$AT1R$ mRNA表达显著高于模型组，而$ET-1$ mRNA表达显著低于模型组。表明铁皮石斛醇提取物可显著降低SHR大鼠的血压，该机制可能与通过下调$ET-1$有关[24]。此外，鲜铁皮石斛还能显著降低SH大鼠血压水平，降压效果与西药络活喜接近，可能通过降低$AT1R$ mRNA水平起作用。鲜铁皮石斛组对血管紧张素I、血管紧张素II、肾素活性及醛固酮激素水平没有显著改变[25]。

（6）改善脑缺血再灌注

铁皮石斛多糖对脑缺血再灌注损伤大鼠的预后具有促进作用，机制与降低模型鼠体内炎症因子的表达有关。将100只雄性SD大鼠随机分为假手术组、模型组、不同浓度铁皮石斛多糖（100mg/kg、200mg/kg、300mg/kg）组。建模后第一天起各铁皮石斛多糖组大鼠连续3天，每天一次腹腔注射铁皮石斛多糖溶液，在建模后第7天结果显示，各浓度铁皮石斛多糖组大鼠存活率均升高，其中300mg/kg铁皮石斛多糖组较模型组显著升高。与模型组相比，各浓度铁皮石斛多糖组脑梗死体积、改良神经功能评分、炎症因子TNF-α、IL-1β水平等指标均降低，其中

200mg/kg、300mg/kg 铁皮石斛多糖组各指标均较模型组显著降低[26]。

4. 对消化系统的作用

（1）保肝作用

石斛多糖能明显减轻肝损伤。石斛多糖给药后血清 ALT、AST 水平降低，肝脏 ROS、MDA、MPO 含量降低，GSH、CAT、T-AOC 升高。石斛多糖处理可显著诱导 Nrf2 从 Nrf2-Keap1 复合物中分离，并促进 Nrf2 核转位。石斛多糖介导的 Nrf2 激活触发了乙酰氨基酚给药小鼠 *GCLM*、*HO-1* 和 *NQO1* 的转录和表达。石斛多糖对乙酰氨基酚诱导的肝损伤具有潜在的肝保护作用，通过抑制氧化应激和激活 Nrf2-Keap1 信号通路发挥保肝作用[27]。

铁皮石斛对小鼠急性酒精性肝损伤具有保护作用。铁皮石斛干预后，小鼠的血清中 ALT 与 AST 水平均显著下降，肝组织的病理 HE 染色显示，胞浆水样变性及气球样变有所改善，肝组织中的抗凋亡蛋白 Bcl-2 显著上升[28]。另外，铁皮石斛对慢性酒精性肝损伤小鼠的肝功能相关指标具有一定的改善作用。铁皮石斛 3g/kg 能降低血清 ALT，铁皮石斛 3g/kg、6g/kg 则能降低血清中的 AST 与 TC[29]。

滇产铁皮石斛鲜榨汁不仅可以改善实验性肝纤维化模型大鼠的一般状态，并通过抑制肝组织中 α-SMA 和细胞外基质主要成分 *Collagen I* 的基因和蛋白表达，减轻其病理学变化，使肝组织的纤维化程度降低。同时，通过减少 Hh 信号通路上游蛋白 Shh 的产生，抑制 Hh 信号通路的激活，也通过抑制其下游靶基因 *Ptch1*、*Gli1* 的激活和 Gli1 蛋白的表达，进一步阻断 Hh 信号通路。即滇产铁皮石斛可通过抑制 HSCs 的活化及其胶原的表达，阻断肝脏细胞的 Hh 信号通路，达到抑制或逆转肝纤维化发生发展的效果[30]。

（2）保护胃黏膜作用

铁皮石斛多糖可通过抑制 JAK2/p-STAT3 信号通路的活化来改善胃黏膜病理状态，对慢性萎缩性胃炎大鼠有良好的保护与逆转作用，并有效恢复体重，缓解胃黏膜萎缩。研究表明，铁皮石斛多糖高、中、低剂量组（分别为 1.34g/kg、0.67g/kg、0.335g/kg）给药后的大鼠体重均高于

模型组 (生理盐水灌胃)，而腺体数量、腺体厚度、主细胞数量与壁细胞数量低于模型组。铁皮石斛多糖各剂量组的炎症等级、腺体数量、腺体厚度、主细胞数量和壁细胞数量较模型组均有恢复，血清胃泌素含量高于模型组，血清 IL-6 含量、增殖细胞核抗原、TNF-α、Janus 激酶 2、激活因子-3/酪氨酸磷酸化 3 的蛋白表达均低于模型组。说明铁皮石斛多糖的作用机制可能是通过抑制激活因子-3/酪氨酸磷酸化 3 信号通路活化，以此来改善胃黏膜的病理状态[31]。

铁皮石斛可抗阿司匹林诱导急性胃黏膜损伤。铁皮石斛多糖给药后受损细胞活力显著升高，细胞上清液的 LDH 含量显著降低，铁皮石斛的多糖组分能显著降低胃溃疡模型大鼠的胃溃疡指数，并抑制胃液分泌与胃酸含量及降低胃蛋白酶活性，使得血清 NO 明显升高，TNF-α、IL-6和 MDA 水平明显降低，SOD 及 PGE2 水平显著升高[32]。铁皮石斛水溶性总蛋白能够有效降低阿司匹林造成的胃黏膜出血及糜烂，且能够使血清中 PGE2、SOD 含量明显增加，IL-6、IL-1β、TNF-α、MDA 含量明显减少，胃组织中 COX-2、IL-1β、IL-6、TNF-αm RNA 的表达量以及 COX-2、pErk1/2 与 Erk1/2 蛋白表达量的比值均有明显下调[33]。

（3）改善溃疡性结肠炎

铁皮石斛提取物具有治疗葡聚糖硫酸钠诱导的小鼠溃疡性结肠炎的作用，其作用机制之一是通过清除自由基、修复氧化损伤和提高细胞抗氧化能力，重新建立氧化还原平衡，抑制炎症因子 IFN-γ、TNF-α、MPO 的释放和 c-Jun、c-Fos 的高表达，阻断炎症的放大效应，进而抑制结肠炎症[34,35]。

5. 对内分泌系统的作用

铁皮石斛多糖对 2 型糖尿病小鼠具有降糖作用，能够显著提高糖尿病小鼠肝脏和胰腺的抗氧化能力，修复肝脏和胰腺氧化损伤，从而提高胰岛素含量和缓解胰岛素抵抗，因此具有降血糖的作用[36]。OGTT 实验结果表明，铁皮石斛多糖能够显著提高 2 型糖尿病小鼠对葡萄糖的耐受力，修复受损的糖耐量。铁皮石斛多糖还能够抑制 2 型糖尿病小鼠胰高血糖素的分泌，缓解 2 型糖尿病小鼠的高血糖症。HE 染色切片显示铁皮石斛多糖能够显著改善2型糖尿病小鼠肝脏的脂肪变性及胰腺损伤现象。铁皮石斛多糖可以降低2型糖尿病小鼠的空腹血糖水平、提高葡萄糖耐受力、降低血清胰高血糖素水平以及改善肝脏脂肪变性和胰腺损伤，缓解2型糖尿病小鼠的高血糖症。铁皮石斛多糖可通过下调2型糖尿病小鼠肝脏 cAMP-PKA 信号通路相关蛋白的表达量，调节肝糖原代谢相关酶的表达。铁皮石斛多糖能上调 2 型糖尿病小鼠肝脏 p-Akt 及 p-FoxO1 蛋白的表达量，下调肝糖异生酶 PEPCK 和 G6Pase 的表达，表明铁皮石斛多糖能够刺激 2 型糖尿病小鼠 Akt/FoxO1 信号通路，抑制肝糖异生，从而缓解 2 型糖尿病小鼠高血糖症。铁皮石斛多糖能够影响 2 型糖尿病小鼠肝脏由胰高血糖素介导的 cAMP-PKA 和 Akt/FoxO1 两条信号通路，促进肝糖原合成，抑制肝糖原分解以及肝糖异生，从而改善肝糖代谢，缓解 2 型糖尿病小鼠的高血糖症。铁皮石斛多糖干预培养 24h 后，HepG-2 细胞中 cAMP-PKA 信号通路相关蛋白的表达量均显著下调，而腺苷酸环化酶激活剂可补偿铁皮石斛多糖的这一作用，再次证实铁皮石斛多糖能够抑制 cAMP-PKA 信号通路。铁皮石斛多糖能够改善 2 型糖尿病小鼠肝糖原分子结构的不稳定性，显著抵抗 DMSO 对 α 粒子的降解作用，使其不易降解，从而发挥降糖作用，改善 2 型糖尿病小鼠的高血糖症[37]。

铁皮石斛多糖可预防糖尿病肾病大鼠胰岛素抵抗，与 TLRs 和炎症反应的减少有关。铁皮石斛多糖 1.0、铁皮石斛多糖 2.0 组的血糖、蛋白尿、Scr、蛋白尿/Scr、BUN 水平升高，*CaN*、*TLR-2*、*TLR-4*、*MyD88*、*hs-CRP*、*TNF-α*、*IL-6* 表达水平和空腹胰岛素、胰高血糖素、HOMA-IR 水平均升高[38]。

铁皮石斛提取物具有降低血糖的作用。铁皮石斛三种提取物 (EW、EA、EB) 均可以不同程度地改善模型小鼠的体征，减少饮水和摄食，其中提取物 EB 的改善效果较明显。与模型组相比，提取物 EB 则能明显降低模型小鼠的空腹血糖，给药 6 周、8 周、10 周，血糖值分别由模型组(19.7±4.7)mmol/L 降至(15.1±4.6)mmol/L、由(19.5±4.7)mmol/L 降至(15.1±4.5)mmol/L、由(19.3±5.9)mmol/L 降至(13.3±5.5)mmol/L。糖耐量实验中，给药 8 周，提取物 EB 即能有效降低模型小鼠给予葡萄糖前后各时间点的血糖值和血糖-时间曲线下面积，提取物 EA 则能明显降低小鼠糖负荷后 2h 的血糖值。提取物 EB 能显著降低模型小鼠的 HbA1，明显提高 ISI。铁皮石斛根的提取物，有改善 2 型糖尿病模型小鼠的作用，提取物 EB 的降糖效果明显且平稳，并能有效的改善小鼠体征、生活质量及口服糖耐量，提取物 EB 的降糖机制可能与提高受体对胰岛素的敏感性及改善胰岛素抵抗有关[39]。

石斛有效部位可抑制 2 型糖尿病的大鼠胰岛组织 JNK 蛋白、AKT 蛋白的磷酸化表达。铁皮石斛 TP、TF、TE 能显著降低大鼠胰岛组织 JNK (Thr183/Tyr185) 磷酸化，并增加 Aktser473 磷酸化水平[40]。

6. 对免疫系统的作用

从铁皮石斛中分离得到一种中性杂多糖 (DOP-1-1)，由甘露糖和葡萄糖 (5.9∶1) 组成，平均分子量约为 $1.78 \times 10^5 D$。DOP-1-1 可刺激细胞产生 TNF-α、IL-1β。从铁皮石斛中提取的多糖具有显著的免疫调节活性，Western blot 还发现 DOP-1-1 的信号转导途径可诱导 ERK1/2 和 NF-κB 的免疫活性[41]。

铁皮石斛对于环磷酰胺造成的细胞免疫、体液免疫及非特异性免疫抑制具有明显改善作用，该调节机制可能与上调免疫抑制小鼠血清中 IL-2、IL-6、IFN-γ、促肾上腺皮质激素 ACTH、环磷酸腺苷 CAMP 等细胞因子的表达水平有关[42]。

另外，铁皮石斛多糖不同分级组分均能有效增强免疫低下小鼠的免疫调节作用，能显著提高小鼠胸腺指数，促进 IFN-γ、TNF-α、IL-6 的分泌，抑制 IgE 的分泌，在一定程度上引导免疫类型向 Th1 型偏移，提高小鼠的免疫功能[43]。

铁皮石斛多糖能够增强干燥综合征的免疫调节作用。铁皮石斛多糖预处理可显著抑制 TNF-α 诱导的凋亡因子，表明了铁皮石斛多糖在 TNF-α 及其受体的初始质膜结合复合物中的潜在作用[44]。

铁皮石斛黄酮化合物能有效地减缓运动疲劳的发生，促进运动疲劳后免疫的恢复。经过四周的游泳负荷训练后，小鼠 IFN-γ/IL-4 比值显著下降，体内免疫功能受到显著抑制，表现出 Th1/Th2 免疫失衡，而铁皮石斛黄酮化合物能有效地维持 Th1/Th2 的动态平衡，通过调节运动刺激有效地改善对机体免疫功能的抑制[45]。

铁皮石斛口含片能够轻微提高小鼠迟发型变态反应能力，铁皮石斛泡腾片能够显著提高小鼠迟发型变态反应能力，这两种制剂均能显著增加小鼠血清溶血素水平的能力及小鼠单核-巨噬细胞碳廓清的能力，具有较好的免疫调节作用[46]。铁皮石斛及其冻干粉均可以升高免疫抑制小鼠的胸腺和脾脏系数，增加免疫抑制小鼠的足趾肿胀度，上调免疫抑制小鼠血清中 TNF-α、IFN-γ、IL-2 和 IL-6 的水平，铁皮石斛及其冻干粉对环磷酰胺引起的免疫抑制具有明显的改善作用，且后者药效更好[47]。

7. 对泌尿系统的作用

铁皮石斛花具有改善肾上腺皮质激素致肾阴虚模型小鼠的作用。铁皮石斛花的各剂量 (1g/kg、2g/kg、4g/kg) 均能明显减少模型小鼠自主活动次数，降低面温，升高痛阈值、抓力及血清 SOD 活力，1g/kg 和 4g/kg 剂量能明显增加摄食量，1g/kg 和 2g/kg 剂量则能明显降低饮水量、血清 cAMP 水平及 cAMP/cGMP 的比值。铁皮石斛花与茎相比，铁皮石斛花在减少饮水量，升高痛阈值及血清 SOD 活力方面略优于茎，而铁皮石斛茎在调节环核苷酸系统，降低血清 MDA 含量方面优于花。铁皮石斛花具有传统滋阴功效，能改善肾阴虚模型小鼠肾上腺皮质功能的亢进症状，其机制可能与调节机体环核苷酸系统及清除体内自由基有关[48]。

8. 抗炎作用

铁皮石斛糖蛋白能在 24h 后显著促进 IL-1、IL-6、TNF-α 的基因表达，当浓度达到 100μg/mL 时促进最为明显，IL-1β 相对对照组增加了 10.09 倍，IL-6 增加了 20.45 倍，TNF-α 增加了 0.95 倍。对细胞上清中炎症因子 TNF-α、IL-1β 有促进作用，且呈剂量依赖性，当浓度为 100μg/mL 时，两者分泌量分别由 0.52μg/mL、118.52pg/mL 上升至 1.99μg/mL、272.81pg/mL，显著促进了炎症因子蛋白的表达及 NF-κB 信号通路相关蛋白的磷酸化。铁皮石斛糖蛋白通过调节细胞炎症反应来促进伤口愈合，其部分机制与 NF-κB 信号通路激活有关[49]。

通过热水提取、醇沉、色谱分离 (DEAE-52 纤维素柱和 sephadexg-100 柱)，从铁皮石斛中得到了 DLP-1 和 DLP-2 两种多糖。平均分子量分别为 28342Da 和 41143Da。DLP-1 由 D-(+)-半乳糖、DL-阿拉伯糖和 L-(+)-鼠李糖组成，摩尔比为 3.21:1.11:0.23，并含有少量 D-木糖、D-葡萄糖和 D-(+)-甘露糖。DLP-2 由 D-葡萄糖和 D-(+)-半乳糖 (摩尔比为 3.23:1.02) 和微量 D-木糖、DL-阿拉伯糖组成。通过 LPS 作用 THP-1 细胞建立炎症细胞模型，观察 DLP-1 和 DLP-2 的抗炎作用。DLP-1 (5μg/mL) 和 DLP-2 (50μg/mL) 对 LPS 刺激的 THP-1 细胞具有保护作用，并能抑制活性氧的形成。此外，DLP-1 (5μg/mL) 和 DLP-2 (50μg/mL) 均显著抑制 LPS 刺激的 THP-1 细胞 *TLR-4*、*MyD88* 和 *TRAF6* mRNA 和蛋白表达[50]。

铁皮石斛叶多糖可通过抑制 TLR4/NF-κB 信号通路调节的炎性细胞因子的释放来预防 LPS 诱导的 GES-1 细胞损伤。采用热水浸提法和醇沉法成功地从铁皮石斛叶中分离得到多糖，平均分子量为 91.8kD，由 Man、Gla、Glc、Glc 酸和 Ara 组成，摩尔比为 2.0:1.3:1.6:1.7:0.7。铁皮石斛叶多糖有两种类型的残基，包括 1,6-连接的 α-D-Glup 和 1,4-连接的 α-D-Manp。活性研究表明，铁皮石斛叶多糖能显著抑制 LPS 诱导的 GES-1 细胞损伤后 TNF-α、IL-1β、IL-6 的释放，降低 TLR4、磷酸化 NF-κB、ASC、NLRP3、裂解的 IL-1β、IL-6 和 Bax 的蛋白表达，增加 Bcl-2 的蛋白表达，下调其表达切割的 caspase-1 与 pro-caspase-1、磷酸化 IκBα 与 IκBα、磷酸化 NF-κB 与 NF-κB 的比值[51]。

9. 抗氧化作用

铁皮石斛粗多糖不同极性部位具有良好的抗氧化及抑制亚硝化活性。用 DPPH 法、ABTS 法、普鲁士蓝法和水杨酸法测定体外抗氧化活性，用盐酸萘乙二胺法和紫外光解法评价亚硝化作用。结果显示，铁皮石斛各部位均有一定的抗氧化和抑制亚硝化活性，其中乙酸乙酯部位最强[52]。另外，铁皮石斛茎、叶、花黄酮在不同的体外抗氧化体系中，均表现出了不同的抗氧化活性，其中铁皮石斛花黄酮在 DPPH·清除率、ABTS^{+·}清除率以及超氧阴离子清除率的测定中均表现最优，铁皮石斛茎、叶、花中黄酮类成分具有较高抗氧化活性，尤其是铁皮石斛花黄酮[53]。在 DPPH·和 ABTS[+·]清除以及 Fe^{2+} 的螯合三种抗氧化体系中，铁皮石斛叶总黄酮抗氧化活性具有浓度依赖性，清除 DPPH·、ABTS[+·]和 Fe^{2+} 的 IC_{50} 分别为 0.1123mg/mL、0.7845mg/mL、0.6434mg/mL，其中对 DPPH·的清除能力最强，即铁皮石斛叶总黄酮具有较强的提供氢原子的能力[54]。

铁皮石斛可增强小鼠端粒酶活性及抗衰老能力。铁皮石斛给药后的 SOD、GSH-Px 和端粒酶活性均升高，ROS、MDA 及 LF 水平下降表明铁皮石斛能够增强抗氧化酶和端粒酶活性，并提高抗氧化能力，可能为其抗衰老的机制之一[55]。

铁皮石斛多糖具有抗氧化作用，对 H_2O_2 诱导的 H9c2 细胞氧化应激损伤具有保护作用。MTT 法测定铁皮石斛多糖对 H_2O_2 诱导的细胞死亡有抑制作用，铁皮石斛多糖降低 MDA 水平，提高 SOD 活性，抑制细胞内 ROS 的产生。此外，石斛多糖预处理也能抑制 H9c2 细胞凋亡，提高线粒体膜电位水平[56]。

10. 其他药理作用

铁皮石斛多糖能促进小鼠胚胎干细胞生长。铁皮石斛多糖处理组细胞 50~200μg/mL 的克隆形成率及 MTT 吸光度值均高于空白对照组，且同时其干性相关基因的表达量与对照组比较无显著差异。说明铁皮石斛多糖可显著地促进小鼠胚胎干细胞的增殖、提高其克隆形成率，且同时又不影响其多潜能性的维持[57]。

铁皮石斛多糖体外抑制破骨细胞相关基因的表达和相关通路蛋白的合成，抑制核因子 κB 受体活化因子配体诱导的骨髓巨噬细胞向破骨细胞分化[58]。铁皮石斛提取物可有效防止卵巢切除引起的骨质疏松，抑制体外破骨细胞的生成[59]。

铁皮石斛多糖能显著延长小鼠的游泳时间，并显著增加肝糖原与肌糖原含量，同时显著减少小鼠体内肌酸激酶与血乳酸含量。动物负重游泳实验及抗疲劳生化指标均表明，铁皮石斛多糖具有良好的抗疲劳效果[60]。铁皮石斛多糖通过控制体重、增强免疫、调节肠道菌群和提高肠道酶活性而发挥其保健功效[61]。铁皮石斛超微粉及细粉均具有一定预防光老化作用，且超微粉作用优于细粉，铁皮石斛超微粉可能通过上调 I 型胶原蛋白，下调 III 型胶原蛋白、AP-1 及 MMP-1 表达，抑制胶原蛋白降解发挥预防光老化作用[62]。

【毒性作用】

通过 Ames 实验、小鼠骨髓嗜多染红细胞微核试验及中国仓鼠肺成纤维细胞染色体畸变实验，检测鲜铁皮石斛对鼠伤寒沙门菌和细胞的遗传毒性。鲜铁皮石斛在每皿≤5000μg 内，其代谢及非代谢活化条件下，对所测五种菌株的回变菌落数及阴性对照组相比，均无统计学差异，对各菌株均未见致回复突变作用，也未见诱发微核作用和染色体畸变诱发作用。鲜铁皮石斛在所测的剂量范围内，并未显示遗传毒性[63]。铁皮石斛花对亲代及子代雄性大鼠睾丸组织和精子数量、质量均未见明显不良影响[64]。铁皮石斛粉对 SD 大鼠无母体毒性、胚胎毒性和致畸毒性[65]。

【临床应用】

1. 治疗癌症

铁皮石斛可辅助治疗肺癌。通过 80 例肺癌放化疗患者结合使用铁皮枫斗颗粒及胶囊进行治疗，临床试验证明，铁皮枫斗颗粒及胶囊对肺癌症状及气阴两虚证的改善效果明显，可广泛应用于肺癌等患者的辅助治疗[66]。

2. 治疗高血压

通过使用铁皮石斛临床治疗阴虚阳亢证的高血压病 120 例，该临床结果发现，其具有降低和稳定血压的临床疗效[67]。采用铁皮枫斗制剂，对 180 例气阴两虚证高血压患者进行临床研究，结果表明，铁皮枫斗胶囊及铁皮枫斗颗粒都有益胃生津、益气滋阴的功效，并对气阴两虚证高血压病具有明显的改善作用[68]。

3. 治疗胃炎

采用鲜铁皮石解治疗萎缩性胃炎合并十二指肠球部溃疡，其临床效果明显[69]。铁皮石斛中的石斛多糖与石斛生物碱可使血液中的促胃液素浓度升高，并对慢性萎缩性胃炎的治疗效果显著[70]。

4. 治疗糖尿病

通过对 60 例 2 型糖尿病 IR 患者进行临床研究发现，石斛合剂能降血糖、降血脂并增加胰岛素敏感性，进而改善 2 型糖尿病患者的胰岛素抵抗问题[71]。

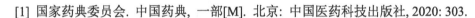

参考文献

[1] 国家药典委员会. 中国药典, 一部[M]. 北京: 中国医药科技出版社, 2020: 303.

[2] 贾敏如, 张艺. 中国民族药辞典[M]. 北京: 中国医药科技出版社, 2016: 275.

[3] Xing S, Yu W, Zhang X, et al. Isoviolanthin Extracted from *Dendrobium officinale* Reverses TGF-β1-Mediated EpithelialMesenchymal Transition in Hepatocellular Carcinoma Cells via Deactivating the TGF-β/Smad and PI3K/Akt/mTOR Signaling Pathways[J]. Int J Mol Sci, 2018, 19 (6): 1556.

[4] Luo Y, Ren Z, Du B, et al. Structure Identification of ViceninII Extracted from *Dendrobium officinale* and the Reversal of TGF-β1-Induced Epithelial Mesenchymal Transition in Lung Adenocarcinoma Cells through TGF-β/Smad and PI3K/Akt/mTOR Signaling Pathways[J]. Molecules, 2019, 24 (1): 144.

[5] Xing S, Zhang X, Ke H, et al. Physicochemical properties of polysaccharides from Dendrobium officinale by fractional precipitation and their preliminary antioxidant and anti-HepG-2 cells activities in vitro[J]. Chem Cent J, 2018, 12 (1): 100.

[6] Wei Y, Wang L, Wang D, et al. Characterization and anti-tumor activity of a polysaccharide isolated from *Dendrobium officinale* grown in the Huoshan County[J]. Chin Med, 2018, 13: 47.

[7] Liang J, Li H, Chen J, et al. Dendrobium officinale polysaccharides alleviate colon tumorigenesis via restoring intestinal barrier function and enhancing anti-tumor immune response[J]. Pharmacol Res, 2019, 148: 104417.

[8] 张雅丹, 赵梦倩, 杨煜佼, 等. 铁皮石斛多糖提取及对羟基自由基诱导的 SH-SY5Y 细胞凋亡的抑制作用[J]. 食品科学, 2020, (7): 1-18.

[9] Yu W, Ren Z, Zhang X, et al. Structural Characterization of Polysaccharides from *Dendrobium officinale* and Their Effects on Apoptosis of HeLa Cell Line[J]. Molecules, 2018, 23 (10): 2484.

[10] 邓鹏, 唐安洲, 李静雨. 铁皮石斛诱导人鼻咽癌细胞 CNE2 凋亡及其可能的分子机制[J]. 时珍国医国药, 2014, 25 (5): 1092-1094.

[11] 刘璐. 关于铁皮石斛提取物及其活性成分毛兰素对人乳腺癌细胞抑制作用的研究[J]. 实用妇科内分泌电子杂志, 2019, 6 (31): 33, 60.

[12] Zhao Y, Liu Y, Lan XM, et al. Effect of *Dendrobium officinale* Extraction on Gastric Carcinogenesis in Rats[J]. Evid Based Complement Alternat Med, 2016, 2016: 1213090.

[13] Zhao Y, Sun Y, Wang G, et al. Dendrobium Officinale Polysaccharides Protect against MNNG-Induced PLGC in Rats via Activating the NRF2 and Antioxidant Enzymes HO-1 and NQO-1[J]. Oxid Med Cell Longev, 2019, 2019: 9310245.

[14] Zhao Y, Li B, Wang G, et al. *Dendrobium officinale* Polysaccharides Inhibit 1-Methyl-2-Nitro-1-Nitrosoguanidine Induced Precancerous Lesions of Gastric Cancer in Rats through Regulating Wnt/β-Catenin Pathway and Altering Serum Endogenous Metabolites[J]. Molecules, 2019, 24 (14): 2660.

[15] 陈铁晖, 张荣标, 袁平. 铁皮石斛对二甲基肼诱发小鼠结直肠癌的预防作用[J]. 预防医学论坛, 2016, 22 (12): 881-883.

[16] 沈鸿涛, 刘雪, 吴婷婷, 等. 铁皮石斛多糖对神经细胞凋亡抑制作用的研究[J]. 安徽医科大学学报, 2020, 55 (8): 1214-1220.

[17] Feng CZ, Cao L, Luo D, et al. Dendrobium polysaccharides attenuate cognitive impairment in senescence-accelerated mouse prone 8 mice via modulation of microglial activation[J]. Brain Res, 2019, 1704: 1-10.

[18] 陈桦, 王兵, 唐汉庆, 等. 铁皮石斛多糖对冠心病模型家兔心功能及心肌收缩能力的影响[J]. 中国实验方剂学杂志, 2015, 21 (21): 139-143.

[19] 唐汉庆, 赵玉峰, 李天资, 等. 铁皮石斛对冠心病模型家兔心功能和血管变化的影响[J]. 世界科学技术-中医药现代化, 2015, 17 (4): 856-860.

[20] 翟旭峰, 王瑾, 郑爽, 等. 铁皮石斛对缺血再灌注诱导的心律失常的保护作用[J]. 现代食品科技, 2017, 33 (7): 1-8.

[21] 李庆敏, 瞿武林, 陈伯钧. 铁皮石斛对缺血再灌注后心衰心气虚型大鼠心肌纤维化的抑制作用[J]. 中国实验方剂学杂志, 2019, 25 (15): 83-88.

[22] 徐姗, 胡楠. 铁皮石斛多糖对 H9c2 大鼠心肌细胞缺血再灌注损伤的保护作用 [J]. 郑州大学学报 (医学版), 2019, 54 (5): 766-769.

[23] 娄勇军, 曹媛媛, 田晓婷, 等. 铁皮石斛水煎提取产物保护异丙肾上腺素诱导的心肌肥厚的研究[J]. 中医药导报, 2019, 25 (18): 23-26, 31.

[24] 赵文慧, 马津真, 聂晓静, 等. 铁皮石斛醇提取物对自发性高血压大鼠降压作用的研究[J]. 浙江中医杂志, 2018, 53 (8): 564-566.

[25] 任泽明, 赵文慧, 吴悦, 等. 鲜铁皮石斛对自发性高血压大鼠的降压作用及机制研究[J]. 中国现代应用药学, 2019, 36 (15): 1865-1869.

[26] 刘雪, 吴婷婷, 沈鸿涛, 等. 铁皮石斛多糖对脑缺血-再灌损伤模型大鼠预后的影响[J]. 黑龙江医药科学, 2019, 42 (6): 40-44, 48.

[27] Lin G, Luo D, Liu J, et al. Hepatoprotective Effect of Polysaccharides Isolated from *Dendrobium officinale* against Acetaminophen-Induced Liver Injury in Mice via Regulation of the Nrf2-Keap1 Signaling Pathway[J]. Oxid Med Cell Longev, 2018: 6962439.

[28] 袁慧琦, 梁楚燕, 梁健, 等. 铁皮石斛对小鼠急性酒精性肝损伤的保护作用[J]. 暨南大学学报 (自然科学与医学版), 2016, 37 (5): 384-388.

[29] 吕圭源, 陈素红, 张丽丹, 等. 铁皮石斛对小鼠慢性酒精性肝损伤模型血清 2 种转氨酶及胆固醇的影响[J]. 中国实验方剂学杂志, 2010, 16 (6): 192-193.

[30] 卜文超. 滇产铁皮石斛对 CCl_4 损伤肝纤维化模型大鼠 Hh 信号通路的调节作用[D]. 大理: 大理大学, 2019.

[31] 欧阳一鸣, 凌平, 李临海, 等. 铁皮石斛多糖对慢性萎缩性胃炎大鼠的作用及其分子机制研究[J]. 中国比较医学杂志, 2018, 28 (10): 67-72, 78.

[32] 杨传玉, 刘帆, 吴耽, 等. 铁皮石斛抗阿司匹林诱导急性胃黏膜损伤活性组分筛选及作用研究[J]. 天然产物研究与开发, 2016, 28 (11): 1699-1705, 1746.

[33] 张婉迎, 白雪媛, 杨俊杰, 等. 铁皮石斛水溶性总蛋白对大鼠胃黏膜损伤及炎症反应的保护机制研究[J]. 食品研究与开发, 2020, 41 (10): 39-45.

[34] 刘志龙, 赵佩, 高进贤, 等. 铁皮石斛提取物对 DSS 诱导的溃疡性结肠炎小鼠的抗氧化及抗炎作用[J]. 中国新药杂志, 2019, 28 (2): 214-220.

[35] 赵佩, 刘志龙, 高进贤, 等. 铁皮石斛提取物对溃疡性结肠炎 BALB/c 小鼠的治疗作用[J]. 中国药理学通报, 2019, 35 (2): 235-240.

[36] 王云威, 王景雪. 铁皮石斛多糖对 2 型糖尿病小鼠降糖降脂的作用[J]. 食品科学, 2020, 41 (21): 127-132.

[37] 刘亚鸽. 铁皮石斛多糖对 2 型糖尿病小鼠高血糖症的缓解作用及其机制研究 [D]. 武汉: 华中科技大学, 2019.

[38] Zhao M, Han J. Dendrobium Officinale Kimura et Migo Ameliorates Insulin Resistance in Rats with Diabetic Nephropathy[J]. Med Sci Monit Basic Res, 2018, 24: 84-92.

[39] 宓文佳, 陈素红, 吕圭源, 等. 铁皮石斛根提取物对 2 型糖尿病模型小鼠的降糖作用研究[J]. 中药药理与临床, 2015, 31 (1): 125-129.

[40] 常惠礼. 铁皮石斛对 2 型糖尿病大鼠胰岛组织 JNK、AKT 蛋白磷酸化表达的影响[J]. 中国药事, 2015, 29 (1): 54-57.

[41] He TB, Huang YP, Yang L, et al. Structural characterization and immunomodulating activity of polysaccharide from Dendrobium officinale[J]. Int J Biol Macromol, 2016, 83: 34-41.

[42] 李伟, 张静, 周雯, 等. 铁皮石斛对免疫抑制小鼠的免疫调节作用和血清细胞因子的影响[J]. 卫生研究, 2016, 45 (1): 137-139.

[43] 张珊珊, 童微, 胡婕伦, 等. 铁皮石斛多糖不同分级组分对小鼠免疫调节及肠道健康的影响[J]. 中国食品学报, 2019, 19 (12): 14-21.

[44] Xiang L, Stephen Sze CW, Ng TB, et al. Polysaccharides of Dendrobium officinale inhibit TNF-α-induced apoptosis in A-253 cell line[J]. Inflamm Res, 2013, 62 (3): 313-324.

[45] 姜一鸣. 铁皮石斛黄酮对小鼠力竭运动后免疫功能影响的实验研究[D]. 济南: 山东师范大学, 2019.

[46] 唐耿秋, 严寒静, 倪石寿, 等. 铁皮石斛口含片、泡腾片对小鼠免疫功能影响的研究[J]. 时珍国医国药, 2020, 31 (2): 324-326.

[47] 张静, 朱雅琴, 祝宇龙. 铁皮石斛及其冻干粉对免疫抑制小鼠的免疫调节作用差异研究[J]. 安徽农业科学, 2019, 47 (24): 180-181, 249.

[48] 王楠楠, 戴明珠, 徐俞悦, 等. 铁皮石斛花对肾上腺皮质激素致肾阴虚模型小鼠的影响[J]. 中药药理与临床, 2017, 33 (1): 116-119.

[49] 赵倩, 戴天泡, 洪文龙, 等. 铁皮石斛糖蛋白对皮肤炎症期的调控作用及机制[J]. 食品工业科技, 2020, 41 (21): 304-310, 316.

[50] Zhang M, Wu J, Han J, et al. Isolation of polysaccharides from Dendrobium officinale leaves and anti-inflammatory activity in LPS-stimulated THP-1 cells[J]. Chem Cent J, 2018, 12 (1): 109.

[51] Yang K, Lu T, Zhan L, et al. Physicochemical characterization of polysaccharide from the leaf of Dendrobium officinale and effect on LPS induced damage in GES-1 cell[J]. Int J Biol Macromol, 2020, 149: 320-330.

[52] 刘小敏, 易陈颖, 彭有娃, 等. 铁皮石斛抗氧化活性及抑制亚硝化作用研究[J]. 广东化工, 2020, 47 (12): 11-14.

[53] 李芳, 魏云, 陈艳杰. 铁皮石斛茎、叶、花中黄酮含量及其体外抗氧化活性研究[J]. 中医学报, 2019, 34 (5): 1020-1023.

[54] 高海立, 郁吉锋, 黄路瑶, 等. 铁皮石斛叶总黄酮的大孔树脂纯化工艺及抗氧化活性[J]. 浙江理工大学学报 (自然科学版), 2019, 41 (3): 380-386.

[55] 唐汉庆, 韦祎, 卢兰, 等. 铁皮石斛对小鼠端粒酶活性及抗衰老能力的影响[J]. 中国老年学杂志, 2016, 36 (8): 1809-1811.

[56] Zhao X, Dou M, Zhang Z, et al. Protective effect of Dendrobium officinale polysaccharides on H_2O_2-induced injury in H9c2 cardiomyocytes[J]. Biomed Pharmacother, 2017, 94: 72-78.

[57] 刘亚娟, 吴江林, 王诗豪, 等. 铁皮石斛多糖对小鼠胚胎干细胞生长的影响[J]. 中成药, 2015, 37 (1): 12-15.

[58] 李汉青, 王芳, 何家才. 铁皮石斛多糖对 RANKL 诱导的小鼠骨髓单核细胞向破骨细胞分化影响的体外研究[J]. 安徽医科大学学报, 2020, 55 (6): 825-830.

[59] Wang Q, Zi CT, Wang J, et al. *Dendrobium officinale* Orchid Extract Prevents Ovariectomy-Induced Osteoporosis *in Vivo* and Inhibits RANKL-Induced Osteoclast Differentiation *in Vitro*[J]. Front Pharmacol, 2018, 8: 966.

[60] 何颖. 铁皮石斛多糖抗疲劳作用研究// 中国生物化学与分子生物学会组织编写. 全国第二届海洋与陆地多糖多肽及天然创新药物研发学术会议论文集. 漠河, 2015: 1.

[61] 谢果珍, 惠华英, 于子真, 等. 铁皮石斛多糖对肠道微生态的影响研究[J]. 时珍国医国药, 2019, 30 (11): 2603-2605.

[62] 李贺, 钱柳青, 陈雪, 等. 铁皮石斛超微粉对光老化模型小鼠的预防作用及机制研究[J]. 中国中药杂志, 2019, 44 (21) : 4677-4684.

[63] 谷芳芳, 周夏慧, 朱晓静, 等. 鲜铁皮石斛遗传毒性实验研究[J]. 中国新药杂志, 2016, 25 (21): 2506-2509.

[64] 傅剑云, 宋燕华, 郑云燕, 等. 铁皮石斛花对亲代及子代大鼠睾丸组织和精子质量的影响[J]. 预防医学, 2020, 32 (5): 442-445.

[65] 刘泳廷, 高敏, 刘佳, 等. 铁皮石斛粉对 SD 大鼠致畸作用研究[J]. 中医药信息, 2019, 36 (5): 34-38.

[66] 陈晓萍, 张沂平, 朱娴如, 等. 铁皮枫斗颗粒 (胶囊) 治疗肺癌放化疗患者气阴两虚证的临床研究[J]. 中国中西医结合杂志, 2006, 26 (5): 394-397.

[67] 吴人照, 陈立钻, 楼正家, 等. 铁皮石斛治疗高血压病 120 例动态血压观察[J]. 浙江中医杂志, 2015, 50 (4): 238-240.

[68] 吴人照, 杨兵勋, 黄飞华, 等. 铁皮枫斗颗粒 (胶囊) 治疗气阴两虚证高血压病 180 例观察[J]. 浙江中医杂志, 2010, 45 (1): 35-37.

[69] 王杰, 王邦才. 鲜铁皮石斛临床应用举隅[J]. 浙江中医杂志, 2012, 47 (11): 841-842.

[70] 吴人照, 陈军贤, 夏亮, 等. 铁皮枫斗颗粒 (胶囊) 治疗慢性萎缩性胃炎气阴两虚证临床研究[J]. 上海中医药杂志, 2004, 38 (10): 28-29.

[71] 辛金钟, 王麒又, 陈丽娟, 等. 石斛合剂改善 2 型糖尿病胰岛素抵抗的临床研究[J]. 中国现代医生, 2010, 48 (3): 58-59.

【来源】白药 (荣八美、鞠怪迈)，傣药 (嘿蒿烘、嘿毫洪、赫毫洪)，哈尼药 (塔壮该、答北该)，基诺药 (且柯帕撼)，拉祜药 (牙格努吗、头夸啥、丫给柏)，苗药 (细羊奶果、扁担藤、满篝迷)，纳西药 (乌骨藤)，维药 (吐尔布特)，佤药 (通光散、努贝)、维药 (吐尔布特)、彝药 (阿达栽、扁藤根、把散牛)、壮药 (钩因歪、钩扁)。萝摩科牛奶菜属植物通关藤 *Marsdenia tenacissima* (Roxb.) Wight et Arn.的藤茎[1]。

【性味与归经】苦、微甘，凉。归肺、胃、膀胱经。

【功能与主治】理气止痛，降逆止呕，补土消食，利水解毒。主治"接崩短嘎，乃短兵内" (脘腹胀痛，腹部包块)、"短混列哈，冒开亚毫" (恶心呕吐，不思饮食)、"斤档斤匹" (食物中毒)、"毛劳" (饮酒过度)。

【药理作用】

1. 抗肿瘤作用

（1）通光藤单体化合物的抗肿瘤作用

通光藤正丁醇部位中分离所得的通光藤苷元 B 及大叶牛奶菜苷丁分别对肿瘤细胞 MGC-803 及 ISMMC-7721 表现出一定的细胞毒性，通光藤苷元 B 对 MGC-803 肿瘤细胞的 IC_{50} 为 80.3μg/mL，大叶牛奶菜苷丁对 ISMMC-7721 肿瘤细胞的 IC_{50} 为 40.7μg/mL[2]。

通光藤苷元 H 可以通过下调 GOLPH3 的表达和 PI3K/AKT/mTOR 和 Wnt/β-catenin 信号通路的活性来抑制结肠癌 LoVo 细胞的增殖活力。通光藤苷元 H 对 LoVo 细胞增殖具有浓度依赖性。通光藤苷元 H 对 LoVo 细胞作用 24h、48h 和 72h 的 IC_{50} 分别为 40.24μg/mL、13μg/mL 和 5.73μg/mL。通光藤苷元 H 处理可显著诱导人结肠癌 LoVo 细胞凋亡，抑制其存活和迁移，通过激动剂激活 PI3K/AKT/mTOR 和 Wnt/β-catenin 信号通路后，诱导 LoVo 细胞凋亡和抑制迁移的作用明显减弱。另外，通光藤苷元 H 处理后 LoVo 细胞中 GOLPH3 蛋白表达显著下调，GOLPH3 基因的过度表达增加了 PI3K/AKT/mTOR 和 Wnt/β-catenin 信号通路中关键蛋白的表达，阻断了通光藤苷元 H 的抗肿瘤活性[3]。

通光藤中分离得到的 C_{21} 甾体苷元对 KB、KB-Ⅵ、P338 细胞株具有毒性，其 ED_{50} 分别为 4.1μg/mL、2.5μg/mL、3.4μg/mL[4]。通光藤活性单体与紫杉醇联合应用能增强抗肿瘤作用。MTT 实验研究表明通光藤的五个 C_{21} 甾体去氧糖苷 (通光藤新苷 C、marsdenoside A、marsdenoside C、通光藤新苷 A 和通光藤苷 E) 和 6 个 C_{21} 甾体苷元 (11α-O-巴豆酰基-12β-O-乙酰基-通光藤苷元 B、11α-O-苯甲酰基-12β-O-乙酰基-通光藤苷元 B、11α-O-2-甲基丁酰基-12β-O-巴豆酰基-通光藤苷元 B、11α-O-2-甲基丁酰基-12β-O-苯甲酰基-通光藤苷元 B、11α-O-2-甲基丁酰基-12β-O-乙酰基-通光藤苷元 B 和 11α,12β-二-O-巴豆酰基-通光藤苷元 B) 都能明显降低紫杉醇对人宫颈癌细胞 HeLa、人结肠癌细胞 HCT-15、人鼻咽癌细胞 CNE、人肝癌细胞 HepG-2 的 IC_{50} 值。在 HeLa 移植瘤裸鼠模型上，11α-O-2-甲基丁酰基-12β-O-乙酰基-通光藤苷元 B 和 marsdenoside A 能够明显增强紫杉醇对肿瘤的抑制作用。结果显示通光藤中的通光藤苷元 B 酯类衍生物具有增强紫杉醇的抗肿瘤作用，苷元 C-11 位和 C-12 位的酯基取代对其增强抗肿瘤作用必不可少[5,6]。另外，通光藤中的 C2，甾体酯类单体化合物 11α-O-2-甲基丁酰基-12β-O-巴豆酰基-通光藤苷元 B 在荷 HeLa 细胞移植瘤裸鼠体内可显著增强紫杉醇的抗肿瘤活性。11α-O-2-甲基丁酰基-12β-O-巴豆酰基-通光藤苷元 B 高剂量组 (40mg/kg) 与紫杉醇联合用药时，在不改变紫杉醇在大鼠体内的吸收速度和半衰期的情况下，可明显提高紫杉醇在大鼠体内的达峰浓度和药时曲线面积，降低表观分布容积和消除率，即两药联用时 11α-O-2-甲基丁酰基-12β-O-巴豆酰基-通光藤苷元 B 对紫杉醇的药代动力学行为具有影响[7]。

（2）通光藤总成分的抗肿瘤作用

通光藤总苷具有抗肿瘤效果，但对于不同肿瘤细胞的作用机制存在差异。实时细胞分析实验结果可知，通光藤总苷抑制人肝癌细胞 SMMC-

7721、人食管癌细胞 EC109、人肝癌细胞 Hep2B 和肺癌细胞 A549 的增殖、生长的主要机理为细胞毒作用；而对人乳腺癌细胞 MCF-7、人胃癌细胞 MGC803 是以非细胞毒作用为主，其机制可能与影响免疫调节、离子通道、细胞黏糊有关[8]。

（3）通光藤提取物的抗肿瘤作用

通光藤提取部位具有一定的抗肿瘤作用。采用稻瘟霉法和 MTT 法双重体外筛选模型跟踪选取通光藤抗肿瘤活性部位，并利用小鼠肝癌模型验证活性部位的体内抑瘤药效，结果发现通光藤直接细胞毒性并不明显，但是小鼠体内实验显示通光藤确实有抑制肿瘤生长效果，ELISA 结果显示通光藤总苷提取物对小鼠腹腔巨噬细胞释放 TNF-α 和小鼠脾细胞生成 IL-2 均有一定的影响，但是不同化学部位表现出来的作用不同，部分呈双向调节作用。通光藤具有确切抗肿瘤作用，但其作用机理主要不是通过细胞毒性作用，而是通过调节肿瘤细胞的免疫功能[9]。同时体外实验研究通光藤乙醇提取物对人骨肉瘤细胞 Saos-2、人胃癌细胞 SGC-7901 及人肝癌细胞 Bel-7404、HepG-2 等均有一定的细胞毒作用，抑制肿瘤细胞生长[10]。

通光藤提取物能够抑制人血液肿瘤细胞株增殖，其作用机制为诱导其细胞凋亡。利用 MTT 法测定通光藤提取物对肿瘤细胞的抑制效果，结果通光藤 70%乙醇洗脱物在 100μg/mL 及 200μg/mL 浓度下对三种人血液肿瘤细胞株 Raji、NB4、K562 细胞均有显著的抑制增殖作用，效果较 50%和 30%乙醇洗脱物好，四个化合物单体通光藤苷 B、C、I 和 marsdenoside K 在 MTT 实验中也对肿瘤细胞株 Raji、NB4、K562 细胞具有细胞毒性，通光藤苷 C 的抑制肿瘤作用最强，对肿瘤细胞株 Raji、NB4、K562 的 IC_{50} 值分别为 64.1μmol/L、70.4μmol/L、105.8μmol/L[11]。通光藤提取物，对人骨肉瘤细胞 Saos-2、人胃癌细胞 SGC-7901、人肝癌细胞 Bel-7404 等具有不同程度抑制生长作用，对 Saos-2 细胞及 SGC-7901 细胞的细胞毒作用相对较强，对 Bel-7404 细胞生长的抑制作用相对较弱。

通光藤提取物所制备的消癌平口服液对小鼠体内移植的 S180、胃癌、P388 均有明显抑制作用[12]。另外，通光藤提取物通过介导 14-3-3σ

和 c-myc，在两种不同的人乳腺癌细胞系 MDA-MB-231 和 MCF-7 上表现出 G_2/M 细胞周期阻滞。通光藤提取物诱导 14-3-3σ 上调和 c-myc 下调，降低 G_2/M 细胞周期相关关键蛋白的表达，抑制细胞进入有丝分裂期。此外，通光藤提取物对 MDA-MB-231 异种移植模型具有显著的抗肿瘤作用[13]。

通光藤不同提取物体内和体外均能诱导细胞凋亡。疏水性提取物最为有效，能增加细胞内 CaMK、CaMK Ⅱ、p-CaMK Ⅱ、p-MEK1/2 和 p-ERK 水平，激活细胞凋亡级联反应。通光藤石油醚和乙酸乙酯提取物对肺癌细胞有较强的抑制作用，LLC 细胞的 IC_{50} 分别为 $(0.35\pm0.04)mg/mL$ 和 $(0.29\pm0.02)mg/mL$，A549 细胞的 IC_{50} 分别为 $(0.56\pm0.05)mg/mL$ 和 $(0.85\pm0.04)mg/mL$。流式细胞仪检测，与正常对照组相比，给药组 A549 和 LLC 细胞出现典型的凋亡形态学改变，凋亡率明显增高。此外，Ca^{2+} 浓度也发生相应变化，导致 CaMK、CaMK Ⅱ、p-CaMK Ⅱ、p-MEK1/2 和 p-ERK 水平下降[14]。

通光藤水溶性提取物抗肿瘤机制在于调节肿瘤微环境的重要组成部分内皮细胞的功能。在内皮细胞和 A549 非小细胞肺癌细胞共培养体系中，通光藤水溶性提取物 (30mg/mL) 处理降低了肺癌细胞的存活率。当 NOS 抑制剂 L-NAME 引入共培养体系后，通光藤水溶性提取物对非小细胞肺癌细胞的抑制作用被显著抑制。当不存在内皮细胞时，添加 L-NAME (300μmol/L) 并不影响通光藤水溶性提取物的抗肿瘤效果。通光藤水溶性提取物通过刺激 PKA 内皮型一氧化氮合酶信号转导增强内皮细胞产生 NO，NO 水平升高可抑制 A549 非小细胞肺癌细胞的增殖和凋亡。当肺癌细胞与原代肺微环境细胞共培养时，PKA-eNOS-NO 信号转导能够有效地介导通光藤水溶性提取物的抗肿瘤作用。通光藤水溶性提取物显著抑制皮下移植小鼠的肿瘤生长，同时提高 NO 生成，血浆 NO 与肿瘤重量呈负相关[15]。通光藤水溶性提取物在提高吉非替尼治疗非小细胞肺癌的疗效方面已被证实是有效的，通光藤水溶性提取物预处理可通过抑制 CYP450 酶而暂时升高吉非替尼血药浓度。通光藤水溶性提取物通过降低负责吉非替尼外排的药物转运体 ABCG2 的活性，促进吉非替尼在肿瘤组织中的蓄积[16]。

以通光藤提取物为原料，制备了一种高效、简便、绿色的纳米金纳米粒子，这些纳米颗粒表现出了对肺癌细胞株 A549 的体外抗肿瘤活性。MTT 法显示，通光藤提取物纳米金纳米粒子对 A549 细胞的生长抑制具有剂量依赖性。通光藤提取物纳米金纳米粒子处理 A549 细胞后，激活 caspase 表达，下调抗凋亡蛋白表达[17]。通光藤提取纳米金颗粒能够诱导 HepG-2 细胞凋亡，增强 ROS，改变 MMP，抑制 HepG-2 细胞迁移，显著上调 Bax、caspase-9 和 caspase-3，显著下调 Bcl-2 和 Bcl-xL 抗凋亡蛋白，诱导 HepG-2 细胞凋亡[18]。以通光藤为原料，合成氧化锌纳米颗粒，通光藤氧化锌纳米颗粒处理喉癌 Hep-2 细胞，ROS 生成过多、线粒体膜电位破坏和核损伤。RT-PCR 分析显示通光藤氧化锌纳米颗粒具有诱导细胞凋亡的作用，上调了凋亡前蛋白 Bax、caspase-3、caspase-9，下调了抗凋亡蛋白 Bcl-2。生物合成的通光藤氧化锌纳米颗粒是一种有效的抗肿瘤药物，可以诱导 Hep-2 细胞凋亡[19]。

2. 对心血管系统的作用

通光藤苷能使心肌收缩力加强。离体兔心灌流实验中将玻璃套管插入主动脉，使通氧的 Locke 液流经冠状动脉，最后由下腔静脉流出先用 Locke 液灌流，记录未给药前 5min 内流出的毫升数，然后用 Locke 液所配成的 0.01%通光藤苷或 0.01%氨茶碱溶液灌流，同样记录 5min 内流出的毫升数。观察结果显示通光藤苷不能扩张冠脉，但却表现出心肌收缩力增强[10]。

3. 对呼吸系统的作用

通光藤汤对小鼠哮喘模型气道高反应性和气道炎症有显著抑制作用。利用鸡卵白蛋白致敏激发构建小鼠哮喘模型，给药组小鼠气道阻力的变化与模型组相比明显下降，支气管肺泡灌洗液白细胞总数和嗜酸粒细胞数与模型组相比明显降低。模型组小鼠肺脏组织支气管、血管黏膜下和周围肺组织有明显的炎症细胞浸润，大量炎症细胞向支气管和血管迁移，上皮细胞部分有脱落，部分可见黏液栓，血管壁明显水肿；给药组小鼠肺组织炎性细胞浸润和管腔黏液分泌情况较模型组明显减少，气道黏液的分泌量得到明显的控制。表明通光藤汤具有抗哮喘作用[20]。

【药代动力学】

通光藤中的 C_{21} 甾体酯类单体化合物 11α-O-2-甲基丁酰基-12β-O-巴豆酰基-通光藤苷元 B 为高血浆蛋白结合率化合物，在大鼠体内口服吸收快，生物利用度低，经静脉注射后广泛分布于大鼠各组织脏器中，在大鼠脏器中代谢和消除存在性别差异。在雄鼠中除脂肪外，11α-O-2-甲基丁酰基-12β-O-巴豆酰基-通光藤苷元 B 在其他组织中无蓄积性，但在雌性大鼠组织中存在原型药物蓄积，并对卵巢、肝、胰腺三种组织具有靶向性，在体内消除方式以生物转化和代谢为主，极少量以原型排泄出体外，该化合物在大鼠肝微粒体中的代谢途径为氧化反应[7]。

【临床应用】

1. 治疗癌症

通光藤制剂治疗 112 例晚期食管癌和胃癌患者，完全和部分缓解率为 9.8%，微效率 25%，稳定率 52.7%。经该药物治疗后，所有病人的生活质量和免疫力得到改善，吞咽困难和疼痛症状减轻。没有出现血液学、心脏、肝和肾脏毒性[21]。消癌平注射液是通光藤的精提取物溶解于葡萄糖溶液制成的静脉注射液，临床上单用或者联合应用对胃癌、肝癌、食管癌、非小细胞肺癌、肺腺癌、前列腺癌、三阴性乳腺癌、非霍奇金淋巴瘤、鼻咽癌、结直肠癌、大肠癌、多发性骨髓瘤、恶性胸腔积液、恶性心包积液均有较好的疗效[22-53]。

2. 治疗呼吸系统疾病

通光素及通光藤总苷对于治疗喘息型慢性气管炎具有一定临床疗效，通光藤具有较好的平喘作用并具有拮抗组织胺的作用，起效迅速，一般服药后 15～30min 后即有效，通光素及通光藤总苷治疗 67 例患者，显效率分别达到 75.86% 和 89.95%。因此初步认为通光素是一种治疗喘息型慢性气管炎患者的平喘药[54]。通光藤汤治疗小儿哮喘 48 例。随机分成两组，两组病例均以阵发性哮喘为主症，伴有咳嗽、喉中痰鸣。治疗组 53 例，口服通光素汤每次 20～30mL，15 天为一个疗程。对照组 50 例，采用常规消炎平喘止痉药物治疗；治疗后治疗组显效 30 例，有效 18 例，总有效率为 90.6%，对照组显效 12 例，有效 17 例，总有效率 58%；两组有效率比较差异显著[55]。

3. 治疗溃疡性结肠炎

五氨基水杨酸联合中成药制剂消癌平注射液静滴治疗湿热下注型溃疡性结肠炎可提高临床疗效，缓解患者的腹痛、大便次数、大便带血等临床症状。56 例湿热下注型溃疡性结肠炎患者分为治疗组 28 例和对照组 28 例，治疗组采用五氨基水杨酸联合消癌平注射液静滴，对照组仅使用五氨基水杨酸治疗，观察疗效指标。结果显示，治疗组患者临床便血积分、便次积分、腹痛积分均低于对照组[56]。

抗肿瘤民族药的药理与临床

166

参考文献

[1] 贾敏如，张艺. 中国民族药辞典[M]. 北京: 中国医药科技出版社, 2016: 522.

[2] 何立巍，陆兔林，毛春芹，等. 通光藤化学成分及抗肿瘤活性研究[J]. 中国现代应用药学, 2014, 7 (31): 821-824.

[3] Hong ZS, Zhuang HB, Qiu CZ, et al. Tenacissoside H Induces Apoptosis and Inhibits Migration of Colon Cancer Cells by Downregulating Expression of GOLPH3 Gene[J]. Evid Based Complement Alternat Med, 2020, 2020: 2824984.

[4] 蒋毅，罗思齐. 通光藤中新 C_{21} 甾体苷的化学结构研究[J]. 云南植物研究, 1999, 21 (3): 391-395.

[5] 戴铃林，田汝华，艾香英，等. 通光散 C_{21} 甾体成分增强紫杉醇抗肿瘤作用的研究[J]. 中药新药与临床药理, 2015, 3 (26): 269-274.

[6] Xie B, Lu YY, Luo ZH, et al. Tenacigenin B ester derivatives from Marsdenia tenacissima actively inhibited CYP3A4 and enhanced in vivo antitumor activity of paclitaxel[J]. J Ethnopharmacol, 2019, 235: 309-319.

[7] 谢斌. 通光散 C_{21} 甾体 MT2 对紫杉醇的抗肿瘤增效作用及药物代谢动力学研究[D]. 广州: 广州中医药大学, 2019.

[8] 邢旺兴，赵爱橘，唐婷. 应用实时细胞分析研究通光藤总苷对癌细胞的抑制作

用[J]. 健康研究, 2014, 5 (34): 496-498.

[9] 邢旺兴, 唐婷, 谷娜, 等. 抗肿瘤中药通光藤的药理作用及其作用机理初步研究[J]. 健康研究, 2011, 1 (31): 12-16.

[10] 李红岩, 王威, 董方言. 通光藤化学成分和药理作用研究进展[J]. 中草药, 2007, 7 (38): 1101-1104.

[11] 薛红利, 黄学娣, 何东, 等. 通光藤提取物对血液肿瘤细胞株增殖和凋亡的影响[J]. 四川大学学报, 2012, 43 (2): 174-179.

[12] 韩大庆, 刘伟, 王力平, 等. 消癌平口服液抗肿瘤作用研究[J]. 中华综合临床医学杂志, 2004, 6 (1): 20.

[13] Sun L, Qurat UI Ain, Gao YS, et al. Effect of Marsdenia tenacissima extract on G2/M cell cycle arrest by upregulating 14-3-3σ and downregulating c-myc in vitro and in vivo[J]. Chinese Herbal Medicines, 2019, 11 (2): 169-176.

[14] Hu Y, Liu P, Kang L, et al. Mechanism of Marsdenia tenacissima extract promoting apoptosis of lung cancer by regulating Ca^{2+}/CaM/CaMK signaling[J]. J Ethnopharmacol, 2020, 251: 112535.

[15] Li Z, Hao H, Tian W, et al. Nitric oxide, a communicator between tumor cells and endothelial cells, mediates the anti-tumor effects of Marsdenia Tenacissima Extract (MTE)[J]. J Ethnopharmacol, 2020, 250: 112524.

[16] Zhao C, Hao H, Zhao H, et al. Marsdenia tenacissima extract promotes gefitinib accumulation in tumor tissues of lung cancer xenograft mice via inhibiting ABCG2 activity[J]. J Ethnopharmacol, 2020, 255: 112770.

[17] Sun Butong, Hu Nanjun, Han Leng, et al. Anticancer activity of green synthesised gold nanoparticles from Marsdenia tenacissima inhibits A549 cell proliferation through the apoptotic pathway[J]. Artificial cells, nanomedicine, and biotechnology, 2019, 47 (1): 4012-4019.

[18] Li L, Zhang W, Desikan Seshadri VD, et al. Synthesis and characterization of gold nanoparticles from Marsdenia tenacissima and its anticancer activity of liver cancer HepG-2 cells[J]. Artif Cells Nanomed Biotechnol, 2019, 47 (1): 3029-3036.

[19] Wang Y, Zhang Y, Guo Y, et al. Synthesis of Zinc oxide nanoparticles from Marsdenia tenacissima inhibits the cell proliferation and induces apoptosis in laryngeal cancer cells (Hep-2)[J]. J Photochem Photobiol B, 2019, 201: 111624.

[20] 刘蓉, 赵瑾, 陈国勤, 等. 通关散汤对小鼠哮喘模型气道高反应性和气道炎症

的影响[J]. 中国比较医学杂志, 2011, 12 (21): 14-17.

[21] 王志良, 王贵吉, 岳邦仪. 中药通光藤治疗食管癌胃癌的临床观察 (附 112 例报告)[J]. 河南肿瘤学杂志, 1995, 5 (3): 202-204.

[22] 刘威. 消癌平注射液联合 SOX 方案用于治疗晚期胃癌的临床疗效观察[D]. 山东大学, 2017.

[23] 徐建林, 郑瑞锋, 王彦威. 消癌平注射液联合 TACE 治疗晚期原发性肝癌的临床疗效及安全性研究[J]. 首都食品与医药, 2018, 25 (17): 61-62.

[24] 李鹤飞, 孙振卿, 李亚静, 等. 化疗联合消癌平注射液治疗晚期食管癌的临床观察[J]. 北方药学, 2015, 12 (5): 110.

[25] 洪晓华, 王光耀, 刘体勤, 等. 八种中药注射剂联合紫杉醇和顺铂化疗方案治疗非小细胞肺癌的网状 Meta 分析[J]. 中国全科医学, 2020, 23 (26): 3311-3323.

[26] 宋宇, 钱晓兰, 王少开, 等. 消癌平注射液联合化疗治疗晚期非小细胞肺癌临床疗效评价[J]. 中医临床研究, 2016, 8 (36): 122-123, 125.

[27] 李清林, 程斌. 消癌平注射液联合 GP 化疗方案治疗晚期非小细胞肺癌临床疗效研究[J]. 中华中医药学刊, 2016, 34 (4): 785-787.

[28] 唐海波, 卢义, 肖宏宇. 消癌平注射液治疗晚期非小细胞肺癌 71 例[J]. 中国中医药现代远程教育, 2013, 11 (18): 59-60.

[29] 陶小鑫, 于浩, 柏建岭. 消癌平注射液联合化学治疗对非小细胞肺癌的临床疗效及安全性 Meta 分析[J]. 医药导报, 2014, 33 (1): 48-53.

[30] 祝瑞平. 参芪扶正注射液联合 NP 方案化疗治疗中晚期非小细胞肺癌的临床疗效[J]. 肿瘤基础与临床, 2012, 25 (6): 530-531.

[31] 张志华, 张海冬. 培美曲塞联合消癌平注射液治疗中晚期非小细胞肺癌 32 例临床疗效观察[J]. 中国医药指南, 2012, 10 (12): 553-554.

[32] 张丰云, 李秋文, 管静芝, 崔丽萍. 消癌平注射液联合 GP 方案治疗晚期非小细胞肺癌疗效观察[J]. 肿瘤基础与临床, 2011, 24 (5): 415-417.

[33] 杨万全, 王恳, 王红, 等. 消癌平注射液联合吉非替尼治疗晚期肺腺癌的疗效[J]. 武汉大学学报 (医学版), 2016, 37 (5): 786-789.

[34] 王先国, 田宁, 张山燕, 等. 消癌平注射液直肠给药联合化疗治疗前列腺癌临床研究[J]. 中国药业, 2019, 28 (16): 48-50.

[35] 杨晓钟, 王荧, 党楠, 等. 消癌平注射液联合表柔比星新辅助化疗治疗三阴性乳腺癌的临床疗效[J]. 肿瘤药学, 2019, 9 (1): 130-132, 148.

[36] 代兴斌, 张文曦, 孙雪梅, 等. 消癌平注射液辅助化疗治疗非霍奇金淋巴瘤的

临床分析[J]. 广州中医药大学学报, 2019, 36 (10): 1497-1502.

[37] 王力福. 消癌平注射液联合顺铂和卡培他滨治疗局部晚期鼻咽癌的临床研究 [J]. 现代药物与临床, 2019, 34 (3): 719-723.

[38] 杨晓钟, 王荧, 党楠, 等. 消癌平注射液联合表柔比星新辅助化疗治疗三阴性 乳腺癌的临床疗效[J]. 肿瘤药学, 2019, 9 (1): 130-132, 148.

[39] 聂春兰, 侯莹. 消癌平注射液联合化疗治疗晚期结直肠癌的回顾性研究[J]. 临床医药文献电子杂志, 2019, 6 (17): 31-33.

[40] 梁彩霞, 廖思海, 吴家园, 等. 消癌平注射液对宫颈癌化疗患者减毒增效作用 [J]. 中国实用医药, 2019, 14 (1): 6-8.

[41] 王胜. 消癌平注射液联合化疗治疗中晚期食管癌的疗效和安全性[J]. 世界最 新医学信息文摘, 2018, 18 (97): 22-23.

[42] 吴驻林, 谭婉君, 潘沙沙, 等. 中药注射液联合含奥沙利铂化疗方案治疗大肠 癌的网状 Meta 分析[J]. 中国实验方剂学杂志, 2017, 23 (13): 203-211.

[43] 谷宁, 李志刚. 消癌平注射液配合 XELOX 化疗治疗结直肠癌的临床分析[J]. 实用肿瘤杂志, 2017, 32 (2): 172-175.

[44] 寇卫政, 杨晓煜, 褚秀峰, 等. 消癌平注射液联合 CapeOX 方案治疗晚期结直 肠癌疗效观察[J]. 新乡医学院学报, 2016, 33 (6): 500-503.

[45] 童光武, 高鹏. 消癌平注射液联合榄香烯注射液治疗中晚期原发性肝癌的临 床研究[J]. 现代药物与临床, 2016, 31 (5): 691-695.

[46] 周莲, 陈佳, 姚伟. 消癌平注射联合放化疗在局部中晚期鼻咽癌治疗中的疗效 分析[J]. 长沙医学院学报, 2015, 13 (4): 41-43.

[47] 董平. 消癌平注射液联合 CIK 细胞治疗老年多发性骨髓瘤临床观察[J]. 中医 学报, 2015, 30 (12): 1712-1713, 1717.

[48] 乔占兵, 何秀兰, 曹阳, 等. 消癌平注射液联合顺铂治疗膀胱癌的疗效观察[J]. 现代药物与临床, 2015, 30 (10): 1238-1241.

[49] 刘义冰. 消癌平注射液联合FOLFRI方案治疗晚期结直肠癌的临床观察[J]. 武 汉大学学报 (医学版), 2015, 36 (5): 795-797, 801.

[50] 吴楚海, 林榕生, 陈荣斌, 等. 消癌平注射液联合亚砷酸治疗中晚期肝癌的疗 效观察[J]. 深圳中西医结合杂志, 2015, 25 (13): 116-117.

[51] 刘帆, 胡婉素, 叶循雯, 等. 消癌平注射液保留灌肠治疗结直肠癌的临床疗效 分析[J]. 中华全科医学, 2014, 12 (11): 1831-1832, 1835.

[52] 王红永. 消癌平注射液联合顺铂胸腔内灌注治疗恶性胸腔积液 58 例[J]. 河南

医学研究, 2015, 24 (2): 51-52.

[53] 张双妹. 消癌平注射液治疗恶性心包积液的临床疗效观察[J]. 泰山医学院学报, 2016, 37 (7): 769-771.

[54] 中国人民解放军 63 医院慢性气管炎防治组. 通光散总贰片和通光素治疗喘息型慢性气管炎的疗效观察[J]. 云南医药, 1984, 2 (5): 92-111.

[55] 阮江华, 张秀兰, 尹淑丽, 等. 通光散汤治疗小儿哮喘 53 例[J]. 新中医, 2003, 6 (35): 60-61.

[56] 屈海涛. 消癌平注射液在溃疡性结肠炎 (UC)治疗中的临床观察[J]. 中国卫生标准管理, 2016, 7 (11): 150-152.

蛤蚧

【来源】阿昌药 (乌齐阿麦)，傣药 (打朵、蛤蚧)，德昂药 (杂鬼当)，侗药 (蛤蚧)，蒙药 (哈登-古日布勒)，佤药 (蛤蚧、打多、蛤蚧蛇)，维药 (克来尔)，藏药 (藏巴)，壮药 (萼蛎、蛤蚧)。壁虎科壁虎属动物蛤蚧 *Gekko gecko* Liwnaeus 的干燥体[1,2]。

【性味与归经】咸，平。归肺、肾经。

【功能与主治】补肺益肾，纳气定喘，助阳益精。主治肺肾不足、虚喘气促、劳嗽咳血、阳痿、遗精。

【药理作用】

1. 抗肿瘤作用

（1）蛤蚧总成分的抗肿瘤作用

三组蛤蚧蛋白组分都具有不同程度的抑制 HepG-2 细胞和 K562 细胞生长的作用，浓度越高，抑制作用越强，其中分子量为 3～20kDa 的蛤蚧蛋白组分对 HepG-2 细胞和 K562 细胞的抑制作用最强。3～20kDa 蛤蚧蛋白组分作用 48h 后，HepG-2 细胞和 K562 细胞均出现细胞凋亡的形态学改变，作用 48h 后细胞凋亡率高于对照组。三组蛤蚧蛋白组分对 HepG-2 细胞和 K562 细胞都具有不同程度的生长抑制的作用，其中 3～20kDa 的蛤蚧蛋白组分的抑制作用最强，具有剂量依赖性，可通过诱导 HepG-2 细胞和 K562 细胞凋亡坏死发挥对细胞的生长抑制作用[3]。

RT-PCR 检测发现 3～20kDa 蛤蚧蛋白组分作用 48h 后，HepG-2 细胞中 *Bax* 基因 mRNA 表达增高，K562 细胞中 *Bax* 基因 mRNA 表达增高，*Bcl-2* 基因 mRNA 表达降低，在 HepG-2 细胞和 K562 细胞中，实

验组的 *c-myc* 基因和 *p53* 基因 mRNA 表达较对照组变化不大，免疫组化结果显示 3～20kDa 蛤蚧蛋白组分作用 48h 后，HepG-2 细胞中 Bax 蛋白表达增高，K562 细胞中 Bax 蛋白表达增高，Bcl-2 蛋白表达降低，3～20kDa 蛤蚧蛋白组分可通过调高 *Bax* 基因 mRNA 及蛋白表达水平诱导 HepG-2 细胞凋亡坏死，通过调高 *Bax* 基因 mRNA 及蛋白表达、降低 *Bcl-2* 基因 mRNA 及蛋白表达，改变 Bax/Bcl-2 比值诱导 K562 细胞凋亡坏死[4]。

蛤蚧蛋白对 S180 和 Hepa1-6 移植瘤小鼠具有抗肿瘤作用，蛤蚧蛋白可使 S180 及 Hepa1-6 荷瘤小鼠的脾淋巴细胞增殖能力及自然杀伤细胞活性显著提高，并对小鼠移植瘤生长具有抑制作用。单纯蛤蚧蛋白灌胃每天 400mg/kg，连续 12 天，可显著提升 S180 荷瘤小鼠的腹腔巨噬细胞杀瘤活性及 Hepa1-6 荷瘤小鼠的腹腔巨噬细胞吞噬功能，经蛤蚧蛋白治疗后 S180 及 Hepa1-6 荷瘤小鼠脾淋巴细胞增殖能力及 NK 细胞活性均显著提高。与环磷酰胺联合用药时，蛤蚧蛋白能使受环磷酰胺抑制的上述免疫指标得到改善，并能显著提高抑瘤率。蛤蚧蛋白对肿瘤及化疗药物造成的免疫功能抑制具有调节作用，并可通过此途径达到协同化疗药物抗肿瘤效果[3]。

(2) 蛤蚧提取物的抗肿瘤作用

蛤蚧提取物具有体内抗肿瘤和上调免疫功能的作用，以肉瘤 S180 荷瘤小鼠为动物模型，顺铂为阳性对照药物。从抗肿瘤活性、延长寿命、淋巴细胞转化率及肿瘤病理变化等方面评价其作用，表明蛤蚧提取物具有抗肿瘤活性，并呈剂量依赖性上调免疫系统功能[5]。

蛤蚧提取物具有促进 S180 荷肉瘤小鼠免疫系统增强的作用。顺铂加蛤蚧提取物 (浓度 2.4%和 12.4%) 中脾重均较顺铂加生理盐水组提高，高剂量蛤蚧组脾指数明显低于顺铂加生理盐水组，有显著差异且甚至已低于生理盐水组，证明蛤蚧有免疫增强作用。顺铂加蛤蚧组中坏死、凋亡的淋巴细胞和被激活而增多的巨噬细胞数量明显少于顺铂加生理盐水组，电镜下可见顺铂加蛤蚧组中的脾细胞发育良好且红髓和脾小体结构正常，细胞核发育良好未见异形样改变，核仁明显且核周有丰富的线粒体，蛤蚧可促进脾组织中 T、B 淋巴细胞的增殖[6]。

2. 对消化系统的作用

蛤蚧在非酒精性脂肪肝中，可通过发挥降脂作用启动肝细胞内质网胁迫机制，保护肝脏组织。建模小鼠经过脂质过氧化发生，蛤蚧能够有效地实现 MDA、还原性谷胱甘肽及氧化型谷胱甘肽等指标的恢复，脂质过氧化情况可得到较好的控制，肝细胞的内质网胁迫机制启动，内质网应激反应减轻，缓解脂肪化的发生，避免了肝细胞的损伤与凋亡，通过保肝作用达到疾病治疗目的[7]。

3. 对内分泌系统的作用

蛤蚧的身及尾的醇提物，对四氧嘧啶造成的高血糖小鼠有一定的降糖作用。对照组（用等剂量生理盐水给予肌肉注射）血糖平均值为353mg/100mL，蛤蚧身和尾醇提物组（3g/kg）平均值分别为227mg/100mL、181mg/100mL。表明蛤蚧身和尾有一定的降血糖作用且与对照组比较差异非常显著，但蛤蚧的身和尾之间比较，无显著性差异[8]。

4. 对免疫系统的作用

蛤蚧乙醇提取液和仿生酶解液对 D-半乳糖诱导衰老小鼠机体免疫功能均有一定的调节作用，且仿生酶解液组优于乙醇提取液组。蛤蚧的乙醇提取液和仿生酶解液均能提高 D-半乳糖诱导衰老小鼠的脾脏指数、胸腺指数以及血清中 IL-2 水平，且仿生酶解液增强免疫作用优于乙醇提取液，提示蛤蚧通过仿生酶解法提取，可有效提高蛤蚧多肽溶解率，进而显著增强机体免疫功能[9]。

5. 对生殖系统的作用

（1）雌激素样作用

蛤蚧乙醇提取物具有直接作用于雌性大鼠附性器官的雌激素样作用，蛤蚧乙醇提取物可使未成年的大鼠出现动情期且潜伏期短，并引起子宫增重；蛤蚧乙醇提取物未能使去卵巢大鼠出现动情期，对去卵巢的雌大鼠附性器官主要为直接作用，但较己烯雌酚弱。蛤蚧乙醇提物的完整作用需通过卵巢[10]。

蛤蚧体及尾都可使子宫、卵巢增重且对照组比较差异都非常显著，蛤蚧尾比蛤蚧体的增重差异也非常显著。在蛤蚧体、尾分别与求偶素比较中，蛤蚧尾超过求偶素且蛤蚧体接近求偶素，蛤蚧体和尾可使幼年小鼠阴道口开放的时间提前且与对照组比较差异都非常显著，蛤蚧体、尾比较的差异非常显著[10]。

（2）雄激素样作用

蛤蚧体与尾组与对照组相比，前列腺与精囊的增重都非常显著且蛤蚧尾组比蛤蚧体组的精囊、前列腺增重液非常显著[11]。

（3）助阳作用

蛤蚧不同部位的提取物皆能够提高去势大鼠的阴茎对电刺激的兴奋性并缩短阴茎勃起潜伏期[12]。

6. 对泌尿系统的作用

蛤蚧生品、酒蛤蚧、油酥蛤蚧对腺嘌呤所致肾阳虚模型小鼠均具有一定的改善作用，其中以酒蛤蚧的作用最为明显。与模型组比较，蛤蚧生品和各炮制品组小鼠的肾阳虚表现均有不同程度改善（尤以酒蛤蚧组小鼠改善最为明显），血清中肌酐、尿素氮水平均显著降低，肾组织病理损伤有不同程度的减轻，蛤蚧各炮制品组小鼠体质量显著升高，蛤蚧生品组和各炮制品组小鼠肾指数显著降低。与蛤蚧生品组比较，酒蛤蚧组小鼠肾指数以及血清中尿素氮、肌酐水平均显著降低，油酥蛤蚧组小鼠血清中肌酐水平显著降低[13]。

7. 其他药理作用

蛤蚧乙醇提取液可能诱导骨微环境中 TGF-β1 表达增加，进而抑制破骨样细胞的生成，有效地预防绝经后骨质疏松的发生。给药组的全身骨密度明显高于去势组，但仍然低于对照组，给药组的破骨样细胞计数与对照组相似，与去势组比较差异有统计学意义。TGF-β1 在给药组及对照组的成骨细胞中呈阳性染色，部分骨基质中也有阳性表达，去势组呈阴性表达[14]。

【毒性作用】

蛤蚧毒性低，小鼠的蛤蚧乙醇提取物经口的 24h 最大耐受量大于 135g/kg[10]。急性毒性试验中，小鼠的给予量相当于成人的临床日用量的 2600 倍进行灌胃给药，却仍无法测量各部位的 LD_{50}。则认为按体重计算的小鼠最大耐受量相当于人用剂量的 100 倍以上较安全，可见常规的蛤蚧临床剂量完全安全可靠[12]。

【临床应用】

1. 治疗心血管系统疾病

沉香蛤蚧汤能有效缓解慢性肺心病患者的临床症状。选取慢性肺心病患者 80 例，并分为西医疗法治疗组和加用沉香蛤蚧汤治疗对照组，观察两组患者的相关症状、体征和脉象等的改善情况，并对两组患者的实验室检测指标进行比较，进行定性定量分析。结果显示治疗组的 40 例中显效 28 例，其中有效 11 例，无效 1 例。对照组 40 例中显效 26 例，其中有效 10 例，无效 4 例，两组的显效率比较，有显著性差异。研究结果表明沉香蛤蚧汤具有有效缓解慢性肺心病患者的临床症状并能改善肺功能，对慢性肺心病肺肾气虚型的疗效显著[15]。

2. 治疗呼吸系统疾病

蛤蚧定喘胶囊与孟鲁司特联合应用适用于治疗秋冬季中老年人虚劳久咳、气短胸闷、痰黏不爽等症具有较好疗效。为探讨孟鲁司特钠于蛤蚧定喘胶囊联合用药治疗支气管哮喘的疗效，选轻、中度支气管哮喘患者共 106 例，随机分为孟鲁司特钠联合蛤蚧定喘胶囊治疗组 58 例和单用孟鲁司特钠对照组 48 例，结果显示治疗组哮喘缓解时间比对照组明显缩短，且临床症状及肺功能两组比较有显著性差异。表明孟鲁司特钠联合蛤蚧定喘胶囊治疗轻中度支气管哮喘临床疗效更佳[16]。

3. 治疗生殖系统疾病

蛤蚧补肾丸具有壮阳益肾、填精补血的功效。对临床诊断明确的身体虚弱、真元不足、小便频数等肾阳虚证患者给药并进行了临床观察，结果显示取得了较好的疗效。表明蛤蚧补肾丸对夜尿频多、畏寒肢冷、性欲减退、腰膝酸痛、阳痿遗精等症状具有显著的疗效[17]。

4. 治疗泌尿系统疾病

中药蛤蚧大补丸具固本培元健脾功效。小儿大脑皮层发育不完善，对于初级排尿的中枢控制能力较差，膀胱神经功能失调，可致尿肌紧张痉挛导致小儿神经源性膀胱功能障碍。应用蛤蚧大补丸联合山莨菪碱治疗 95 例患儿，总有效率为 100%，为治疗小儿神经源性膀胱功能障碍提供了一个很好的治疗方法[18]。

参考文献

[1] 国家药典委员会. 中国药典, 一部[M]. 北京: 中国医药科技出版社, 2020: 362.

[2] 贾敏如, 张艺. 中国民族药辞典[M]. 北京: 中国医药科技出版社, 2016: 372.

[3] 席玮, 谢裕安, 杨帆, 等. 蛤蚧肽对荷瘤小鼠的免疫调节及抗肿瘤作用[J]. 内科, 2011, 6 (1): 5-8.

[4] 李蕾. 蛤蚧蛋白分离提取及其抗肿瘤分子机制研究[J]. 南宁: 广西医科大学, 2011.

[5] You Q, Han S, Zhang Y, et al. Anti-tumor effect and influence of Gekko gecko Linnaeus on the immune system of sarcoma 180-bearing mice[J]. Mol Med Rep, 2009, 2 (4): 573-577.

[6] 周蓓, 陈豪, 吴丽丽, 等. 蛤蚧对 S180 荷瘤小鼠 Th1/ Th2 免疫细胞平衡的影响[J]. 亚太传统医药, 2016, 12 (9): 11-13.

[7] 潘磊. 中药蛤蚧对非酒精性脂肪肝内质网应激的影响分析[J]. 解放军医药杂志, 2016, 28 (3): 85-87, 116.

[8] 林启云, 王建如, 廖瑜修, 等. 蛤蚧对动物免疫功能、血糖、耐缺氧的影响[J]. 广西中医药, 1984, 6 (5): 48-49.

[9] 吴丽丽, 周蓓, 陈豪, 等. 蛤蚧不同提取液对衰老模型小鼠免疫功能的影响[J]. 中国老年保健医学, 2018, 16 (1): 17-20.

[10] 罗谋伦, 赵一, 林启云. 蛤蚧雌激素样的作用部位实验研究[J]. 中成药, 1993, 15 (5): 29-30.

[11] 覃俊佳, 方红, 陈明丽. 蛤蚧的激素样作用实验观察[J]. 广西中医药, 1983, 5 (2): 37-40.

[12] 骆航, 李玉婷, 孙兴力. 蛤蚧不同部位化学成分及药理作用的比较[J]. 湖北民族学院学报 (医学版), 2010, 27 (2): 10-12.

[13] 黄馨慧, 王晓珊, 刘舒凌, 等. 蛤蚧生品及不同炮制品对腺嘌呤致肾阳虚模型小鼠的改善作用比较[J]. 中国药房, 2020, 31 (13): 1608-1612.

[14] 张胜昌, 白鹭, 蓝玲, 等. 蛤蚧乙醇提取液影响去势大鼠胫骨 TGF-β1 表达的研究[J]. 广西医科大学学报, 2010, 27 (2): 191-194.

[15] 姜宇宙, 吴维平. 沉香蛤蚧汤治疗慢性肺源性心脏病的临床观察[J]. 中国医药导报, 2009, 24 (6) : 71-72.

[16] 何乐. 孟鲁司特钠联合蛤蚧定喘胶囊治疗支气管哮喘疗效分析[J]. 中国误诊学杂志, 2008, 29 (8) : 7089-7090.

[17] 苏子英, 蒋荣珍, 李琴, 等. 蛤蚧补肾丸 (胶囊) 治疗肾阳虚证临床观察[J]. 中国中医药信息杂志, 2008, 15 (10): 61-62.

[18] 万静, 李凤美, 曹爱莲. 蛤蚧大补丸联合 654-2 治疗小儿神经源性膀胱功能障碍 95 例[J]. 现代康复, 2001, 5 (6): 134.

【来源】阿昌药（寄勒），朝药（戈木嗯曝登邑），德昂药（阿格任），藏药（土蚕、地蚕）。鳃金龟科动物东北大黑鳃金龟 *Holotrichia diomphalia* Bates 及其近缘动物的干燥幼虫[1]。

【性味与归经】苦，寒。归肺、脾、肝经。有小毒。

【功能与主治】破血，行瘀，散结、通乳。主治折损瘀痛、痛风、破伤风、喉痹、目翳、丹毒、痈疽、痔漏等。

【药理作用】

1. 抗肿瘤作用

（1）蛴螬单体成分的抗肿瘤作用

从蛴螬分离的单体化合物神经酸和吲哚-3-醛体内、体外对小鼠黑色素瘤细胞有明显抑制作用，体内可诱导肿瘤细胞凋亡[2]。

（2）蛴螬总成分的抗肿瘤作用

从蛴螬分离得到四种均一性多糖和蛴螬总多糖不同程度地抑制肿瘤生长和肿瘤微血管形成，其中 HDPS-2Ⅱ和 HDPPS-3Ⅱ的作用显著，蛴螬多糖可能是通过调控 Gal-1-VEGFR2 产生肿瘤血管生成的抑制作用[3]。蛴螬多糖组分 HDPS-2Ⅱ具有抑制细胞体外迁移、小鼠移植瘤的生长和免疫调节作用，蛴螬多糖组分 HDPS-2Ⅱ的分子质量为 $8.2×10^3$D，蛋白质、糖醛酸、硫酸基和氨基含量分别为 2.08%、12.08%、0.24%、4.89%。HDPS-2Ⅱ体外可抑制肿瘤细胞的迁移，体内可显著抑制小鼠体内肿瘤的生长，HDPS-2Ⅱ中、高剂量组抑瘤率分别为 52.0%、56.9%，与 CTX 组比较，蛴螬多糖组分 HDPS-2Ⅱ可显著增高脾脏指数、白细胞和淋巴细胞数量[4]。

蛏蟾粗粉用体积分数95%乙醇浸泡24h提取，浓缩浸膏经过酸化萃取得到的蛏蟾生物碱，采用MTT和荷瘤小鼠抑瘤率的方法测定蛏蟾生物碱的体内外抗肿瘤活性，结果发现蛏蟾生物碱对体内外肿瘤细胞有明显抑制作用，且具有质量浓度依赖性[5]。

（3）蛏蟾提取物的抗肿瘤作用

蛏蟾提取物体外对MGC-803胃癌细胞株具有抗增殖及诱导凋亡作用。4mg/mL的蛏蟾提取物作用于MGC-803胃癌细胞24h后，即可见胞核固缩、胞核碎裂及凋亡小体形成等凋亡形态学变化，且其凋亡率、破膜率及自然凋亡率，与破膜率相比均有显著性差异，且其凋亡率为86.3%，破膜率为41.9%。蛏蟾提取物具有诱导MGC-803细胞凋亡的作用，也有细胞毒的作用，但诱导细胞凋亡占主要地位。蛏蟾提取物诱导MGC-803胃癌细胞凋亡的机制与通过凋亡相关基因 *Bcl-2*、*ki-67*、*Bax* 的表达改变有关[6-8]。

蛏蟾提取物可抑制人肺癌A549细胞增殖。蛏蟾提取物处理的人肺癌A549细胞，其生长抑制率明显高于对照组，给药早期的细胞出现凋亡形态学变化，A549细胞经蛏蟾提取物处理后其cyclin D1的表达均呈下降趋势。表明蛏蟾的提取物在体外对人肺癌A549细胞株具有显著的增殖抑制作用，且其机制与下调cyclin D1表达有关[9]。

蛏蟾

179

蛏蟾提取物可通过线粒体途径及死亡受体途径，使MCF-7人乳腺癌细胞株出现凋亡。MTT法的检测结果表明，蛏蟾提取物在体外对MCF-7人乳腺癌细胞株有明显抑制增殖作用，且呈现浓度及时间的依赖性。倒置显微镜下可观察到，给药组胞核固缩、碎裂及凋亡小体形成等凋亡形态学变化。HE染色则表明给药组的胞核浓缩，且呈蓝黑色、胞浆呈淡红色、核染色质浓缩、同时呈碎块状，并伴随凋亡小体的形成。AO/EB荧光染色的结果则显示出给药组出现了凋亡细胞。流式细胞仪的结果表明，给药组的凋亡率明显增加，且呈时间依赖性。免疫细胞化学染色的结果表明，给药组Bcl-2蛋白表达出现下调，而Fas、caspase-3及caspase-9蛋白表达均上调。表明蛏蟾提取物在体外能够显著抑制MCF-7人乳腺癌细胞株出现增殖，且其凋亡通路机制，通过下调Bcl-2，并上调Fas、caspase-3及caspase-9蛋白表达而起作用，为细胞凋亡的线粒体途径及死亡受体途径完成凋亡的启动与执行[10]。

蛴螬粗提物对人宫颈癌 HeLa 细胞具有诱导凋亡作用。蛴螬粗提物能够诱导 HeLa 细胞凋亡，给药组出现亚二倍体峰，且 G_0/G_1 期的细胞比例显著增加，但 S 期与 G_2/M 期的细胞比例则明显下降，并将细胞阻滞在 G_0/G_1 期。蛴螬粗提物作用细胞后，凋亡细胞的数目随时间延长而增多，其凋亡指数与药物处理的时间及剂量呈时间依赖性及剂量依赖性。蛴螬粗提物作用后，Bcl-2 及 p53 蛋白随提取物浓度表达均下降，而 Bax 及 Fas 蛋白的表达则上升。蛴螬粗提物能够诱导人宫颈癌 HeLa 细胞产生凋亡作用，且其凋亡作用机制与细胞周期发生 G_0/G_1 期阻滞有关，下调 Bcl-2 及 p53 蛋白表达，上调 Bax 和 Fas 蛋白表达，由细胞凋亡的死亡受体通路及线粒体通路启动并执行凋亡[11]。蛴螬石油醚粗提物抑制增殖作用效果最佳，蛴螬石油醚粗提物对 Hela 细胞抑制增殖作用在 50μg/mL 作用 48h 之前主要以诱导凋亡为主，在其后时间以诱发肿瘤细胞脂肪变性和坏死为主[12]。蛴螬石油醚提取物对 HeLa 细胞具有抑制增殖及诱导凋亡作用。蛴螬石油醚提取物对 HeLa 细胞抑制增殖作用(50μg/mL 作用 48h 之前)主要以诱导凋亡为主。蛴螬石油醚提取物诱导凋亡作用可能与下调 Bcl-2 表达，上调 Bax、caspase-8 和 caspase-3 表达有关[13]。

蛴螬石油醚提取物对抑制人宫颈癌细胞的作用最强。蛴螬的石油醚提取物中分离出的五种单体化合物——棕榈酸、癸酸、十八烷烯酸、胆甾醇和十六碳烯酸，以及乙酸乙酯提取物中得到的一种单体化合物肉豆蔻酸，均是首次从该药材中分离得到的。其中十八烷烯酸、胆甾醇、十六碳烯酸具有细胞毒活性[14]。

蛴螬提取物含药血清对人肺癌 A549 和人宫颈癌 HeLa 细胞增殖有抑制作用。血清药理学实验结果显示，终浓度分别为 20%、25%灭活的蛴螬提取物含药大鼠血清对 A549 细胞的增殖抑制率分别为 18.92%、37.54%，终浓度分别为 10%、20%、25%的灭活的蛴螬提取物含药血清对 HeLa 细胞的增殖抑制率分别为 39.86%、24.86%及 26.60%[15]。

蛴螬提取物具有体内抗肿瘤作用。0.97g/kg、1.95g/kg、3.9g/kg 剂量的蛴螬提取物，对 H22 肝癌的生长抑制率分别为 15.2%、25.9%、54%。

大剂量组的镜检淋巴细胞及淋巴结样组织浸润及坏死，均多于对照组。超微结构则观察到，细胞内的线粒体嵴断裂、肿胀空化脂滴且可见凋亡细胞或凋亡小体，蛴螬的提取物对小鼠 H22 肝癌有抑制作用[16]。蛴螬提取物低、中、高剂量组对小鼠移植性肉瘤 S180 实体瘤的抑瘤率分别为 18.64%、39.47%、53.24%，经过蛴螬提取物作用后，荷瘤小鼠血清 MDA 较模型组明显下降，SOD 活性则显著增加。蛴螬提取物具有抗氧化作用，可能是其抗肿瘤机制之一，蛴螬提取物在体内具有抑制小鼠移植性 S180 肉瘤生长的作用[17]。

2. 对心血管系统的作用

（1）抗凝血溶栓作用

蛴螬提取物具有抗凝血溶栓作用，可以延长血浆复钙化时间和小鼠尾静脉出血时间，同时可以溶解体外血凝块。蛴螬提取物主要通过降解纤维蛋白原和直接降解纤维蛋白而发挥抗凝溶栓的作用，其对纤维蛋白原的三条链均有降解作用，并且降解顺序为 $\alpha \rightarrow \beta \rightarrow \gamma$，但不能激活纤溶酶原而是通过直接降解纤维蛋白而发挥溶栓作用。蛴螬的纤溶活性物质含有丝氨酸蛋白酶，但不含金属蛋白酶，常见金属离子和 pH 值 (pH 3～10)对其纤溶活性影响较小[18]。蛴螬提取物具有较强的抗凝血活性，其抗血栓作用可能与多种纤维蛋白溶解剂有关。蛴螬提取物含有大量的蛋白质，并能抑制凝血和血小板聚集，呈剂量依赖性。蛴螬提取物优先切割纤维蛋白原的 α 链和 β 链，然后是纤维蛋白原的 γ 链。蛴螬提取物可直接降解纤维蛋白而不是激活纤溶酶原。金属离子如 Mg^{2+}、Ca^{2+}、Zn^{2+}、Fe^{2+}、Fe^{3+}、Cu^{2+}和 pH 为 3～10 的缓冲液对蛴螬提取物的纤溶活性无影响。蛋白酶抑制剂如 TPSI、抑肽酶、leupetin、PMSF、DTT 和 EDTA 仅对蛴螬提取物的纤溶活性有轻微或不抑制作用。蛴螬提取物在 75℃和 100℃下均能完全失活，在血凝块溶解试验和角叉菜胶诱导的血栓形成模型中均表现出抗血栓活性[19]。

（2）降脂作用

蛴螬的活性成分多糖具有降脂作用，蛴螬多糖组 TC、TG、HDL-C、LDL-C 的含量均有所下降，蛴螬多糖对血脂具有调节作用[20]。

3. 对消化系统的作用

蛴螬多糖浓度在 10～100mg/L 时的吸光度值 A 与 CCl_4 模型组相比显著升高，表明蛴螬多糖对 CCl_4 诱导的肝细胞损伤有显著的保护作用[21]。

蛴螬提取物对大鼠急性肝损伤和肝纤维化的预防作用，单次给药可保护大鼠免受 CCl_4 和 β-D-半乳糖胺诱导的急性肝损伤，降低血清转氨酶 ALT、AST 活性，大鼠结扎/切断胆管 28 天，造成肝硬化。经 4 周处理后，血清 ALT、AST、碱性磷酸酶活性、肝组织羟脯氨酸含量降低，肝脏组织学改变。蛴螬提取物可减轻肝细胞损伤程度[22]。

4. 对呼吸系统的作用

蛴螬提取物具有平喘作用，与对过敏性哮喘进行免疫调节活性有关。在 OVA 诱导的小鼠过敏性哮喘模型中，蛴螬提取物可显著降低杯状细胞增生、嗜酸性粒细胞浸润和 ROS，降低气道高反应性、炎症反应和支气管肺泡灌洗液中 Th2 细胞因子 IL-5、IL-13 的表达，肺内 IL-5、IL-4、eotaxin-2、lox12、GATA-3 的表达减弱。在体外实验中，蛴螬提取物通过抑制 Th2 细胞因子 IL-5、IL-13、IL-17 和 TNF-α 的产生，通过下调 EL-4t 细胞中 GATA-3 的表达发挥免疫调节作用。蛴螬提取物的平喘作用可能是通过抑制 Th2 细胞因子和通过抑制 GATA-3 转录途径产生 IgE 来实现的[23]。

5. 对免疫系统的作用

蛴螬具有增强脾细胞生长率的作用。MTT 法检测表明，终质量浓度为 5μg/mL、20μg/mL 的总多糖，可使小鼠脾细胞的生长增殖率达到 48.8%、62.2%，其对巨噬细胞生长增殖率分别为 24.0%、51.6%。用 DEAE-Sephadex A-25 及 LPLC-Sephadex G-75 色谱法分离并纯化总多糖，可得到五种蛴螬多糖，且其中相对分子质量分别为 42000 及 26000 的两种蛴螬多糖，对脾细胞的生长增殖率较高，其终质量浓度为 5μg/mL 的该两种多糖，对脾细胞的生长增殖率分别为 25.2%、41.4%[24]。从蛴螬分离纯化的小分子量蛴螬多肽，可提高免疫抑制小鼠特异及非特异性免疫功能，对免疫性肝损伤小鼠有一定的保护功能[25]。

蛴螬提取物对巨噬细胞分泌和细胞活动具有不同的免疫调节作用，用不同剂量 (0.1μg/mL、1μg/mL、10μg/mL) 的蛴螬提取物处理巨噬细胞20h，诱导巨噬细胞产生 TNF-α 和 NO，并呈剂量依赖关系。蛴螬提取物对巨噬细胞吞噬功能影响不大，H_2O_2、IL-1、IL-6 和 IL-10 水平较低[26]。

6. 抗炎镇痛作用

蛴螬的脂溶性成分具有抗炎、镇痛活性[27]。蛴螬脂溶性成分能够抑制二甲苯所致小鼠耳郭的肿胀度，并能够提高热板所致小鼠痛阈值，及减少醋酸所致的小鼠扭体次数。

7. 抗病原微生物作用

蛴螬的水提醇沉的沉淀部位具有良好的抗肠道 EV-71 病毒作用[28]。蛴螬水提醇沉的沉淀物对肠道 EV-71 病毒呈现明显的抑制作用，且其TI=94.15。对其用大孔树脂吸附的方法分离后水部位的抗病毒效果最明显，TI=118.93。

8. 对眼的作用

蛴螬提取物可以下调实验性脉络膜新生血管模型动物 HGF、VEGF、bFGF、CXCR7、CCR3 及其配体 Eotaxin、Ang1、HTRA1、HSP70 的表达，对 PEDF 的降低存在干预作用，抑制新生血管的发生，保护视网膜组织，对脉络膜新生血管具有抑制作用，从而降低视网膜静脉阻塞发生[29-36]。蛴螬提取物可减轻兔 RVO 模型后视网膜的各层细胞所受到的损害，有效保护视网膜视神经细胞，减弱兔 RVO 模型后视网膜因缺氧而诱导的 iNOS 表达，减轻因 NO 过量生成而对视网膜视神经细胞造成的毒性伤害作用[37]。蛴螬提取物能促进实验性 RVO 模型出血的吸收，维持视网膜各层正常的结构，改善视网膜缺血缺氧的状态，可抑制实验性 RVO 模型中 HGF、TIMP-2、MMP-9 的表达，促进内皮抑素的表达，从而抑制实验性新生血管的形成[38-42]。另外，蛴螬能通过增加 NF-κB 信号通路的活化，增加 Bax、caspase-3 的表达，降低凋亡因子 Fas、FasL

的表达，来抑制细胞凋亡受体信号通路，并发挥保护视网膜作用[43-45]。

蛴螬通过降低 IL-1 的表达，抑制细胞炎症因子来发挥保护视网膜作用[46]。蛴螬可能通过改善视网膜组织能量代谢，清除氧自由基，促进神经营养因子受体的表达，抑制视细胞增殖与变性，起到保护血-视网膜屏障组织结构，促进损伤后功能恢复的作用[47,48]。蛴螬提取物可抑制视网膜中央静脉阻塞模型兔视神经小胶质细胞活化[49]。蛴螬提取物对感光细胞等细胞凋亡具有调节作用，表现为早期抑制，晚期促进，其调节作用是通过抑制或促进细胞凋亡关键因子 caspase-3 表达实现的，同时通过抑制炎症相关因子 FasL、TNF-α、NF-κB 表达对慢性炎症具有抑制作用[50]。

【毒性作用】

采用寇氏法计算小鼠急性经口 LD_{50} 及其 95%可信限，蛴螬提取物的小鼠急性经口 LD_{50} 及其 95%可信限为 48.73(46.43～51.14)g/kg，蛴螬提取物属低毒中药[17]。

参考文献

[1] 贾敏如, 张艺. 中国民族药辞典[M]. 北京: 中国医药科技出版社, 2016: 421.

[2] 刘媛媛. 蛴螬抗肿瘤活性化学成分的筛选与分离[D]. 西安: 第四军医大学, 2014.

[3] 李萍. 蛴螬多糖的提取分离、结构特征与抗肿瘤作用的研究[D]. 西安: 第四军医大学, 2016.

[4] 郝晓伟, 靖会, 李萍, 等. 蛴螬多糖组分 HDPS-2Ⅱ的理化性质及对肝癌的抑制作用[J].西北药学杂志, 2019, 34 (1): 51-56.

[5] 刘媛媛, 曹蔚, 张雅, 等. 蛴螬生物碱提取工艺及体内外抗肿瘤活性研究[J]. 西北药学杂志, 2014, 29 (2): 160-163.

[6] 孙抒, 金哲, 李基俊. 蛴螬提取物体外对人 MGC-803 胃癌细胞株的抗增殖及诱导凋亡作用的形态学观察[J]. 四川中医, 2005, 23 (2): 12-15.

[7] 金哲. 蛴螬提取物体外对人 MGC-803 胃癌细胞株的抗增殖及诱导凋亡的研究[D]. 延吉: 延边大学, 2003.

[8] 金哲, 孙抒, 李基俊, 等. 蛴螬提取物体外对人 MGC-803 胃癌细胞株凋亡相关基因作用的研究[J]. 中国中医药科技, 2004, 11 (2): 90-92, 64.

[9] 崔春爱, 李莉, 杨万山, 等. 蛴螬提取物诱导人肺癌 A549 细胞凋亡的机制研究[J]. 辽宁中医杂志, 2009, 36 (8): 1317-1318.

[10] 金华, 孙抒, 于柏艳, 等. 蛴螬提取物对 MCF-7 人乳腺癌细胞株凋亡的影响[J]. 中国病理生理杂志, 2008, 24 (1): 93-96.

[11] 李香丹, 孙抒, 宋莲莲, 等. 蛴螬粗提物对人宫颈癌 HeLa 细胞诱导凋亡作用及其机制[J]. 肿瘤防治研究, 2008, 35 (7): 491-494.

[12] 宋莲莲, 孙抒, 刘树森, 等. 蛴螬粗提物对人宫颈癌 Hela 细胞抑制作用的形态学观察[J]. 时珍国医国药, 2006, 17 (5): 673-675.

[13] 宋莲莲, 孙抒, 李香丹, 等. 蛴螬石油醚提取物对人宫颈癌 HeLa 细胞增殖和凋亡的影响[J]. 中草药, 2006, 37 (6): 884-888.

[14] 金莉莉. 蛴螬抗肿瘤活性物质的研究[D]. 延吉: 延边大学, 2006.

[15] 金龙男, 孙抒, 杨万山, 等. 蛴螬提取物抗肿瘤作用的体外血清药理学实验[J]. 山东医药, 2008, (1): 31-32.

[16] 杨万山, 李基俊, 孙抒, 等. 蛴螬提取物对小鼠肝癌 H22 的抑制作用[J]. 四川中医, 2006, 24 (11): 9-10.

[17] 金龙男, 孙抒, 杨万山, 等. 蛴螬提取物抗肿瘤作用的实验研究[J]. 山东医药, 2007, 51 (27): 63-65.

[18] 刘文君. 蛴螬的活血化瘀作用及其机制初步研究[D]. 广州: 南方医科大学, 2015.

[19] Xu X, Liu W, Li W, et al. Anticoagulant activity of crude extract of Holotrichia diomphalia larvae[J]. J Ethnopharmacol, 2016, 177: 28-34.

[20] 归改霞. 蛴螬多糖对家兔血脂调节作用的研究[J]. 中医临床研究, 2017, 9 (2): 11-12.

[21] 邹绍宇, 宋德鑫, 冯彩霞, 等. 蛴螬多糖的急性毒性及对肝损伤的保护作用[J]. 西北药学杂志, 2019, 34 (2): 189-194.

[22] Oh WY, Pyo S, Lee KR, et al. Effect of Holotrichia diomphalia larvae on liver fibrosis and hepatotoxicity in rats[J]. J Ethnopharmacol, 2003, 87 (2-3): 175-180.

[23] Hong JH, Kim SH, Lee YC. The Ethanol Extract of *Holotrichia diomphalia* Larvae, Containing Fatty acids and Amino acids, Exerts Anti-Asthmatic Effects through Inhibition of the GATA-3/Th2 Signaling Pathway in Asthmatic Mice[J]. Molecules,

蛴
螬

2019, 24 (5): 852.

[24] 阚飞, 孙捷, 等. 蛴螬多糖的提取分离和体外对小鼠免疫细胞增殖的影响[J]. 南京农业大学学报, 2009, 32 (2): 161-164.

[25] 李可. 蛴螬多肽的提取纯化及其免疫调节作用的研究[D]. 北京: 北京农学院, 2019.

[26] Kang NS, Park SY, Lee KR, et al. Modulation of macrophage function activity by ethanolic extract of larvae of Holotrichia diomphalia[J]. J Ethnopharmacol, 2002, 79 (1): 89-94.

[27] 裴克, 曹蔚, 郭倩倩, 等. 蛴螬脂溶性成分的气相色谱-质谱联用分析及抗炎、镇痛活性研究[J]. 中药材, 2012, 35 (3): 357-360.

[28] 侯宝山, 王清, 牛文斐, 等. 蛴螬提取物体外抗肠道 EV-71 病毒的研究[J]. 山东中医杂志, 2016, 35 (12): 1059-1061.

[29] 梁凯霞, 蒋鹏飞, 彭俊, 等. 蛴螬提取物对实验性兔视网膜静脉阻塞 HGF、VEGF 表达的影响[J]. 中医药通报, 2019, 18 (4): 65, 66-68.

[30] 陈梅, 邱晓星, 彭清华, 等. 蛴螬提取物对兔脉络膜新生血管 VEGF 和 bFGF 表达的影响[J]. 国际眼科杂志, 2008, 8 (12): 2443-2448.

[31] 蒋鹏飞, 文小娟, 彭俊, 等. 蛴螬提取物对视网膜新生血管大鼠趋化因子受体 7 及血管内皮生长因子表达的影响[J]. 中医学报, 2020, 36 (7): 1-5

[32] 文小娟, 蒋鹏飞, 彭俊, 等. 蛴螬提取物对脉络膜新生血管中趋化因子受体 3 及其配体嗜酸性粒细胞趋化因子表达的影响[J]. 湖南中医药大学学报, 2019, 39 (11): 1326-1330.

[33] 陈梅. 蛴螬提取物对兔脉络膜新生血管的抑制作用及机理研究[D]. 长沙: 湖南中医药大学, 2009.

[34] 邱晓星. 蛴螬提取物对实验性兔脉络膜新生血管及 Ang1、PEDF 表达影响的研究[D]. 长沙: 湖南中医药大学, 2009.

[35] 谭涵宇, 李建超, 彭俊, 等. 蛴螬提取物不同途径给药对激光诱导鼠眼 CNV 模型的影响[J]. 世界科学技术-中医药现代化, 2018, 20 (1): 109-117.

[36] 叶群如, 彭清华, 张波涛. 蛴螬对实验性视网膜静脉阻塞兔 HSP70 表达的影响及意义[J]. 中国中医眼科杂志, 2008, 18 (5): 261-263.

[37] 张波涛, 彭清华, 叶群如, 等. 蛴螬对兔视网膜静脉阻塞模型 iNOS 表达的干预研究[J]. 湖南中医药大学学报, 2008, 28 (1): 25-28.

[38] 梁凯霞. 蛴螬提取物对实验性兔视网膜静脉阻塞新生血管因子 HGF、ES 表达

影响的研究[D]. 长沙: 湖南中医药大学, 2010.

[39] 蒋鹏飞, 梁凯霞, 彭俊, 等. 蛴螬提取物对实验性兔视网膜静脉阻塞新生血管的影响[J]. 中医学报, 2019, 34 (10): 2144-2147.

[40] 马骏旭, 蒋鹏飞, 彭俊, 等. 蛴螬提取物对实验性兔视网膜静脉阻塞不同时间窗 TIMP-2 表达的影响[J]. 中医药通报, 2019, 18 (3): 57-60.

[41] 蒋鹏飞, 马俊旭, 彭俊, 等. 蛴螬提取物对实验性兔视网膜静脉阻塞不同时间窗 MMP-9 表达的影响[J]. 中国医药导报, 2019, 16 (15): 8-11, 181.

[42] 梁凯霞, 蒋鹏飞, 彭俊, 等. 蛴螬提取物对视网膜静脉阻塞兔内皮抑素表达的影响[J]. 湖南中医药大学学报, 2019, 39 (3): 307-310.

[43] 吴大力, 谭涵宇, 彭清华. 蛴螬提取物对大鼠光损伤视网膜变性 NF-κB 表达及核转位的影响[J]. 湖南中医药大学学报, 2012, 32 (5): 35-38.

[44] 蒋鹏飞, 吴大力, 彭俊, 等. 蛴螬提取物对兔光损伤视网膜变性 Bax、Caspase-3 表达的影响[J]. 辽宁中医杂志, 2020, 47 (2): 178-180, 222.

[45] 蒋鹏飞, 吴大力, 彭俊, 等. 蛴螬提取物对兔光损伤视网膜变性 Fas、FasL 表达的影响[J]. 亚太传统医药, 2019, 15 (9): 15-18.

[46] 杨霞, 蒋鹏飞, 彭俊, 等. 蛴螬对激光损伤兔血-视网膜屏障后视网膜白细胞介素-1 表达影响的研究[J]. 江西中医药, 2020, 51 (1): 60-61, 74.

[47] 蒋鹏飞, 杨霞, 彭俊, 等. 蛴螬对激光损伤兔血-视网膜屏障后视网膜 TekC、NGF 表达的影响[J]. 世界科学技术-中医药现代化, 2019, 21 (11): 2508-2515.

[48] 杨霞, 蒋鹏飞, 彭俊, 等. 蛴螬对激光损伤兔血-视网膜屏障后视网膜 TekA、p75NTR 表达的影响[J]. 中华中医药学刊, 2019, 37 (10): 2456-2460, 2576-2579.

[49] 董子奕, 蒋鹏飞, 彭清华. 蛴螬提取物对实验性视网膜中央静脉阻塞模型兔小胶质细胞 CD40 表达的影响[J]. 国际中医中药杂志, 2019 (10): 1101-1106.

[50] 谭涵宇, 李建超, 彭俊, 等. 蛴螬不同途径给药对干性年龄相关性黄斑变性模型 Caspase-3、FasL、TNF-α、NF-κB 表达的影响[J]. 湖南中医药大学学报, 2018, 38 (5): 499-503.

蛴
螬

【来源】鄂伦春药 (珠乌那、露蜂房)，维药 (艾热库尼克)。胡峰科昆虫果马蜂 *Polistes olivaceous* (De Geer)、日本长脚胡蜂 *Polistes japonicus* Saussure 或异腹胡蜂 *Parapolybiavaria* Fabricius 的巢[1,2]。

【性味与归经】甘，平。归胃经。

【功能与主治】攻毒杀虫，祛风止痛。主治疮疡肿毒、乳痈、瘰疬、皮肤顽癣、鹅掌风、牙痛、风湿痹痛。

【药理作用】

1. 抗肿瘤作用

（1）蜂房单体成分的抗肿瘤作用

从蜂房中分离到一种名为 NVP 的蛋白质。6.6mol/mL 的 NVP 可使细胞周期阻滞在 G_1 期，抑制 *cyclin B*、*cyclin D1* 和 *cyclin E* 的 mRNA 表达。NVP 可抑制 CDK2 蛋白表达，增加 p27 和 p21 蛋白表达，却不改变 p16 蛋白的表达水平。核染色质浓缩显示 NVP 促进 HepG-2 细胞凋亡，并激活 ERK 信号通路。另外，ERK 抑制剂 PD98059 预处理 HepG-2 细胞后，p-ERK 蛋白表达水平降低。这些结果表明 NVP 通过 ERK 信号通路抑制 HepG-2 的增殖[3]。

蜂房纯化蛋白Ⅱ可通过作用于白血病患者骨髓单个核细胞和人急性早幼粒细胞白血病细胞系，诱导白血病细胞凋亡。蜂房纯化蛋白Ⅱ作用于体外对白血病患者的骨髓单个核细胞和人早幼粒白血病细胞株 HL-60 细胞有显著的抑制增殖作用，且强度随浓度的增加和作用时间的增加而增强。蜂房纯化蛋白Ⅱ处理各组的细胞生长较慢，数量减少，高浓度组培养 72h 后大小不等，形态不均，细胞碎片较多，且出现大量的空泡，细胞逐渐溶解死亡。蜂房纯化蛋白Ⅱ处理各组的人急性早幼粒细胞白血病细胞培养72h后，少数细胞结构正常，大多数细胞超微结构发生典型的凋亡形态学改变。白血病患者骨髓单个核细胞培养72h后核异染色质浓缩，边集于核膜呈块状或新月形，细胞核固缩，断裂为质膜包绕的碎块并有凋亡小体的出现。表明蜂房纯化蛋白Ⅱ可以抑制白血病细胞增殖并使其超微结构发生典型的凋亡改变[4,5]。

蜂房蛋白体外能抑制人红白血病细胞系 K562 细胞增殖及诱导其凋亡。取纯化后的四种蜂房蛋白，蜂房蛋白1，蜂房蛋白2，蜂房蛋白3，蜂房蛋白4 各5mL 定氮，换算成蛋白含量分别为0.538mg/mL、1.456mg/mL、0.994mg/mL、0.588mg/mL。K562 细胞形态学变化的结果显示，蜂房蛋白各组细胞的生长都比较缓慢，低浓度下的蜂房蛋白 1～4 处理后培养48h 后，细胞数量减少，大小不同，形状不一，胞质内颗粒增多，有大量空泡的出现，部分细胞体积缩小；培养72h 后，细胞数量显著减少，细胞碎片较多，逐渐溶解死亡。高浓度的蜂房蛋白1～4 处理后的细胞形态变化比低浓度处理后的更明显，高浓度的阿糖胞苷 K562 细胞的变化与蜂房蛋白 1～4 高浓度处理后的相同。蜂房蛋白1～4 处理后 K562 细胞 caspase-3 蛋白的表达增强，与空白对照组表达的相比明显增多。蜂房蛋白1～4 处理后，K562 细胞可见细胞核体积有缩小，荧光染色明显增强，染色质呈致密浓染的块状或颗粒状荧光，呈现典型的凋亡形态特征，细胞计数法表明，与空白对照组比较，荧光着色细胞明显增多。结果初步显示蜂房蛋白1～4 诱导后，K562 细胞都出现了 caspase-3 活性增强，和阿糖胞苷作用一致，显示蜂房蛋白可诱导 K562 细胞出现凋亡[6]。

（2）蜂房总成分的抗肿瘤作用

蜂房总黄酮具有抗骨肉瘤活性。蜂房总黄酮最佳提取工艺为：乙醇浓度为95%，乙醇用量为药材重量的 12 倍，提取次数为 3 次，提取时间为 2h，骨肉瘤 U2OS 细胞抑制率与提取物浓度成正比的趋势[7]。

（3）蜂房提取物的抗肿瘤作用

蜂房石油醚提取物、乙醇提取物、水提取物对胃癌细胞 BGC823 均具有一定的抗肿瘤作用且95%乙醇提取物作用最强，石油醚提取物仅高剂量组具有抑制作用，水提取物各剂量组皆有抗肿瘤活性。各浓度的多数蜂房提取物对胃癌细胞 BGC823 的增殖均具有一定的抑制作用，但效果并不显著，抑制率大多低于 30%，与空白对照组相比较，仅乙醇提取物高、中剂量与水提取物的高剂量组有显著性差异。蜂房乙醇提取物效果最佳，呈剂量依赖性，高剂量组对胃癌细胞 BGC823 的抑制率 68.5%，为中度敏感药物，其他部位提取物对胃癌细胞 BGC823 也有一定的抑制作用，但强度较差，抑制率均未超过 30%。但蜂房石油醚提取物，仅高剂量组有抑制生长的作用，中、低剂量组反而有促进胃癌细胞 BGC823 生长的作用，相比其他各组，水提取物对胃癌细胞 BGC823 未有明显差异[8]。蜂房水提取物、水煎醇提物、水煎石油醚提取物、水煎乙酸乙酯提取物、醇浸石油醚提取物、醇浸乙酸乙酯提取物对 HepG-2 肿瘤细胞有抑制作用，蜂房醇浸石油醚提取物与蜂房醇浸乙酸乙酯提取物的抑制作用最明显，抑制率分别为 38.6%～99.6%、1.4%～9.7%，且具有良好的量效关系，而相同剂量的蜂房水提取物、蜂房水煎醇提物、蜂房水煎石油醚提取物及蜂房水煎乙酸乙酯提取物抑制作用相对较弱[9]。

蜂房甲醇提取物对人胃腺癌细胞 SGC-7901、人肝癌细胞 HepG-2、人口腔上皮癌细胞 KB、人肺癌细胞 H460、人宫颈癌细胞 HeLa 均有抑制作用。蜂房甲醇提取物作用下，浓度增高，细胞的存活率下降。在蜂房提取物浓度小于 0.025mg/mL 时，多数给药组的存活率接近或高于阴性对照组的存活率，且浓度增高细胞的存活率下降。在提取物浓度为 0.1mg/mL 时，抗肿瘤作用最为显著，其中 HeLa 与 H460 的存活率相对较低。与阴性对照组的相比，浓度大于 0.050mg/mL 时，蜂房提取物对不同肿瘤细胞存活率的影响均有显著差异，但浓度小于 0.025mg/mL 时，存活率的变化相对较小。与 24h 的相比，48h 肿瘤细胞的存活率大多有降低，提取物在两个时间点的作用呈剂量依赖性。SGC-7901 对蜂房甲醇提物浓度敏感性的变化与其他细胞相似，但存活率相对其他细胞较高。SGC-7901 在提取物 0.05mg/mL 作用 48h 后，存活率约为 50%。流式细胞仪检测，和阴性对照组相比给药组凋亡特征区的细胞凋亡率随蜂房提取物浓度的增加而增高，并且呈一定的剂量依赖性。和阴性对照组相比较，随着蜂房提取物浓度升高到 0.05mg/mL，S 期细胞比例由 22.4% 降低至 0，G_2 期明显增加，表明在该浓度范围内的细胞周期受阻在 G_1

期且呈剂量依赖性。但高剂量组的 S 期未见明显变化，而 G_1 期则明显下降，可能提示在蜂房提取物高浓度的作用下，细胞周期 G_2 期阻滞，且呈剂量依赖性。表明蜂房甲醇提取物对不同的肿瘤细胞均有抑制作用，存在部分的时效且呈剂量依赖性[10,11]。

蜂房醇提取物可明显抑制 K562 细胞增殖，其作用机制是通过 Bcl-2、Bax 的表达，从而诱导白血病细胞凋亡。不同浓度蜂房醇提取物对 K562 细胞生长具有明显抑制作用 (27%～56%)，蜂房醇提取物组 K562 细胞呈典型的凋亡形态学改变，其 Bcl-2 蛋白表达显著减弱、Bax 蛋白表达显著增强[12,13]。

蜂房乙醇提取物对 H22 肝癌小鼠的放化疗均有明显的增效作用。蜂房乙醇提取物对 H22 肝癌小鼠放化疗的抑瘤率分别达 60.5%、61.2%，增效率分别为 33.3%、32.6%[14]。蜂房可抑制 H22 肝癌小鼠体内肿瘤的生长，蜂房高、低剂量组的抑瘤率分别为 31.96%、27.84%，蜂房各组小鼠体重与盐水对照组及治疗前比较变化不明显，蜂房高、低剂量组 (2g/kg、1g/kg) 与氟尿嘧啶组比较，肝/体比、脾脏指数差异有统计学意义，蜂房能够抑制小鼠 H22 肝癌的生长，同时对小鼠重要器官可能具有一定的保护作用[15]。蜂房提取物对 H22 荷瘤小鼠具有抑瘤作用，延长腹水瘤小鼠生存期，蜂房提取物高剂量组 (1.2g/kg) 对小鼠肝癌细胞的生长抑制率为 38.06%，Histone H1 表达增加，而 cyclin B1 表达降低，并可明显延长腹水瘤小鼠生存期。蜂房提取物对肝癌具有抑制作用，其抑瘤作用机制可能与 Histone H1、cyclin B1 调控有关[16]。蜂房提取物可降低红白血病小鼠脾增殖细胞核抗原的蛋白表达，红白血病细胞 EL9611 接种建立 BALB/C 红白血病小鼠模型，蜂房提取物 2.4mg/g，连续给药 11 天，SABC 免疫组织化学和图像分析技术结果显示，蜂房提取物组小鼠脾增殖细胞核抗原蛋白表达明显减弱，说明蜂房提取物有抑制白血病细胞增殖的作用[17]。

2. 对心血管系统的作用

蜂房的水、乙醇、乙醚及丙酮提取物皆具有促凝血作用，且丙酮提取物的促凝血作用最强。蜂房丙酮提取物注入家兔的颈静脉可以增强心脏运动，有扩张血管作用，可引起一时性的血压下降。蜂房提取物亦能扩张兔耳血管。在离体的蛙心灌流实验中，蜂房的溶液浓度为 0.5%时可使心脏的运动振幅显著增大，5%时反而使心脏运动振幅减小[18]。

3. 对消化系统的作用

蜂房的丙酮提取物能使家兔离体肠管蠕动及紧张度稍有减弱[18]。

4. 对免疫系统的作用

蜂房提取物对透明质酸酶活性有明显抑制作用，具有抗过敏作用，且作用呈浓度依赖性。透明质酸酶参与 I 型过敏反应，有研究显示透明质酸酶与过敏反应有关联性[18]。蜂房提取物对免疫细胞有免疫增强作用，对外周血单个核细胞的增殖有明显的时间和浓度依赖性，经蜂房提取物给药后，对细胞毒性 T 淋巴细胞毒性显著高于对照组，单核细胞分泌 TNF-α、IL-6 和 B 细胞产生 IgG 也明显增加[19]。

5. 对生殖系统的作用

（1）壮阳作用
蜂房水提液及醇提液均有壮阳作用且呈剂量依赖性[20]。
（2）雄性激素样作用
蜂房水提液及醇提液均有雄激素样作用。蜂房可使幼年的去势大鼠副性器官重量明显增加，证明了蜂房的雄性激素样作用。但与丙酸睾丸素不同的是，蜂房水提液及醇提液均不使去势大鼠胸腺萎缩，表明了蜂房水溶性和醇溶性部位有雄激素样作用却无睾丸素样副作用[20]。

6. 对泌尿系统的作用

蜂房有轻度利尿作用，家兔口服蜂房 0.9g 后，在 24h 内的尿量平均增加 28%，尿液中无蛋白质和糖分[18]。

7. 抗炎镇痛作用

（1）抗炎作用
蜂房水提取液具有抗炎作用，蜂房水提取液口服或皮下注射对正常小鼠耳朵由巴豆油诱发的急性炎症有明显的抑制作用，当剂量为 LD_{50} 的 1/10、1/5 以及 1/3 时，抑制率随剂量的增加而增强。蜂房水提取液皮下注射对大鼠由蛋清诱发的从肢足蹄肿胀亦具有明显的抑制作用；不同剂量的蜂房水提取液对大小鼠的棉球肉芽肿均有明显的抑制作用，且作用强度随剂量的增加而增强[21]。

从蜂房的 95%乙醇提取物中分离得到两种科氏霉素型倍半萜，蜂房素 A **(1)**和吐丁内酯 **(2)**，以及 6 种二芳基庚烷类化合物，即：香豆素 **(3)**、色妥洛波 **(4)**、木香果酮 B **(5)**、1-(3,4-二羟苯基)-7-(4-羟基苯基)庚烷-3-酮 **(6)**，(3S)-1-(3,4-二羟苯基)-7-(4-羟基苯基)庚烷-3-醇 **(7)**，(3S)-1-(4-羟基苯基)-7-(3,4-二羟苯基)庚烷-3-醇 **(8)**，生物实验表明，化合物 **5**、**6** 和 **8** 能抑制 LPS 刺激的 RAW 264.7 细胞产生 NO，IC_{50} 值在 13～17μmol/L 之间，而倍半萜在本实验中不活跃 (>25μmol/L)[22]。

（2）镇痛作用

蜂房水提取液具有镇痛作用，蜂房水提取液对醋酸引起的扭体反应有显著抑制作用，但与蜂房水提取液的剂量无显著相关性[22]。

8. 抗病原微生物作用

槲皮素和山柰酚类化合物均具有抗生物膜活性，能够减少生物膜干重、总蛋白、菌落形成单位测定的活细胞、不溶性和可溶性葡聚糖的形成。槲皮素和山莨菪碱处理生物膜时，原位培养的 pH 值较低。槲皮素和山莨菪碱对生物膜中变形链球菌的杀灭能力与洗必泰相当[23]。

从蜂房分离得到的黄酮类化合物槲皮素和山柰酚能抑制变形链球菌、远缘链球菌、血链球菌、黏滞放线菌、内氏放线菌和鼠李糖乳杆菌的生长，最低抑菌浓度为 1～4mg/mL，最低杀菌浓度为 4～16mg/mL，槲皮素和山柰酚在亚最低抑菌浓度水平显著抑制变形链球菌细胞的产酸性和酸性。槲皮素 1mg/mL 和山柰酚 0.5mg/mL 使 F-ATPase 活性分别降低 47.37%、49.66%。蜂房氯仿/甲醇提取物中槲皮素和山柰酚具有显著的抑菌活性[24]。

蜂房水提液和醇提液对金黄色葡萄球菌、肺炎链球菌菌株、铜绿假单胞菌、表皮葡萄球菌及乙型溶血性链球菌均有较强的抑制作用，其中水提液和醇提液对金黄葡萄球菌皆有较强的抑制作用，对表皮葡萄球菌、铜绿假单胞菌、乙型溶血性链球菌及肺炎链球菌的抑制效果相对较弱，醇提液的抑菌效果优于水提液的抑菌效果，且呈浓度依赖效应[25]。蜂房醇提物可逆转耐药铜绿假单胞菌的耐药性。蜂房醇提物对五株多重耐药铜绿假单胞菌的 MIC 为 1:4，多重耐药铜绿假单胞菌与不同浓度的蜂房醇提物作用后，其携带的耐药基因仍然存在，但是转录产物 RNA 可被抑制[26]。

蜂房粗提物对黏性放线菌、变形链球菌、血链球菌生长的 MIC 值分别为 0.0125mg/mL、4mg/mL 及 0.5mg/mL，蜂房粗提物对黏性放线菌合成水不溶性葡聚糖的影响无统计学意义，蜂房粗提物在低浓度时对这三种口腔常驻菌的生长皆具有较强的抑制作用，低于生长抑制浓度时，蜂房粗提物对细菌的产酸代谢有一定抑制作用，且能够显著抑制变形链球菌产生的水不溶性葡聚糖[27]。

蜂房提取物和化学组分具有抑菌活性和抑酸性能。蜂房氯仿/甲醇提取物的抑菌活性最高，最低抑菌浓度为 8～16mg/mL，最低杀菌浓度为 16～32mg/mL，蜂房提取物和化学组分在亚最低抑菌浓度下对常见口腔细菌产酸有显著的抑制作用，亚最低抑菌浓度水平的石油醚/乙酸乙酯组分显著抑制变形链球菌 ATCC 25175 的产酸，蜂房具有显著的抗酸活性[28]。蜂房氯仿/甲醇组分可抑制变形链球菌生物膜基质中 pH 值的降低。蜂房处理的生物膜结构与空白对照和 0.05%洗必泰处理的生物膜结构不同[29]。

蜂房 95%乙醇/水提取物、环己烷/乙酸乙酯、石油醚/乙酸乙酯和氯仿/甲醇组分的抗葡萄糖基转移酶活性、抗黏附性和抗生物膜性能研究结果表明：氯仿/甲醇组分在亚 MC 浓度下对变形链球菌 ATCC 25175 与唾液包被羟基磷灰石圆盘的黏附有显著的抑制作用。蜂房提取物和化学组分在亚 MIC 浓度下显著抑制细胞相关和细胞外抗葡萄糖基转移酶的活性，其中氯仿/甲醇组分最为有效。在抗生物膜活性试验中，采用微量稀释法测定最低生物膜抑制浓度 $MBIC_{50}$ 和最小生物膜还原浓度 $MBRC_{50}$。氯仿/甲醇组分对变形链球菌 ATCC 25175 的抗生物膜活性最高，$MBIC_{50}$ 为 8mg/mL，$MBRC_{50}$ 为 16mg/mL。蜂房对抗葡萄糖基转移酶活性和生物膜形成的显著抑制作用[30]。

【毒性作用】

小鼠皮下注射或静脉注射蜂房水提液的中毒剂量时，小鼠自发活动减弱且逐渐发展为步履蹒跚、共济失调、呼吸抑制，而后运动高度抑制，呼吸衰竭而死亡。按序贯法求得小鼠静脉给药的 LD_{50} 为 $(10\pm0.38)g/kg$、皮下注射的 LD_{50} 为 $(32.33\pm2.31)g/kg$，蜂房油还可引起家兔及猫的急性肾炎[18]。

【临床应用】

1. 治疗癌症

（1）治疗消化系统癌症

煎服蜂房治疗胃癌术后复发，服药后肿瘤缩小至消失。新鲜蜂房煎服可减轻肺癌引起的咳嗽并止疼。含老幼蜂的新鲜蜂房煎服治疗肝癌，疗效较佳。蜂房、败酱草及蛇舌草等煎服治疗结肠癌疗效满意[31]。用蜂房、半夏及党参等制成的解毒抗癌汤用于辨证加减治疗晚期食道癌患者30 例，结果显效 20 例占 86.6%，有效为 4 例占 13.4%[32]。

（2）治疗喉癌

蜂房、全蝎及白僵蚕等制成的中药消瘤丸对肿瘤有一定的抑制作用，尤其对喉癌及鼻咽癌的疗效较好[31]。

（3）预防子宫绒毛上皮癌

蜂房、当归及泽兰等制成的复方蜂房汤水煎服可用于葡萄胎刮宫后，尿妊娠试验仍为阳性的患者，对于预防子宫绒毛上皮癌有一定的疗效[33]。

2. 治疗消化系统疾病

含蜂房的中药对胃黏膜不典型增生症辨证治疗。将莪术、铁树叶和蜂房这三味药配合使用，对胃癌前病变的治疗起着积极防治的作用，多数病理改变逆转或改善，腺体出现萎缩且不典型增生减轻或者消除[34]。

3. 治疗呼吸系统疾病

蜂房与蝉蜕、僵蚕配伍起协同作用，可治疗急慢性扁桃体炎、咽喉炎及支气管炎和肺炎等肺系炎症性疾病，效果显著[35]。蜂房可使气管的紧张度降低，有良好的止咳平喘作用。用蜂房、桂枝、细辛及甘草等组成的药方治疗 1 例口干舌燥、咳嗽频作、干咳少痰、胸闷气短的患者，服药 3 剂后咳嗽即停止[36]。由蜂房、防风及细辛等制成的自拟蜂房汤治疗慢性鼻炎 100 例，治疗组 60 例，其中慢性单纯行鼻炎 50 例、慢性肥厚性鼻炎 10 例，对照组 40 例中慢性单纯性鼻炎 35 例、慢性肥厚性鼻炎 5 例，水煎服自拟蜂房汤后治疗组的总有效率为 90.8%，对照组总有效率为 45.8%，经检验后显示治疗组的有效率显著高于对照组，在治疗组中的慢性单纯性鼻炎总有效率显著高于慢性肥厚性鼻炎，在对照组中的慢性单纯性鼻炎以及慢性肥厚性鼻炎的治愈率无显著差异[37]。蜂房治疗过敏性鼻炎亦收到良好疗效[38]。

4. 治疗生殖系统疾病

蜂房用于精子畸形、精子动力异常、不射精及死精等男子精液病变可获良效[39]。运用蜂房、太子参及麦冬等制成的蜂花合剂治疗 62 例阴道出血的患者，显效，有效及无效分别为 47 例、11 例及 4 例，总有效率为 93.15%[40]。蜂房外用治疗外阴硬化性苔藓可明显减轻患者症状，效果显著 65 例外阴白色病变患者随机分成治疗组 (35 例) 和对照组 (30 例)，治疗组给予蜂房焙黄研末猪油调涂，对照组给予复方丙酸睾丸酮膏油外涂，治疗组患者的治疗总有效率为 94.3%，高于对照组治疗总有效率 (73.3%)，治疗后治疗组皮损面积、白斑、瘙痒程度评分为 $(2.9\pm1.2)cm^2$、(1.7 ± 1.2)分、(1.3 ± 0.6)分，均优于对照组[41]。

5. 治疗泌尿系统疾病

治疗小儿功能性遗尿方面疗效可靠。以蜂房、桑螵蛸及山药等制成的蜂房止遗散对小儿功能性遗尿 32 例的患者进行治疗，治愈 21 例、好转 10 例，1 例无效[42]。

6. 治疗炎症

以蜂房为主佐以其他中药配制成蜂房冲剂，可用于治疗风湿性关节炎或类风湿性关节炎而见的关节僵肿、久而不消甚至变形者，获得了一定的疗效。治疗类风湿性关节炎共 96 例，总有效率为 96.8%，显效 39 例，显效率为 40.6%[43]。用蜂房、地龙及全蝎等制成的自拟地龙蜂房散治疗类风湿性关节炎共 27 例，总有效率为 88.9%[44]。

7. 治疗病原微生物感染

顽固性外伤感染应用抗生素治疗效果不佳时加用蜂房治疗，能获得满意的疗效，应用蜂房治 172 顽固性外伤感染，其中男性 97 例，女性 75 例，年龄在 18～46 岁之间，均为外伤所致感染，27 例伴随糖尿病史，蜂房 50g 置于水中煮沸，温度降低至 30～40℃时冲洗感染病灶 20～30min，每天两次，全部患者经治疗 10～18 天后渗出明显减少并且创面长出新鲜肉芽[45]。

蜂房、野菊花及巴豆子等制成的巴豆蜂房方，利用加减内服外敷的综合方法治疗急性骨髓炎 37 例疗效满意，中药治疗组共 37 例，其中男性 25 例、女性 12 例，年龄均在 4～48 岁之间，平均年龄为 10.8 岁。西药对照组共 29 例，其中男性 18 例、女性 11 例，年龄均在 3～45 岁之间，平均年龄为 10.2 岁。中药治疗组中的内服法以巴豆子 3g、生黄芪 30g、蒲公英 30g 以及生猪脚 500g 加水炖煮，患者以吃猪脚为主，每日两次。外敷发以巴豆子 40g、蜂房 60g、地龙 40g、野菊花根 40g、蒲公英 30g 以及生黄芪 30g 烘干研磨后以生茶油调至糊状，外敷于患处，每两天换药 1 次，皮肤破损者不予应用，治疗 14 天。西药治疗组则以皮试阴性的患者氨苄西林 4～6g 加入 5%葡萄糖溶液 250～500mL 中静脉滴注，每日两次，治疗 14 天。结果表明中药治疗组疗效优于西药治疗组[46]。

单味蜂房外敷可治疗烧烫伤 48 例皆取得满意疗效，共治疗 48 例，其中男性 26 例、女性 22 例，年龄最小 1 岁、最大 45 岁，都是Ⅱ度烧伤，其中浅Ⅱ度创面 36 例，深Ⅱ度创面为 12 例。将蜂房剪碎置于铁锅烘干研末，敷于创面渗出明显者每日一次，创面渗出较少干裂者用麻油调敷，每日 2～3 次，创面已感染化脓者，取蜂房加水煮沸，过滤去渣，以浸泡或冲洗创面，每次洗净脓液、污物，洗后创面用消毒纱布敷盖，每日 1～2 次，给药 3 天观察疗效，7 天判定结果，给药 1 次后创面干燥

结痂者，可不再继续用药。结果为 48 例患者均获痊愈，疗程最短者 5 天、最长者 9 天，平均疗程为 7 天[47]。

8. 治疗其他疾病

（1）治疗皮肤病

以蜂房、银花及土茯苓等制成的自拟蜂房消银汤辨证加减治疗银屑病 108 例，且与复方青黛丸治疗 45 例对照，治疗组的总有效率为 92.6%、对照组的总有效率为 71.1%[48]。用蜂房、苦参及白鲜皮等制成的扫疕荣肤汤加减治疗银屑病 68 例，其总有效率为 98.5%[49]。蜂房、蝉蜕及白鲜皮等加减治疗荨麻疹，效果良好[50]。蜂房、白芷及金银花等制成的蜂房银菊汤治疗脓疱疮 52 例，外涂醋调紫金锭，全部治愈[51]。

（2）治疗牙科疾病

蜂房、生地及女贞子等中药各 24g、细辛 3g，共制成牙周平方，每日口服 3 次，一次 1～2 丸，5 天一个疗程，共 230 例门诊病例，男 148 例、女 82 例，其中年龄最小的 15 岁，最大的 68 岁。急性牙龈炎 23 例、慢性牙龈炎 18 例、急性牙周炎 148 例、慢性牙周炎 31 例以及牙周萎缩 10 例，230 例中患牙 I 度松动 35 例、II 度松动 9 例、III 度松动 5 例，患牙结石 65 例、牙龈红肿疼痛 146 例、牙龈出血者 49 例以及牙周袋或龈肿溢脓者 24 例。治疗结果显示为痊愈者 149 例、占 84.78%，显效者 51 例、占 22.18%，好转者 18 例，占 7.82%。无效者 10 例、占 5.22%，总有效率为 94.78%。表明蜂房、生地及女贞子等制成的牙周平丸对于各型细菌引起的牙龈炎、牙周炎等均有良好效果[52]。

参考文献

[1] 国家药典委员会. 中国药典, 一部[M]. 北京: 中国医药科技出版社, 2020: 378.

[2] 贾敏如, 张艺. 中国民族药辞典[M]. 北京: 中国医药科技出版社, 2016: 638.

[3] Wang C, Chen P, Jin H, et al. Nidus vespae protein inhibiting proliferation of HepG-2 hepatoma cells through extracellular signal-regulated kinase signaling pathways and inducing G1 cell cycle arrest[J]. Acta Biochim Biophys Sin

(Shanghai), 2008, 40 (11): 970-978.

[4] 时彦, 张圣明, 张雪莉, 等. 露蜂房纯化蛋白对急性髓系白血病患者骨髓细胞的影响[J]. 中国药理学通报, 2007, 23 (5): 685-687.

[5] 时彦, 张圣明, 张雪莉, 等. 露蜂房纯化蛋白对人早幼粒白血病 HL-60 细胞的生长抑制作用[J]. 潍坊医学院学报, 2007, 29 (2): 111-113.

[6] 王峻清, 张圣明, 郑志娟. 露蜂房蛋白体外诱导K562细胞凋亡的作用及其机制[J]. 山东医药, 2007, 47 (17): 13.

[7] Jiang Z, Jiang J, Wang Q, et al. A study on screening of osteosarcoma U2OS cell inhibiting active components from nidus vespae[J]. Afr J Tradit Complement Altern Med, 2013, 10 (6): 464-468.

[8] 袁红宇, 徐华娥, 欧宁, 等. MTT 法测定蜂房提取物对胃癌细胞 BGC823 增殖的影响[J]. 现代中药研究与实践, 2009, 22 (6): 31.

[9] 戴关海, 杨锋, 童晔玲. 蜂房提取物体外抗人肝癌细胞株HepG-2细胞作用的实验研究[J]. 医学研究杂志, 2011, 40 (11): 149.

[10] 张坤. 蜂房提取物的体外抗肿瘤作用研究[D]. 沈阳: 中国医科大学, 2010.

[11] 张坤, 魏金荣, 关一夫, 等. 蜂房提取物中抗肿瘤成分的活性研究[J]. 中医杂志, 2010, 51 (S2): 246.

[12] 芦志红, 张圣明, 李香群, 等. 中药露蜂房醇提取物对人红白血病 K562 细胞的生长抑制及凋亡诱导作用[J]. 解剖学杂志, 2004, 41 (1): 18-22.

[13] 张圣明, 芦志红, 李香群, 等. 中药露蜂房提取物对 K562 细胞凋亡相关蛋白Bcl-2、Bax表达的影响.//中国解剖学会 2002 年年会文摘汇编[C]. 广州, 2002: 339.

[14] 魏金荣, 张坤, 关一夫, 等. 蜂房提取物对荷瘤鼠放化疗的增效作用[J]. 贵阳医学院学报, 2008, 51 (5): 462-464.

[15] 姚娓, 张红, 刘勇, 等. 蜂房对 H_ (22)肝癌荷瘤小鼠抑瘤作用的实验研究[J]. 中华中医药学刊, 2012, 30 (3): 644-646.

[16] 贾爱明, 胡文梅, 张红, 等. 露蜂房提取物对 H22 肝癌小鼠防治作用及其机制的实验研究[J]. 世界中西医结合杂志, 2012, 7 (12): 1045-1047, 1056.

[17] 张圣明, 李香群, 芦志红, 等. 中药露蜂房提取物对红白血病小鼠脾增殖细胞核抗原影响的研究//中国解剖学会 2002 年年会文摘汇编[C]. 广州, 2002: 339.

[18] 李彦, 贾恩礼, 栾琳, 蜂房药理作用研究进展[J]. 中医药信息, 2004, 21 (5): 21-22.

[19] Zhu M, Ling Y, Qi Q, et al. The Immunomodulatory Effects of Nidus Vespae on

蜂房

Human Peripheral Blood Immune Cells In Vitro[J]. Evid Based ComplementAlternat Med, 2015, 2015: 705308.

[20] 王身艳, 秦明珠, 李飞. 蜂房补肾壮阳活性部位研究[J]. 中国中药杂志, 2002, 27 (5): 383

[21] 孟海琴, 宁秀英, 郭慧甫, 等. 露蜂房的抗炎症作用[J]. 中草药, 1983, 14 (9): 21.

[22] He JB, Yan YM, Ma XJ, et al. Sesquiterpenoids and diarylheptanoids from Nidus vespae and their inhibitory effects on nitric oxide production[J]. Chem Biodivers. 2011, 8 (12): 2270-2276.

[23] Zeng Y, Nikitkova A, Abdelsalam H, et al. Activity of quercetin and kaemferol against Streptococcus mutans biofilm[J]. Arch Oral Biol, 2019, 98: 9-16.

[24] Guan X, Zhou Y, Liang X, et al. Effects of compounds found in Nidus Vespae on the growth and cariogenic virulence factors of Streptococcus mutans[J]. Microbiol Res, 2012, 167 (2): 61-68.

[25] 程茂盛. 蜜蜂巢脾生物活性及其复方微胶囊制备工艺研究[D]. 合肥: 安徽农业大学, 2012.

[26] 庄爱文, 饶芳, 刘文洪, 等. 蜂房醇提物逆转铜绿假单胞菌耐药性的研究[J]. 中国中医药科技, 2011, 18 (2): 123-124.

[27] 黄正蔚, 肖悦. 蜂房粗提物对致龋菌影响的实验研究[J]. 上海口腔医学, 2002, 11 (1): 50-52.

[28] Xiao J, Liu Y, Zuo YL, et al. Effects of Nidus Vespae extract and chemical fractions on the growth and acidogenicity of oral microorganisms[J]. Arch Oral Biol, 2006, 51 (9): 804-813.

[29] Xiao J, Zhou XD, Feng J, et al. Activity of Nidus Vespae extract and chemical fractions against Streptococcus mutans biofilms[J]. Lett Appl Microbiol, 2007, 45 (5): 547-552.

[30] Xiao J, Zuo Y, Liu Y, et al. Effects of Nidus Vespae extract and chemical fractions on glucosyltransferases, adherence and biofilm formation of Streptococcus mutans[J]. Arch Oral Biol, 2007, 52 (9): 869-875.

[31] 蔡新. 蜂房治疗癌肿的临床应用[J]. 江苏中医, 1993, 14 (6): 33.

[32] 何国兴. 解毒抗癌汤治疗晚期食道癌 30 例[J]. 家庭医学, 1997, 20 (3): 48.

[33] 刘德贵, 苗艳波, 张铁光. 简述有毒动物药的抗肿瘤作用临床研究[J]. 吉林中医药, 1998, 18 (6): 61.

[34] 蔡慎初, 单泽松. 辨证治疗胃粘膜不典型增生的经验[J]. 中国医药学报, 1997, 12 (3): 50-60.

[35] 刘以炎. 露蜂房在肺系疾病中的应用[J]. 实用中医内科杂志, 1999, 13 (4): 42.

[36] 游志红. 露蜂房治疗咳喘心得[J]. 中国民间疗法, 2000, 8 (4): 4.

[37] 贾文斌. 自拟露蜂房汤治疗慢性鼻炎[J]. 实用医药杂志, 2007, 24 (5): 576.

[38] 李向. 蜂房治疗过敏性鼻炎验案 2 则[J]. 临床医药文献电子杂志, 2019, 6 (26): 188.

[39] 李卿. 蜂房在精液病中的应用[J]. 江西中医学院学报, 2000, 12 (3): 25.

[40] 谢德聪. 蜂花合剂治疗 62 例阴道出血[J]. 福建中医学院学报, 1997, 7 (4): 6-7.

[41] 王玉玲. 蜂房外用在外阴硬化性苔藓治疗中的应用研究分析[J]. 中国医药科学, 2019, 9 (15): 85-87.

[42] 骆家富. 自拟蜂房止遗散治疗小儿遗尿 32 例[J]. 医学理论与实践, 1998, 11 (3): 119.

[43] 李传皓. 露蜂房冲剂治疗类风湿性关节炎[J]. 江西中医药, 1995, 45 (S1): 80.

[44] 马正义. 自拟地龙蜂房散治疗类风湿性关节炎 27 例小结[J]. 甘肃中医, 2002, 15 (1): 34.

[45] 张新, 祝萍. 蜂房治疗顽固性外伤感染[J]. 中国民间疗法, 2003, 11 (4): 28.

[46] 全韩. 巴豆蜂房方加减内服外敷治疗急性骨髓炎 37 例[J]. 湖南中医药导报, 2000, 6 (6): 18-19.

[47] 倪士峰, 刘慧, 李传珍, 等. 蜂房药学研究现状[J]. 云南中医中药杂志, 2009, 30 (5): 71-73.

[48] 张风华, 李和. 蜂房消银汤治疗银屑病 108 例[J]. 四川中医, 1999, 17 (8): 42-43.

[49] 黄云鹏. 扫亦荣肤汤治疗银屑病 68 例[J]. 四川中医, 1996, 14 (9): 47.

[50] 陈炳怡. 蜂房蝉白汤治疗荨麻疹[J]. 中国社区医师, 2003, 19 (7): 35-35.

[51] 刘月婵. 蜂房银菊汤治疗脓疱疮的体会[J]. 新中医, 1995, 27 (7): 43-44.

[52] 张兴成, 梁树兰. 牙周平治疗牙周病 230 例[J]. 四川中医, 1994, 12 (10): 51.

蜂
房

蜣螂

【来源】阿昌药 (蜣螂)，朝药 (刀鞯咕儿哩)，傣药 (绵干细)，德昂药 (菠苛呀)，蒙药 (朝-浩如海)，仫佬药 (公哥、推车虫)，土家药 (屎壳郎、推屎虫、蛴蟛)，佤药 (粪蜣、屎壳郎)，彝药 (猪屎壳郎)，藏药 (赛布尔、色布尔)。金龟子科昆虫屎壳螂 *Catharsius molossus* (Linnaeus) 的干燥体[1]。

【性味与归经】咸，寒。归肝、胃、大肠经。

【功能与主治】定惊，破瘀，通便，攻毒。主治癫痫狂、小儿惊风、二便不通、痢疾等。

【药理作用】

1. 抗肿瘤作用

（1）蜣螂总成分的抗肿瘤活性

蜣螂糖胺聚糖可通过增加 TIMP-2 活性和胶原黏附活性来增强细胞外基质，从而抑制细胞外基质的变化，导致肿瘤细胞的侵袭和进展。蜣螂糖胺聚糖由许多线型的类肝素多糖、含己糖和 *N*-乙酰己糖的聚合物组成。蜣螂糖胺聚糖对黑色素瘤 B16F10 细胞生长具有抑制作用，蜣螂糖胺聚糖可以延长小鼠的存活时间并减少黑色素瘤的大小。由糖胺聚糖衍生的多聚糖可增加经 TNF-α 预处理的 HMVEC 细胞和黑色素瘤细胞中 TIMP-2 的活性，表明具有抗炎和抗肿瘤作用。在 DNA 微阵列结果中，与对照组相比，蜣螂糖胺聚糖处理的小鼠组显示了 192 个基因的上调，包括 *collagen*、*typeI*、*Col1a1*，这与体外细胞外基质在 *collagen 1* 上的黏附和 *Hpse* 的上调相一致，蜣螂糖胺聚糖作用后，共有 152 个基因表达下调，包括 *Nxf3* 和 *Hapln1*[2]。

（2）蜻蟟提取物的抗肿瘤作用

将蜻蟟粉分别用胰蛋白酶、弹性蛋白酶、胰凝乳蛋白酶进行酶解，水解度分别为26.62%、24.99%、21.76%，对肺腺癌A549细胞有明显的抑制作用，抑制率随浓度的增加而增大；胃蛋白酶的水解度为7.64%，其酶解液对肺腺癌A549细胞几乎没有抑制作用；四种酶解液对肺腺癌A549的抑制率均小于酶解前的水提液。在蜻蟟酶解工艺四种蛋白酶中，无最佳用酶，蜻蟟经酶解后会使其抗肿瘤药理活性降低[3]。蜻蟟发酵产物经乙醇回流提取对乳腺癌MCF-7细胞、肺腺癌A549细胞的抑制，采用新型固体发酵方式对蜻蟟粉进行深层加工，再经乙醇回流提取旋蒸后，用MTT法测定不同浓度的发酵蜻蟟醇提物对乳腺癌MCF-7细胞和肺腺癌A549细胞的抑制率。结果显示，发酵蜻蟟醇提物对MCF-7和A549具有较好的抑制作用，且作用强度与药物浓度成正比，其IC$_{50}$分别为1.51mg/mL和0.94mg/mL[4]。

2. 对心血管系统的作用

蜻蟟疏水壳聚糖具有良好的凝血性能。蜻蟟疏水壳聚糖在混合体系中浓度达6mg/g时，与兔全血凝集时间为4.95s±0.56s，与兔血浆凝集时间为3.42s±0.39s，而此浓度下的蜻蟟壳聚糖、市售壳聚糖与疏水市售壳聚糖均不与兔全血或兔血浆发生凝集反应。蜻蟟疏水壳聚糖在混合体系中浓度达7.5mg/g时，与兔全血凝集时间为4.07s±0.36s，与兔血浆凝集时间为3.58s±0.38s；在浓度达7.5mg/g时，疏水市售壳聚糖表现出了凝集性能，与兔全血凝集时间为4.76s±0.36s，与兔血浆凝集时间为4.82s±0.52s，而此浓度下的蜻蟟壳聚糖、市售壳聚糖均不与兔全血或兔血浆发生凝集反应。浓度为5.0mg/g的蜻蟟壳聚糖、蜻蟟疏水壳聚糖、市售壳聚糖与疏水市售壳聚糖均不与兔全血或兔血浆发生凝集反应。与医用纱布组相比，各组均能缩短止血时间，而出血量无明显差异。蜻蟟壳聚糖组止血时间比市售壳聚糖快约8s，说明蜻蟟壳聚糖本身止血性能较市售壳聚糖更优。壳聚糖疏水改性后能明显缩短止血时间，其中蜻蟟疏水壳聚糖组止血时间与其他实验组相比止血时间更短，表明壳聚糖疏水改性后凝血性能明显提高，且蜻蟟疏水壳聚糖较疏水市售壳聚糖止血性能更优[5]。止血机制探究表明，蛞蝓疏水壳聚糖与细胞膜上的物质有着某种作用，能富集细胞，改变细胞膜的通透性，从而牢固连接各个细胞。核酸和蛋白与蛞蝓疏水壳聚糖之间均无凝集作用，而无机盐离子与蛞蝓疏水壳聚糖之间存在牢固的离子键合作用，能形成离子凝胶[6]。

3. 对内分泌系统的作用

蛞蝓糖胺聚糖具有治疗糖尿病的作用，与影响对 db 小鼠血糖、肌酐激酶、甘油三酯和游离脂肪酸的水平有关。蛞蝓糖胺聚糖可降低血糖水平，通过抑制肌酐激酶和碱性磷酸酶水平产生显著的抗糖尿病作用。作为糖尿病指标，蛞蝓糖胺聚糖给药组的血糖、总胆固醇和甘油三酯均显著低于对照组。蛞蝓糖胺聚糖对糖尿病小鼠的治疗作用可与氨基糖制剂进行比较，蛞蝓糖胺聚糖给药组与对照组相比，48 个基因表达上调，包括 *mt-TK*、*cyt-P450*、*family 8/2*、*subfamily b*、*Cyp8b1*，下调 *S100a9*、*Igk*、*Hmgcs1* 等 79 个基因。此外，蛞蝓糖胺聚糖作用后，线粒体胸苷激酶上调，钙粒蛋白 A 下调，也表明蛞蝓糖胺聚糖具有治疗糖尿病作用[7]。

4. 对生殖系统的作用

蛞蝓具有抑制前列腺增生的作用，且其抗前列腺增生的主要活性组分为多肽[8]。考察蛞蝓不同提取部位对前列腺增生的作用，通过大孔树脂吸附与透析技术对有效部位进行初步分离。结果显示，蛞蝓乙醇提取物 20g 生药/kg、三氯甲烷萃取物 20g 生药/kg、萃取剩余提取物 20g 生药/kg 均能明显减小造模小鼠前列腺指数，并降低腺体增生程度，所得有效部位多肽含量达 83.6%。蛞蝓的乙醇提取物、三氯甲烷萃取物及萃取剩余提取物具有明显抑制前列腺增生的作用。

将去势雄性大鼠皮下注射丙酸睾酮造成良性前列腺增生模型，蛞蝓 20g 生药/kg 使造模大鼠血清睾酮水平增加、雌二醇水平降低，同时使大鼠的前列腺湿重、前列腺指数降低，前列腺组织腺上皮及间质面积缩小，并能降低 EGF 在前列腺组织中的表达，增加转化生长因子-

β1 的表达。蜣螂乙醇提取物可能通过抑制前列腺组织中睾酮向二氢睾酮转化，调节大鼠雌/雄激素比例平衡，抑制前列腺上皮组织与间质增生，调节 EGF 与转化生长因子-β1 在前列腺组织中的表达，从而抑制前列腺增生[9]。

用丙酸睾丸素造小鼠前列腺增生模型及用去甲肾上腺素诱发兔离体膀胱三角肌收缩，发现蜣螂的乙醇提取物、氯仿提取物均可显著抑制去甲肾上腺素诱发兔离体膀胱三角肌的收缩，其 85%乙醇提取物还可显著抑制丙酸睾丸素所致小鼠前列腺增生。蜣螂具有显著抑制实验性前列腺增生的作用，并且具有对抗 α-受体激动剂去甲肾上腺素诱发的膀胱三角肌收缩作用[10]。

5. 抗炎镇痛作用

蜣螂水提取物具有明显的镇痛抗炎作用，其作用与降低 PGE_2 与 TNF-α 含量有关[11]。蜣螂水提取物能显著延长小鼠在热板法和甩尾法中的耐热时长，减少醋酸所致的小鼠扭体次数，抑制二甲苯所致的小鼠耳肿胀、鸡蛋清所致的小鼠足趾肿胀以及醋酸所致的小鼠腹腔毛细血管通透性增加，并能有效降低胸膜炎大鼠胸腔渗出液中蛋白含量、血清中 PGE_2 与 TNF-α 含量。

6. 其他药理作用

从蜣螂中一种新制备的昆虫源性化合物蜣螂糖胺聚糖作为老年 SD 大鼠饮食的一部分，连续给药 1 个月，具有抗衰老作用，与氧化损伤、肝细胞生物标志物水平、蛋白质羰基含量和丙二醛浓度的降低有关。蜣螂糖胺聚糖能降低大鼠血清肌酐激酶水平，具有血管舒张和心脏保护作用，并能维持正常血糖水平。蜣螂糖胺聚糖和大黄蜂蜂王胺聚糖具有显著的抗炎作用，能抑制游离脂肪酸、尿酸、sGPT、IL-1β 和 CK 值。蜣螂糖胺聚糖还具有抗凝血和抗血栓作用，蜣螂糖胺聚糖处理的大鼠血浆中因子 1 (纤维蛋白原) 浓度增加，与对照组相比，蜣螂糖胺聚糖治疗组显示 131 个基因上调，包括 *Lbp*、*Spink3*，64 个下调基因，包括 *Lox*、*sds*、*Retsat*[12]。

【毒性作用】

小鼠灌胃给予剂量小于 34.8g/kg 的蜣螂乙醇提取物，毒性很小，表明经口给药安全。

蜣螂水提取物有明显的急性毒性，主要症状为精神萎靡、呼吸异常、呆卧少动、对外界声刺激反应迟钝等，蜣螂水提取物半数致死量 LD_{50} 为 19.01g/kg。蜣螂水提取物中蛋白质质量分数约 13%，相对分子量在 1500～30000，其中相对分子量在 30000 左右的蛋白质是蜣螂水提取部位毒性成分之一[13]。

参考文献

[1] 贾敏如, 张艺. 中国民族药辞典[M]. 北京: 中国医药科技出版社, 2016: 171.

[2] Ahn MY, Kim BJ, Kim HJ, et al. Anti-cancer effect of dung beetle glycosaminoglycans on melanoma. BMC Cancer, 2019, 19 (1): 9.

[3] 曹广超, 刘春雨, 刘颖, 等. 中药蜣螂酶解提取工艺及抗肿瘤药效研究[J]. 化工时刊, 2017, 31 (2): 33-36.

[4] 曹广超, 王彦多, 刘颖, 等. 发酵蜣螂粉乙醇提取物抗肿瘤活性研究[J]. 山东化工, 2018, 47 (2): 22-24.

[5] 李雨秋, 温华强, 马家骅, 等. 蜣螂疏水壳聚糖的制备及其止血活性研究[J]. 中草药, 2019, 50 (5): 1141-1144.

[6] 温华强. 蜣螂疏水壳聚糖的止血作用及其机制初探[D]. 绵阳: 西南科技大学, 2019.

[7] Ahn MY, Kim BJ, Yoon HJ, et al. Anti-Diabetic Effects of Dung Beetle Glycosaminoglycan on db Mice and Gene Expression Profiling[J]. Toxicol Res, 2018, 34 (2): 151-162.

[8] 蒋巧梅, 谭承佳, 马家骅, 等. 蜣螂抗良性前列腺增生症活性部位的筛选 (Ⅰ)[J]. 中药药理与临床, 2012, 28 (6): 100-103.

[9] 谭承佳, 马家骅, 于亚男, 等. 蜣螂抗良性前列腺增生症活性部位的筛选 (Ⅱ)[J]. 中药药理与临床, 2014, 30 (1): 83-86.

[10] 赵兴梅, 朱敏, 杨明, 等. 蜣螂抗实验性前列腺增生作用研究[J]. 中药药理与临床, 2006, 22 (5): 37-38.

[11] 黄显章, 丁生晨, 袁林, 等. 蜣螂水提取物的镇痛抗炎作用[J]. 中华中医药学
    刊, 2016, 34 (9): 2191-2194.

[12] Ahn MY, Kim BJ, Kim HJ, et al. Anti-aging effect and gene expression profiling
    of dung beetle glycosaminoglycan in aged rats[J]. Biomater Res, 2017, 21: 5.

[13] 马家骅, 蒋巧梅, 谭承佳, 等. 蜣螂急性毒性研究[J]. 中草药, 2013, 44 (12):
    1638-1641.

蜣
螂

【来源】朝药 (挂哩)，侗药 (灯笼草、灯笼果)，傈僳药 (阿扑他莫)，蒙药 (益斯古隆-西莫)，苗药 (挂金灯、天泡子)，土家药 (挂金灯)，维药 (卡克乃吉)，藏药 (鲁鲁)。茄科酸浆属植物酸浆 *Physalis alkekengi* L. var. *franchetii* (Mast.) Makino 的干燥宿萼及带果实的宿萼[1,2]。

【性味与归经】苦，寒。归肺经。

【功能与主治】清热解毒，利咽化痰，利尿通淋。主治咽痛音哑、痰热咳嗽、小便不利、热淋涩痛；外治天疱疮、湿疹。

【药理作用】

1. 抗肿瘤作用

(1) 锦灯笼单体成分的抗肿瘤作用

从锦灯笼花萼中分离出具有细胞毒性的单环内酯类化合物 (17S, 20R,22R)-5β,6β-epoxy-18,20-dihydroxy-1-oxowitha-2,24-dienolide 和 witha-physalin B 对 A549 和 K562 细胞株均具有较强的细胞毒活性，IC$_{50}$ 值在 1.9～4.3μmol/L 之间，流式细胞仪分析表明两种化合物诱导典型的细胞凋亡，进一步的研究表明，两种化合物通过抑制 PI3K-Akt-mTOR 信号通路发挥抗肿瘤作用[3]。

从锦灯笼中分离的甾体化合物酸浆素 B 对人宫颈癌细胞株 HeLa、人肝癌细胞株 SMMC-7721 和人肝癌细胞株 HL-60 具有细胞毒作用，其 IC$_{50}$ 分别为 0.51μmol/L、0.86μmol/L、1.12μmol/L[4]。酸浆素 B 对乳腺癌细胞具有抗肿瘤作用，能显著降低 MCF-7、MDA-MB-231 和 T-47D 三种人乳腺癌细胞株的活力，且呈浓度和时间依赖性。酸浆素 B 诱导细胞周期阻滞于 G$_2$/M 期，促进 PARP、caspase-3、caspase-7 和 caspase-9 的裂解，诱导细胞凋亡。酸浆素 B 诱导 MCF-7 细胞以 p53 依赖的方式诱导乳腺癌细胞凋亡，酸浆素 B 还抑制 Akt 和 PI3K 的磷酸化，增加 GSK-3β 的磷酸化[5]。

酸浆素 A 是锦灯笼中分离出的另一种生物活性物质，对人黑色素瘤 A375-S2 具有细胞毒性作用，酸浆素 A 诱导凋亡细胞是通过 p53-Noxa 介导的通路而引起 ROS 的生成，并通过上调 p38-NF-κB 通路引起自噬起到了保护 A375-S2 细胞凋亡的作用。酸浆素 A 可降低 A375-S2 细胞的存活率，并呈时间和剂量依赖性，可导致 A375-S2 细胞凋亡和自噬。酸浆素 A 诱导的细胞凋亡是通过激活 p53-Noxa 通路和 ROS 的产生而引起的。ROS 清除剂 NAC 和 GSH 可完全抑制酸浆素 A 诱导的 ROS 生成和凋亡。应用 p53 抑制剂 PFT-α 或转染 Noxa-siRNA 也能获得同样的结果。单丹酰尸胺染色的点状分布、LC3-Ⅱ/LC3-Ⅰ 比例的改变和 Beclin-1 的激活，表明自噬作用通过上调 p38-NF-κB 存活途径在 A375-S2 细胞中起到抗凋亡的作用。特异性自噬抑制剂 3MA 抑制自噬或用 p38 抑制剂 SB203580 或 NF-κB 抑制剂 PDTC 阻断 p38-NF-κB 通路均能明显促进酸浆素 A 诱导的细胞凋亡[6]。

（2）锦灯笼提取物的抗肿瘤作用

锦灯笼对人肺腺癌细胞 SPC-A-1 有明显的生长抑制作用，且呈剂量-时间依赖性，最大抑制率可达 79.9%。锦灯笼可阻滞 SPC-A-1 细胞的细胞周期，使 G_1/G_0 期细胞增多，S 期细胞减少，同时诱导 SPC-A-1 细胞的凋亡，凋亡率最高可达 35.5%。表明锦灯笼抑制 SPC-A-1 细胞生长，其抑制作用可能是通过锦灯笼使细胞周期抑制于 G_1/G_0 期和诱导细胞凋亡而实现的[7]。

2. 对神经系统的作用

锦灯笼宿萼提取物乙酸乙酯组分通过抑制 AChE 活性及增加抗氧化应激水平改善由东莨菪碱造成的学习记忆损伤，每天 10mg/kg、30mg/kg、100mg/kg 的锦灯笼宿萼提取物乙酸乙酯组分，可以明显提高小鼠在新奇物体中的学习记忆能力，不同剂量的锦灯笼宿萼提取物乙酸乙酯组分，可以抑制海马区 AChE 活性并增加 SOD 的活性，降低 MDA 的水平[8]。

3. 对心血管系统的作用

锦灯笼水提物能显著舒张由 PE 所引起的血管收缩，但在内皮完整、去内皮及加入 NO 合酶抑制剂 L-NAME 后，均无法减弱或阻断锦灯笼水提物对 PE 预收缩血管的舒张作用，但其舒张程度差异不显著。锦灯笼水提物可以呈现浓度依赖性舒张由 KCl 引起的血管收缩，但在内皮完整、去内皮及加入 L-NAME 后的血管上差异不显著。Ca^{2+} 激活的钾离子通道抑制剂 TEA、KATP 非特异性抑制剂格列苯脲及电压敏感型 K^+ 通道抑制剂 4-AP，对锦灯笼水提物引起的 PE 预收缩血管的舒张作用无明显影响。无钙环境中，PE 预收缩达到平台时，加入 32g/L 锦灯笼水提物的舒血管作用与有钙液组相比，存在显著性差异。在去内皮血管加入蛋白激酶 C 激动剂——$1.0×10^{-4}$mol/L 12,13-二丁基佛波酯后，可使血管显著收缩，达到平台后加入 32g/L 锦灯笼水提物，血管呈明显舒张作用，与加入锦灯笼水提物前相比，具有显著差异，说明锦灯笼水提物的舒血管作用不依赖于血管内皮，而直接作用于血管平滑肌上[9]。

4. 对消化系统的作用

（1）保护肝脏

锦灯笼多糖对 CCl_4 诱导的急性肝损伤小鼠有保护作用。锦灯笼多糖组小鼠肝代谢酶 ALT、AST、ALP 的含量降低，SOD 活性增高，对 MDA 的含量有所抑制，与联苯双酯组治疗效果相比，高剂量的锦灯笼多糖保护作用显著[10]。

锦灯笼提取物对非酒精性脂肪性肝病小鼠具有预防作用，与模型组相比锦灯笼低剂量组（100mg/kg）与高剂量组（200mg/kg）小鼠肝脏脂肪变性程度减轻，血清 ALT、AST、TG、TC、GLU 和 LDL-C 水平显著降低，肝组织 MDA 含量显著降低，SOD 含量降低不显著。表明锦灯笼提取物对非酒精性脂肪性肝病模型小鼠有保护作用，其机制与降低肝组织中 MDA 含量和血脂有关[11]。

（2）改善结肠炎

锦灯笼活性成分酸浆素 B 对实验性急性溃疡性结肠炎小鼠具有治

疗作用。酸浆素 B 可显著降低 LPS 刺激的 RAW264.7 细胞 TNF-α、IL-6 和 IL-1β 水平，能显著改善硫酸葡聚糖钠诱导的溃疡性结肠炎小鼠的症状和体征，逆转体重减轻和结肠长度缩短，也能显著减轻病理损伤，降低髓过氧化物酶活性，重建促炎细胞因子的平衡。酸浆素 B 能抑制硫酸葡聚糖钠诱导的 NF-κB 活化，并能显著抑制 STAT3、β-arrestin1 和 NLRP3 炎症小体的激活[12]。

锦灯笼提取物能改善结肠炎小鼠的粪便性状、缓解小鼠体重下降、降低小鼠疾病活动指数和黏膜损伤指数，说明锦灯笼提取物对 3.0%葡聚糖硫酸钠诱导的小鼠结肠炎有一定的缓解作用。锦灯笼提取物能够增加结肠炎小鼠结肠组织中 SOD、CAT、GSH-Px 的抗氧化活性，锦灯笼提取物是通过机体的抗氧化功能来缓解葡聚糖硫酸钠诱导的结肠炎，从而发挥抗炎作用。锦灯笼提取物可抑制小鼠结肠组织中的炎性因子 *IL-6* 和 *IL-1β* mRNA 的表达，从而减少炎性因子的分泌，达到治疗炎症的作用[13]。

（3）抗胃溃疡、抗幽门螺杆菌作用

在研究锦灯笼甲醇粗提取物乙酸乙酯组分在 100mg/kg、250mg/kg 和 500mg/kg 的剂量下，对乙醇致大鼠胃损伤的保护作用时发现，锦灯笼甲醇粗提取物乙酸乙酯组分对幽门螺杆菌的最低抑菌浓度为 500μg/mL，具有中等的抗幽门螺杆菌活性[14]。

5. 对呼吸系统的作用

锦灯笼可降低哮喘小鼠血液内的白细胞总数及嗜酸性粒细胞计数，并抑制肺组织内 IL-5 和 IFN-γ 蛋白表达，改善哮喘的效果尤为显著[15]。

6. 对内分泌系统的作用

锦灯笼具有降血糖的作用，锦灯笼多糖对 2 型糖尿病小鼠具有降血糖作用，并能改善 2 型糖尿病小鼠的肝损伤及肠道菌群失调。锦灯笼多糖高剂量组 (100mg/kg) 血糖由(25.38±2.21)mmol/L 降至(18.01±2.53)mmol/L，ALT、AST 降至(24.67±4.86) U/L 和(30.84±7.50)U/L。随着锦灯笼多糖浓度的增加，乳酸杆菌、丁酸梭状芽孢杆菌和类杆菌数量显著增加，而肠杆菌受到抑制。TGF-β1 和 TNF-α 的相对表达降低到 (0.70±0.17) 和

(0.39±0.06)，DCN 的表达增加到 (0.65±0.13)。锦灯笼多糖促进了益生菌的生长，并调节了肝损伤过程中蛋白质的表达，可作为治疗糖尿病肠道菌群失调的天然药物[16]。

锦灯笼的果实水提醇沉液、带果实的宿萼水提醇沉液及带果实的宿萼醇提液，均对肾上腺素诱发实验性糖尿病模型，以 0.75g/kg 剂量预防给药，呈现明显的抑制血糖升高作用，其中果实水提醇沉液的给药效果更好。当给药剂量增加 1 倍时，其结果并无显著性差异。锦灯笼果实水提醇沉液对四氧嘧啶诱发小鼠糖尿病模型，以 0.75g/kg 剂量进行治疗给药，具有极显著性差异。而 0.3g/kg 低剂量及 1.5g/kg 高剂量给药则均无显著性差异，且后者的血糖值还高于模型组[17]。另据报道，锦灯笼宿萼水提物和乙醇提取物能够提高小鼠对蔗糖和葡萄糖的耐糖量，并降低链脲佐菌素糖尿病肾病大鼠血糖值，乙醇提取部位优于水提取部位[18]。

锦灯笼地上部分和果实的乙酸乙酯提取物含有多酚类和黄酮类化合物，具有治疗糖尿病的良好潜力。体外实验结果表明，锦灯笼具有较强的抗糖尿病能力，能减轻氧化应激，抑制 α-葡萄糖苷酶活性。锦灯笼地上部分和果实的乙酸乙酯提取物通过抑制细胞色素 *P450-2E1* mRNA 和蛋白的表达，增强葡萄糖转运蛋白 4 (GLUT4) 的表达和功能，增强胰岛素敏感性。在体内，锦灯笼地上部分和果实的乙酸乙酯提取物显著降低糖尿病前期大鼠的空腹血糖和空腹胰岛素水平以及总胆固醇和甘油三酯。胰岛素敏感性指数、稳态模型评价胰岛素抵抗指数及口服葡萄糖耐量试验结果也表明，锦灯笼地上部分和果实的乙酸乙酯提取物能显著提高胰岛素敏感性，证实了体外实验结果。HPLC-ESI-QTOF-MS 分析确定了锦灯笼地上部分和果实的乙酸乙酯提取物的主要成分为黄酮类、酸酐类和酚酸类[19]。

7. 对免疫系统的作用

锦灯笼果实水溶性多糖在白色念珠菌核酸疫苗中发挥了显著的免疫增强效应。锦灯笼果实水溶性多糖可以促进小鼠骨髓来源树突状细胞表型成熟、活化 MAPKs 及 NF-κB 两条信号通路，免疫细胞表面的 TLR2 和 TLR4 是锦灯笼果实水溶性多糖的作用位点[20]。

8. 对泌尿系统的作用

锦灯笼的醇提取物对于给予生理盐水的阴性对照组大鼠呈现明显的利尿作用，醇提物各剂量组均具有增强大鼠肾脏排尿功能的作用，其中锦灯笼醇提取物的三个剂量组（0.2g/kg、0.4g/kg、0.8g/kg）在 2h 的尿量值与生理盐水阴性对照组比较有明显的差异，但与氢氯噻嗪阳性对照组比较则无显著差异。醇提物中及低剂量组在 3h 对于阴性对照组还有明显利尿作用，在 5h 后的利尿作用就不再明显了，而氢氯噻嗪却仍然有利尿作用。表明锦灯笼的醇提物对大鼠呈现明显的利尿作用，但与氢氯噻嗪相比，氢氯噻嗪的利尿作用相对时间则较锦灯笼的醇提物时间长，且利尿作用较强、起效时间均较快[21]。

9. 抗炎镇痛作用

(1) 抗炎作用

锦灯笼多糖能够通过 TLR2 和 TLR4 介导的 MAPKs 和 NF-κB 信号激活 RAW264.7 巨噬细胞。锦灯笼多糖不仅能提高 RAW264.7 细胞的吞噬活性，而且能促进 RAW264.7 细胞产生 NO、ROS、TNF-α 和 IL-6。锦灯笼多糖上调主要组织相容性复合物和共刺激分子 CD40、CD80 和 CD86 的表达，诱导 MAPKs 和 NF-κB 通路的激活，诱导 RAW264.7 细胞 NO、TNF-α 和 IL-6 的产生受到特异性 MAPKs 和 NF-κB 抑制剂的抑制。阻断 TLR2 和 TLR4 后，锦灯笼多糖诱导的 NO、TNF-α 和 IL-6 的释放以及 MAPKs 和 NF-κB 的活化都有所降低[22]。

锦灯笼

213

锦灯笼提取物具有明显的抗炎作用，能明显减轻二甲苯致小鼠耳郭肿胀，并且能够明显抑制棉球所致的肉芽肿的形成，表明锦灯笼提取物对急性、慢性炎症反应均有抑制作用[23]。经水提醇沉有机溶剂萃取得到锦灯笼粗提物，此粗提物能减轻二甲苯所致的炎性水肿，降低咽炎动物外周血中炎细胞数量，减少炎症部位炎细胞的浸润，抑制纤维组织增生[24]。

锦灯笼地上部分甲醇粗提物的石油醚、丁醇、乙酸乙酯和水萃取物，在不同剂量（100mg/kg、250mg/kg、500mg/kg）下均能显著降低角叉菜胶致大鼠足肿胀模型的足体积，锦灯笼地上部分甲醇粗提物的乙酸乙酯萃取物在 500mg/kg 剂量下的炎症抑制率为 75.92%，抗炎作用最强，与 5mg/kg 时消炎痛 (80.74%炎症抑制率) 相似[14]。

锦灯笼甲醇提取物含有不同的抗炎活性物质，其中部分抑制 iNOS 表达，部分抑制 IκBα 降解和 MAPK 活性。锦灯笼甲醇提取物能显著降低 NO、iNOS、COX-2、TNF-α 和 IL-6 的产生，还能抑制 LPS 诱导的 IκBα 降解和 MAPK 激活，以及 LPS/IFN-γ 诱导的 STAT1 激活。锦灯笼甲醇提取物氯仿萃取物通过下调 IκBα 降解和 MAPK 激活抑制 iNOS、TNF-α 和 IL-6 的表达而具有抗炎作用[25]。

(2) 镇痛作用

锦灯笼具有一定的镇痛作用。500mg/kg 或 800mg/kg 的锦灯笼在灌胃后 30min、60min、90min，分别用扭体法、热板法、电刺激鼠尾-嘶叫法，观察其对痛反应的影响。锦灯笼在灌胃后 60min 能抑制小鼠的扭体反应，还能显著延长小鼠舔爪的潜伏期和抑制大鼠的嘶叫反应。1mg/kg 的纳洛酮能翻转锦灯笼对大鼠的镇痛作用[26]。用热板法和扭体法评价 100mg/kg、250mg/kg、500mg/kg 三个剂量下锦灯笼地上部分甲醇粗提物的乙酸乙酯萃取物的镇痛活性。在 500mg/kg 剂量下，锦灯笼地上部分甲醇粗提物的乙酸乙酯萃取物可有效抑制痛觉，表现为热板潜伏期从 30min 增加到 90min，醋酸引起的扭体次数减少[14]。

10. 抗病原微生物作用

锦灯笼中提取的活性成分酸浆苦素，不但能够促进肠道益生菌生长，且具有很好的抑菌效果，体内的小鼠模型结果则显示酸味苦素有利于维持肠道菌群平衡[27]。锦灯笼宿萼提取物具有明显的抑菌作用。锦灯笼宿萼的乙醇提取物可明显抑制乙型链球菌、蜡样芽孢杆菌及金黄色葡萄球菌等增殖[28]。通过纸片扩散法及微量肉汤稀释法对锦灯笼的乙醇提取物及二氯甲烷提取物进行研究，发现其具有较好的抗革兰氏阴性菌、革兰氏阳性菌及念珠杆菌的作用，其中对革兰氏阳性菌的抗菌效果比较好，最低抑菌浓度为 32～128μg/mL，锦灯笼甲醇提取物抗真菌的最低抑菌浓度为 128～512μg/mL[29]。经水提醇沉有机溶剂萃取得到锦灯笼粗提物，此粗提物对小鼠的 MTD>20g/kg，体外抗金黄色葡萄球菌和乙型溶血性链球菌的活性较高，其中对乙型溶血性链球菌的抗菌活性高于金黄色葡萄球菌[25]。

11. 抗氧化作用

锦灯笼果实石油醚萃取物的抗氧化活性优于宿萼的石油醚萃取物。利用95%乙醇分别提取锦灯笼宿萼和果实中的化学成分，再用石油醚进行萃取，检测其对DPPH·的清除率，结果用IC_{50}值表示。锦灯笼宿萼石油醚萃取物清除DPPH·的IC_{50}值为3.416mg/mL，锦灯笼果实石油醚萃取物清除DPPH·的IC_{50}值为1.711mg/mL[30]。采用$NaNO_2$-$Al(NO_3)_3$-NaOH法测定锦灯笼宿萼提取物中的总黄酮含量，采用分光光度法测定锦灯笼宿萼总黄酮提取物的还原力及其对各种自由基和$NaNO_2$的清除能力。结果表明，锦灯笼宿萼总黄酮提取物对DPPH·、·OH、O_2^{-}·、$NaNO_2$、$ABTS^+$·均有一定的清除能力，且随总黄酮浓度的升高而增强。锦灯笼宿萼总黄酮提取物浓度为0.6mg/mL时，对DPPH·、·OH的清除率分别为89.00%、54.20%；当浓度为0.12mg/mL时，对O_2^{-}·、$ABTS^+$·的清除率分别为58.74%、94.25%，还原力为0.938，与维生素C相当；当浓度为0.20mg/mL、用量1.8mL时，对$NaNO_2$的清除率为89.49%[31]。

12. 其他药理作用

锦灯笼油糊外用对小鼠和豚鼠湿疹模型引起的耳郭肿胀和耳组织病理变化有改善作用。采用二硝基氯苯诱导制作小鼠耳郭急性湿疹模型和豚鼠慢性湿疹模型，观察大、小剂量锦灯笼油糊（含药浓度分别为0.25g/mL、0.15g/mL）对小鼠和豚鼠耳郭肿胀度及耳组织病理变化的影响。结果显示，锦灯笼油糊0.36g/耳可显著降低小鼠和豚鼠耳郭肿胀度，0.24g/耳可明显降低小鼠和豚鼠耳郭肿胀度，锦灯笼油糊外用可改善小鼠、豚鼠湿疹耳郭病理变化[32]。

【临床应用】

1. 治疗消化系统疾病

以30g锦灯笼为方剂制成自拟温阳解毒汤，用于治疗乙型肝炎，发挥了清肝利胆、除湿解毒功效[33]。自拟温阳解毒法作为基本方法对乙型慢性活动性肝炎 150 例进行治疗，取得满意疗效。通过临床辨证，随证加减，基本方中的锦灯笼在清热解毒、化痰利尿及解乙肝之毒邪方面效果显著，且治疗期间未见不良反应[34]。

2. 治疗呼吸系统疾病

将锦灯笼与双黄连联合，对小儿疱疹性咽峡炎患者 30 例进行雾化吸入治疗，给予更昔洛韦 5mg/kg 静脉滴注及退热、镇静等对症治疗 30 例作为对照组。临床研究显示，治疗组在退热及消除咽峡疱疹等方面优于对照组，且能够有效地治疗小儿疱疹性咽峡炎，无明显不良反应[35]。清蛾汤治疗扁桃体周围脓肿及小儿急性扁桃体炎等，病例中患者存在咽喉肿痛症状时，均佐以锦灯笼利咽，疗效显著[36]。采用锦灯笼注射液，对小儿上呼吸道感染 191 例给予治疗，并进行临床观察，结果显示使用锦灯笼注射液及锦灯笼 1 号注射液的有效率达 94.2%及 97.5%，无明显不良反应[37]。

3. 治疗病原微生物感染

锦灯笼煎剂治疗细菌性痢疾 66 例，结果显示一般在服药后的 2～4 天，患者的腹痛腹泻、里急后重及脓血便等症状基本消失，最多 7d 治愈且未见复发，服药期间亦未出现不良反应[38]。

参考文献

[1] 国家药典委员会. 中国药典, 一部[M]. 北京: 中国医药科技出版社, 2020: 381.

[2] 贾敏如, 张艺. 中国民族药辞典[M]. 北京: 中国医药科技出版社, 2016: 615.

[3] Sun Y, Guo T, Zhang FB, et al. Isolation and characterization of cytotoxic withanolides from the calyx of Physalis alkekengi L[J]. var franchetii. Bioorg Chem, 2020, 96: 103614.

[4] Li X, Zhao J, Yang M, et al. Physalins and withanolides from the fruits of Physalis alkekengi L. var. franchetii (Mast.) Makino and the inhibitory activities against human tumor cells[J]. Phytochem Lett, 2014, 10: 95-100.

[5] Wang A, Wang S, Zhou F, et al. Physalin B induces cell cycle arrest and triggers apoptosis in breast cancer cells through modulating p53-dependent apoptotic pathway[J]. Biomed Pharmacother, 2018, 101: 334-341.

[6] He H, Zang LH, Feng YS, et al. Physalin A induces apoptosis via p53-Noxa-mediated ROS generation, and autophagy plays a protective role against apoptosis through p38-NF-κB survival pathway in A375-S2 cells[J]. J Ethnopharmacol, 2013, 148 (2): 544-555.

[7] 辛秀琴, 刘峰, 黄淑玉, 等. 锦灯笼体外抗肺癌作用[J]. 中国老年学杂志, 2010, 17 (30): 2486-2487.

[8] 孙恺悦, 尹钰, 姚苗苗. 锦灯笼宿萼提取物乙酸乙酯层改善东莨菪碱引起学习记忆损伤的研究[J]. 中国当代医药, 2016, 23 (13): 4-7, 18.

[9] 刘晓丹, 潘振伟, 庄须国, 等. 锦灯笼水提物对大鼠胸主动脉的舒张作用及机制[J]. 中草药, 2008, 11 (39): 1709-1712.

[10] 王春花, 张云龙. 锦灯笼多糖对 CCl_4 诱导的急性肝损伤小鼠的保肝活性[J]. 黑龙江农业科学, 2019 (9): 111-114, 120.

[11] 王春花, 孙雪芳, 王思萌, 等. 锦灯笼提取物对小鼠非酒精性脂肪性肝病的预防作用[J]. 中国兽医杂志, 2018, 54 (5): 59-62, 135.

[12] Zhang Q, Xu N, Hu X, et al. Anti-colitic effects of Physalin B on dextran sodium sulfate-induced BALB/c mice by suppressing multiple inflammatory signaling pathways[J]. J Ethnopharmacol, 2020, 259: 112956.

[13] 沈琪. 锦灯笼提取物对 DSS 诱导小鼠结肠炎治疗作用的研究[D]. 晋中: 山西农业大学, 2019.

[14] Wang Y, Wang SL, Zhang JY, et al. Anti-ulcer and anti-Helicobacter pylori potentials of the ethyl acetate fraction of Physalis alkekengi L. var. franchetii (Solanaceae) in rodent[J]. J Ethnopharmacol, 2018, 211: 197-206.

[15] 包春玲. 锦灯笼对致敏哮喘小鼠的疗效观察[D]. 延吉: 延边大学, 2008.

[16] Zhao X, Chen Z, Yin Y, et al. Effects of polysaccharide from Physalis alkekengi var. francheti on liver injury and intestinal microflora in type-2 diabetic mice[J]. Pharm Biol, 2017, 55 (1): 2020-2025.

[17] 王和平, 徐美术, 孙亮, 等. 锦灯笼降血糖作用的实验研究[J]. 中医药信息, 2004, 1 (21): 53-54.

[18] 吴红杰, 陈大忠. 锦灯笼宿萼不同提取物对小鼠耐糖量及糖尿病肾病大鼠血

糖水平影响[J]. 安徽医药, 2018, 22 (7): 1245-1248.

[19] Hu XF, Zhang Q, Zhang PP, et al. Evaluation of in vitro/in vivo anti-diabetic effects and identification of compounds from Physalis alkekengi[J]. Fitoterapia, 2018, 127: 129-137.

[20] 周雪. 锦灯笼果实多糖荧光标记及其与免疫细胞表面 TLR2、TLR4 的结合[D]. 长春: 东北师范大学, 2018.

[21] 武蕾蕾, 才玉婷, 常乐. 锦灯笼醇提取物对大鼠的利尿作用研究[J]. 牡丹江医学院学报, 2012, 33 (2): 5-6.

[22] Yang F, Li X, Yang Y, et al. A polysaccharide isolated from the fruits of Physalis alkekengi L. induces RAW264.7 macrophages activation via TLR2 and TLR4-mediated MAPK and NF-κB signaling pathways[J]. Int J Biol Macromol, 2019, 140: 895-906.

[23] 吕春平, 王宏芳, 李静, 等. 锦灯笼抗炎作用实验研究[J]. 现代预防医学, 2007, 12 (34): 2213-2214.

[24] Kang H, Kwon SR, Choi HY. Inhibitory effect of Physalis alkekengi L. var. franchetii extract and its chloroform fraction on LPS or LPS/IFN-γ-stimulated inflammatory response in peritoneal macrophages[J]. J Ethnopharmacol, 2011, 135 (1): 95-101.

[25] 张秀芝. 锦灯笼有效成分抗炎作用实验研究[D]. 长春: 吉林大学, 2008.

[26] 龚珊, 单立冬, 张玉英, 等. 挂金灯镇痛作用的实验观察[J]. 苏州大学学报 (医学版), 2002, 22 (4): 380-382.

[27] LI Xinli, ZHANG Cuili, LI Weiling, et al. In vivo effects on the intestinal microflora of Physalis alkekengi var francheti extracts[J]. Fitoterapia, 2013, (87): 43-48.

[28] 朱凡凡, 陈喆. 锦灯笼药理作用及临床应用研究进展[J]. 甘肃中医学院学报, 2015, 32 (2): 66-69.

[29] Helvaci S, Kokdil G, Kawai M, et al. Antimicrobial activity of the extracts and physalin D from Physalis alkekengi and evaluation of antioxidant potential of physalin D[J]. Phar-maceutical biology, 2010, 48 (2): 142-150.

[30] 吴爽, 吴莉莉, 赵稷, 等. 锦灯笼宿萼与果实的石油醚部位化学成分及抗氧化活性比较[J]. 佳木斯大学学报 (自然科学版), 2020, 38 (1): 99-102.

[31] 钟方丽, 王文姣, 王晓林, 等. 锦灯笼宿萼总黄酮体外抗氧化活性[J]. 大连工

业大学学报, 2017, 36 (6): 397-401.

[32] 苗明三, 于舒雁, 魏荣瑞. 锦灯笼外用对湿疹模型的影响[J]. 中药药理与临床, 2014, 30 (5): 108-111.

[33] 李玉银. 温阳解毒法治疗乙型肝炎[J]. 四川中医, 1989, 5: 31.

[34] 张桂琴, 李玉银. 温阳解毒法治疗乙型慢性活动性肝炎临床分析[J]. 四川中医, 1993, 12 (6): 24-25.

[35] 黄向群. 锦灯笼联合双黄连治疗小儿疱疹性咽峡炎临床观察[J]. 转化医学杂志, 2013, 4 (2): 225-226.

[36] 倪昭海, 葛燕清. 清峨汤治疗小儿急性扁桃体炎 82 例[J]. 新疆中医药, 2004, 22 (1): 12.

[37] 李秋英, 温振英, 柳文鉴, 等. 锦灯笼注射液治疗小儿上呼吸道感染 191 例临床观察[J]. 北京中医, 1986, 3: 30-31.

[38] 李煊民. 酸浆煎剂治疗细菌性痢疾[J]. 中国医刊, 1966, 16 (5): 311.

锦
灯
笼

【来源】白药 (肖遥粗)，朝药 (雅克吧顾腻纳姆尔)，蒙药 (朱勒根-呼吉)，羌药 (自母哈、拔地麻)，土家药 (补比索、山射、雷公七)，维药 (损布里印地、塔俄苏木布力，松布勒洁拜里)，彝药 (五倍朵)，藏药 (知玛尔、甲别、甲贝)。败酱科缬草属植物缬草 *Valeriana officinalis* L.多年生草本植物。

【性味与归经】辛、微甘，温。归心、肝经。

【功能与主治】安神，理气，活血止痛。有镇静、催眠、抗焦虑、抗惊厥、调节循环系统、抗肿瘤、脏器保护和解痉等作用[1]。

【药理作用】

1. 抗肿瘤作用

缬草中提取的缬草波春可诱导 MKN-45 胃癌细胞凋亡，产生抗肿瘤作用。caspase-3 抑制剂与缬草波春共同作用的凋亡率低于缬草波春组，而高于对照组，caspase-8 抑制剂与缬草波春的共同作用凋亡率高于对照组，与缬草波春组比较无明显差异。缬草波春可以降低 MKN-45 胃癌细胞 *Survivin* mRNA 的表达，并呈现时间依赖性及浓度依赖性。p53 蛋白主要在细胞核内表达，而对照组的表达则不明显，从低浓度 50mg/L 组到高浓度 100mg/L 组的表达随浓度增加而增强。Survivin 的表达主要在胞质，对照组表达最强，随缬草波春的浓度增加，Survivin 的表达减弱。缬草波春能够诱导 MKN-45 细胞凋亡，且其作用可部分被 caspase-3 抑制剂所抑制，而不能被 caspase-8 抑制剂所抑制[2]。

2. 对神经系统的作用

（1）镇静作用

缬草有镇静作用。缬草水提物 4.5g/kg 及 9g/kg 剂量，均能显著抑制小鼠的活动。缬草水提物还具有显著抑制小鼠的自主活动作用，延长戊巴比妥钠所致的小鼠睡眠时间[3]。

（2）抗惊厥作用

缬草有抗惊厥作用。缬草水提物 9g/kg 对戊四唑诱发小鼠的抗惊厥数影响不明显，但可以显著延长其惊厥发作的潜伏期[3]。

（3）抗焦虑作用

缬草有抗焦虑作用。缬草素的中、高剂量组（10mg/kg、20mg/kg）能显著增加大鼠在高架十字迷宫开臂内的停留时间。缬草素中剂量组的大鼠在高架十字迷宫开臂内的进入次数比空白组明显增加，与空白组相比，地西泮组及缬草素的中剂量组，则可以明显增加 OT%及 OE%值。与空白组比较，缬草素的高剂量组则可以明显增加 OT%值。与正常组相比，缬草素中剂量组的大鼠，其运动能力有所增加。表明缬草素在剂量为 10mg/kg 时，此焦虑模型上有明显的抗焦虑作用，但给药组的抗焦虑作用并不随着剂量的升高而加强[4]。

（4）抗抑郁作用

缬草醇提物及水提物的乙酸乙酯相与正丁醇相，皆具有抗抑郁作用，但无中枢兴奋性作用[5]。

（5）改善记忆功能

缬草

缬草乙醇提取物可以提高抗氧化能力，从而改善动物由睡眠障碍引起的学习记忆功能。水迷宫实验，与空白组比较，模型组大鼠潜伏期长、过台次数少，在第Ⅳ象限逗留时间和距离短；与模型组比较，多奈哌齐组、缬草提取物各组能缩短潜伏期、增加过台次数，在第Ⅳ象限逗留时间和距离延长，尤其是缬草醇提物脱脂组、20%乙醇洗脱物组和70%乙醇洗脱物组效果明显。缬草提取物对大鼠睡眠障碍的行为学影响与空白组比较，模型组大鼠自主活动次数减少，体重增加缓慢；与模型组比较，多奈哌齐组、缬草提取物各组能使模型动物的自主活动次数增加，动物的精神状态明显好转，体重增加速度趋于正常。缬草提取物对大鼠血清相关指标的影响与空白组比较，模型组大鼠血清中 CAT、T-AOC、SOD、GSH-Px 含量降低，AChE 活力增强，而 MDA 水平显著升高；给药各组 AChE、MDA 含量降低，CAT、T-AOC、SOD、GSH-Px 含量增加，与模型组相比具有显著差异，尤其是多奈哌齐组、缬草醇提物脱脂组、20%乙醇洗脱物组和70%乙醇洗脱物组效果明显，能使SDAD模型大鼠脑内CAT、T-AOC、GSH-Px的活力恢复，降低AChE、MDA含量，增强清除自由基的能力。研究结果表明缬草提取物（尤其是缬草醇提物脱脂组、20%乙醇洗脱物组和70%乙醇洗脱物组）可有效清除氧自由基、提高机体的抗氧化能力以改善模型动物睡眠障碍引起的学习记忆功能[6]。

3. 对心血管系统的作用

(1) 抗心律失常作用

缬草单萜氧化物对单个心室肌细胞的钠离子电流具有浓度依赖性阻滞作用。这可能是其抗心律失常的重要机制之一。利用全细胞膜片钳记录技术研究缬草单萜氧化物对兔单个心室肌细胞钠离子电流的影响。结果显示，30μg/L、60μg/L的缬草单萜氧化物使兔心室肌细胞钠离子电流峰值从 (53.47±5.13)pA/pF 分别降至 (40.25±4.18)pA/pF 和 (30.89±2.95)pA/pF，抑制率分别为24.7%和41.9%，缬草单萜氧化物使钠离子的电流电压曲线上移，但不改变其激活电位、电位峰值和反转电位，缬草单萜氧化物还减慢钠通道灭活后的恢复过程[7]。

(2) 舒张血管作用

缬草可以通过对 γ-氨基丁酸 GABA 受体的调控，显著改变血管张力。缬草根的提取物对猫肺部的血管具有显著的扩张作用，且该作用是通过非选择性 GABA 受体介导机制来实现的，阻滞 GABAA 或 GABAB 即 γ-氨基丁酸 B 受体，可减弱缬草肺血管的扩张作用[8]。而对于去甲肾上腺素预处理的离体大鼠主动脉收缩，缬草的根部浸膏提取物对其的舒张作用最明显，该作用可能与内皮依赖性舒张及其阻断钙离子通道有关[9]。缬草的水及醇提取物对加压素引起的冠状动脉痉挛有很好的防护作用，对组胺及抗原诱导的支气管痉挛，能使其支气管舒张而起到防护作用[10]。

4. 对泌尿系统的作用

缬草油可以明显改善大鼠的肾脏损害并减少蛋白尿，亦能延缓肾功能损害的进展。与糖尿病组相比，缬草油组血 TG、TC、Scr、BUN、UAE、肾脏 MDA 含量、肾细胞膜 PKC 均明显下降，而肾脏抗氧化酶活性，包括 Cu-Zn SOD、CAT、GSH-PX，则明显上升。病理检查发现缬草油组较糖尿病组肾小球体积稍缩小，系膜增生明显减轻。给药后缬草油组与厄贝沙坦组相比，Scr、BUN、UAE 的下降及肾脏病理改变的改善无明显差异。缬草油可以明显改善 2 型糖尿病大鼠的肾脏损害，减少蛋白尿，延缓肾功能损害的进展，其作用与其降低血脂、抗氧化、抑制肾皮质内 PKC 的激活有关[11]。

5. 抗氧化作用

缬草具有一定的抗氧化作用。为了比较缬草的乙醇、甲醇、丙酮、80%甲醇及 80%乙醇提取物的抗氧化作用，进行了自由基清除能力、还原力及总抗氧化活性实验，结果发现 80%甲醇提取物对自由基清除能力及还原力最显著，而抗氧化活性则可能是由于其多酚类、鞣酸类及黄酮类成分而发挥作用[12]。缬草的根茎部位挥发油提取物进行 DPPH·清除、β-胡萝卜素脱色及菲洛嗪亚铁离子的鉴定实验，发现其具有一定的抗氧化作用[13]。

参考文献

[1] 贾敏如, 张艺. 中国民族药辞典[M]. 北京: 中国医药科技出版社, 2016: 854.

[2] 叶建明, 胡品津, 易粹琼, 等. 缬草波春诱导 MKN-45 胃癌细胞凋亡[J]. 世界华人消化杂志, 2007, 15 (1): 22.

[3] 吴波. 缬草镇静和抗惊厥药理研究[J]. 中国现代应用药学, 2005, 22 (7): 587.

[4] 王延丽, 石晋丽, 郭建友, 等. 缬草素抗焦虑活性研究. 中国实验方剂学杂志, 2011, 17 (6): 126.

[5] 赵丽辉, 张一折, 韩德明, 等. 缬草醇提物和水提物萃取组分对小鼠的抗抑郁作用[J]. 郑州大学学报 (医学版), 2012, 47 (1): 47.

[6] 张忠立, 左月明. 缬草提取物对睡眠障碍阿尔茨海默病模型大鼠学习记忆与抗氧化能力的影响[J]. 中国老年学杂志, 2018, 38 (16): 3976-3979.

[7] 黄峥嵘, 唐其柱, 史锡腾, 等. 缬草单萜氧化物对单个兔心室肌细胞钠通道的

影响[J]. 中国心脏起搏与心电生理杂志, 2004, 18 (3): 212.

[8] Fields AM, Richards TA, Felton JA，et al. Analysis of responsesto valerian root extract in the feline pulmonary vascular bed[J]. JAltern Complem Med, 2003, 9 (6): 909.

[9] Estrada-Soto S, Rivera-Leyva J, Ramirez-Espinosa JJ, et al. Vaso-relaxant effect of Valeriana edulis ssp. procera (Valerianaceae)and its mode of action as calcium channel blocker[J]. J Pharm Pharmacol, 2010, 62 (9): 1167.

[10] Circosta C, De Pasquale R, Samperi S, et al. Biological and ana-lytical characterization of two extracts from Valeriana officinalis[J]. J Ethnopharmacol, 2007, 112 (2): 361.

[11] 陈玲, 贾汝汉, 丁国华, 等. 缬草油对 2 型糖尿病大鼠肾脏的保护作用及其机制探讨[J]. 中华肾脏病杂志, 2003, 19 (3): 168.

[12] Adel Pilerood S, Prakash J. Evaluation of nutritional compositionand antioxidant activity of Borage (Echium amoenum) and Valerian (Valerian officinalis)[J]. J Food Sci, 2014, 51 (5): 845.

[13] Wang J, Zhao J, Liu H, et al. Chemical analysis and biologicalactivity of the essential oils of two valerianaceous species from Chi-na: Nardostachys chinensis and Valeriana officinalis[J]. Mole-cules, 2010, 15 (9): 6411.

薤白

【来源】朝药 (小根蒜)，回药 (乌速胡而的荣)，蒙药 (陶格道苏)，纳西药 (小根蒜)，怒药 (无汝，薤白)，水药 (梭打)，土家药 (野蒜、野韭菜)，瑶药 (四季葱、马尾葱、野藠头)，藏药 (龙郭)。百合科葱属植物小根蒜 *Allium macrostemon* Bge.或 *Allium chinense* G. Don 的干燥鳞茎[1,2]。

【性味与归经】辛、苦，温。归心、肺、胃、大肠经。

【功能与主治】通阳散结，行气导滞。主治胸痹心痛、脘腹痞满胀痛、泻痢后重。

【药理作用】

1. 抗肿瘤作用

（1）薤白单体化合物的抗肿瘤作用

对薤白的抗肿瘤活性部位进行分离，即得到皂苷、拉肖皂苷元及异甘草素，均可对三苯胺 (TPA) 引起 HeLa 细胞磷脂合成增加产生抑制，且皂苷元可于肺二阶段的致癌试验中具有肿瘤抑制作用[3]。薤白皂苷 A 通过诱导 ROS 的产生而抑制大肠癌的生长和诱导细胞凋亡，能显著抑制人结直肠癌细胞在 Caco2 和 SW480 细胞中的生长。薤白皂苷 A 与 SW480 细胞孵育 48h，细胞周期停止，剂量依赖性地诱导 SW480 细胞凋亡，如 Annexin V 阳性染色细胞数量增加、caspase 激活、促凋亡因子 Bcl-2 家族蛋白水平降低。薤白皂苷 A 处理 SW480 细胞后，ROS 的生成增加，用抗氧化剂 N-乙酰半胱氨酸预孵育 SW480 细胞可降低薤白皂苷 A 的 ROS 生成和抗结直肠癌活性。每天腹腔内注射 10mg/kg、50mg/kg、100mg/kg 薤白皂苷 A，持续 35 天，可显著抑制 BALB/c 裸鼠肿瘤发生异种移植模型中的肿瘤形成，降低肿瘤体积和肿瘤重量[4]。

从薤白鳞茎中分离得到两个新的甾体皂苷，其结构经光谱数据鉴定为 26-O-β-D-吡喃葡萄糖基-5α-呋甾-25(27)-烯-3β,12β,22,26-四醇-3-O-β-D-吡喃葡萄糖基(1→2)[β-D-吡喃葡萄糖基(1→3)]-β-D-吡喃葡萄糖基(1→4)-β-D-吡喃半乳糖苷 (1) 和 26-O-β-D-吡喃葡萄糖基-5β-呋甾-20(22),25(27)-二烯-3β,12β,26-三醇-3-O-β-D-吡喃葡萄糖基(1→2)-β-D-吡喃半乳糖苷 (2)。检测了两个化合物对 MCF-7、NCI-H460、SF-268 和 HepG-2 的细胞毒活性。化合物 1 对 SF-268 细胞有特异性细胞毒性，化合物 2 对 NCI-H460 和 SF-268 细胞有特异性细胞毒性[5]。

从薤白鳞茎中分离出四个新的呋甾皂苷，分别命名为薤白苷 O (3)、薤白苷 P (4)、薤白苷 Q (5) 和薤白苷 R (6)，以及五个已知化合物 [薤白苷 G (7)、(25R)-26-O-β-D-吡喃葡萄糖-22-羟基-5β-呋甾烷-3β,26-二醇-3-O-β-D-吡喃葡萄糖(1→2)-β-D-吡喃半乳糖苷 (8)、(25R)-26-O-β-D-吡喃葡萄糖-22-羟基-5β-呋甾烷-3β,26-二羟基-3-O-β-D-吡喃葡萄糖(1→2)-β-D-吡喃半乳糖苷 (9)、薤白苷 J (10)、薤白苷 B (11)]，并研究了这些化合物对实体瘤 HepG-2、MCF-7、NCI-H460、SF-268 和耐药肿瘤 R-HepG-2 的细胞毒活性，发现化合物 3、4、5、7、8 和 9 (注：8 和 9 为同分异构体) 对上述肿瘤细胞具有不同的细胞毒性，有可能成为治疗癌症疾病的潜在先导化合物[6]。

运用网络药理学预测薤白治疗肺癌有效成分的作用靶点及通路，通过 TCMSP 数据库获取薤白有效成分及作用靶点，并运用 Cytoscape 3.7.1 软件构建靶点间相互作用网络并进行关联分析，R×643.5.3 软件及相应脚本筛选出薤白治疗肺癌的有效成分及作用靶点、生物信息学技术富集通路及生物过程。结果显示，预测得到薤白治疗肺癌有效成分 11 个和有效靶点 30 个，并推断其作用机制可能与 AGE-RAGE、PI3K-Akt 等信号通路有关，且 JUN、MAPK1、MAPK3 等靶点基因可能起着关键性的作用[7]。

(2) 薤白总成分的抗肿瘤作用

薤白挥发油可通过诱导人胃癌细胞来杀伤细胞，且该凋亡作用呈剂量依赖性。不同浓度薤白挥发油，均对 SGC-7901 细胞的增殖产生了抑制作用，且该作用呈剂量依赖性，随药物浓度增加细胞的生长抑制率逐渐增高。不同浓度的薤白挥发油，均可诱导胃癌细胞出现凋亡，且药物浓度越高，凋亡的细胞数量越多，不同浓度的薤白挥发油组凋亡率均显著高于对照组。薤白额挥发油组 p53 及 Bcl-2 蛋白的阳性率及对照组相应的阳性率分别为 56.06%±7.31%、51.65%±3.98%、10.23%±5.19% 及 50.24%±2.12%，其中薤白挥发油组的细胞内 p53 蛋白表达水平，显著高于对照组[8]。

2. 对神经系统的作用

薤白水提物是一种较好的抗抑郁药物，其作用机制可能与其对神经发生和脑源性神经营养因子释放的积极作用有关。薤白水提物可明显缩短小鼠强迫游泳和悬尾试验的静止时间 (100mg/kg、200mg/kg)。亚慢性给药薤白水提物 (100mg/kg 或 200mg/kg，持续 14 天) 可增加 5-溴-2-脱氧尿嘧啶结合细胞的数量。薤白水提物给药后 5-溴-2-脱氧尿嘧啶与 NeuN 共定位细胞百分率显著增加 (100mg/kg、200mg/kg)。此外，据报道，与神经发生有关的脑源性神经营养因子表达水平在给予薤白水提物后显著增加[9]。

3. 对心血管系统的作用

（1）保护心肌作用

薤白提取物可以使异丙肾上腺素作用的小鼠常压缺氧存活时间延长，并能对抗垂体后叶素所致的大鼠急性心肌缺血作用，保护缺血再灌注引起的大鼠心肌损伤[10]。

（2）扩血管作用

薤白对离体大鼠肺动脉具有舒张作用，薤白挥发油通过一种内皮依赖的机制，包括 Ca^{2+} 进入、PKA 依赖的 NOS 磷酸化和 NO 信号传导来诱导大鼠肺动脉的舒张，薤白挥发油的血管舒张作用可能通过其活性成分二甲基二硫醚来实现[11]。

薤白可以舒张已被氯化钙、高钾及去甲肾上腺素收缩的兔主动脉，使去甲肾上腺素、氯化钾及氯化钙的量-效曲线发生非平行右移，并降低最大效应，且其扩血管机制可能与阻断钙通道作用有关。薤白提取物

EA 对重酒石酸去甲肾上腺素 NE 引起的依细胞内及细胞外钙的收缩反应，均呈现抑制作用。而维拉帕米（Ver）则只抑制依赖细胞内 Ca^{2+} 的反应，并不影响依赖细胞外 Ca^{2+} 的反应。用 10^{-5}mol/L 的酚妥拉明处理 30min 后，及未用酚妥拉明处理兔主动脉条，对 40mmol/L KCl 所引起的收缩反应大致相同。而在有无酚妥拉明存在的情况下，薤白提取物 EA 对 40mmol/L KCl 收缩的兔主动脉条的松弛作用则无显著差异。用心得安前及给药 10^{-4}mol/L 30min 后，薤白提取物 EA 对重酒石酸去甲肾上腺素 NE10μmol/L 引起收缩的兔主动脉条的松弛作用相同，但异丙肾上腺素 Iso 对肌条的松弛作用则在用心得安后显著降低[12]。

（3）抑制血小板聚集作用

从薤白鳞茎中分离出三种新的呋甾皂苷，具有抗血小板作用。薤白呋甾皂苷-1 对二磷酸腺苷诱导的血小板聚集及 P-选择素和整合素 β-3 的表达有明显的抑制作用。薤白呋甾皂苷-1 还抑制钙动员，并显著降低二磷酸腺苷活化血小板中磷酸化 AKT 的表达。薤白呋甾皂苷-1 对二磷酸腺苷诱导的血小板活化和聚集具有抑制作用[13]。

薤白皂苷对于冠心病寒痰阻滞证患者二磷酸腺苷诱导的血小板聚集有更好的抑制作用，其可能作用于 P2Y1 和 P2Y12，通过降低胞浆内巧离子浓度和升高 CAMP 含量抑制血小板聚集的效果。冠心病寒痰阻滞证薤白皂苷中、高浓度抑制二磷酸腺苷诱导的血小板聚集显著高于生理盐水对照的血小板聚集，4μmol/L 的薤白皂苷显著降低活化血小板 P-选择素的表达率，在 4μmol/L 的薤白皂苷下 GPⅡb-Ⅲa 的表达率低于活化后的表达率，低、中、高浓度的薤白皂苷分别联合 P2Y1、P2Y12 拮抗剂对二磷酸腺苷诱导的血小板聚集率均显著高于二磷酸腺苷诱导的血小板聚集率[14]。

薤白茎中呋甾皂苷可减轻 SD 大鼠心肌细胞损伤程度，抑制二磷酸腺苷诱导的血小板聚集，这是通过抑制血小板 PI3K/Akt 信号通路实现的。薤白呋甾皂苷对二磷酸腺苷诱导的血小板聚集有明显的抑制作用，胃内注射薤白呋甾皂苷也能抑制二磷酸腺苷诱导的大鼠血小板聚集。薤白呋甾皂苷（672mg/kg）组大鼠血清乳酸脱氢酶、肌酸激酶 MB 型和心肌肌钙蛋白 Ⅰ 水平均低于模型对照组。薤白呋甾皂苷抑制固定化纤维蛋白原上血小板的扩张，还抑制二磷酸腺苷诱导的血小板 PI3K 表达和 Akt 磷酸化；薤白呋甾皂苷对 Akt 磷酸化的抑制作用在抑制 PI3K 表达后尤为明显[15]。

薤白皂苷具有抑制冠心病模型大鼠血小板聚集作用，同时能延长大鼠动脉血的凝血酶原时间、凝血酶时间、活化部分凝血活酶时间，降低血浆纤维蛋白原含量。不同剂量 (168mg/kg、337mg/kg、674mg/kg) 的薤白皂苷及阿司匹林均能延长大鼠凝血酶原时间、凝血酶时间、活化部分凝血活酶时间，高剂量的薤白皂苷对大鼠活化部分凝血活酶时间的延迟作用与阿司匹林组差异无统计学意义。中、高剂量薤白皂苷组血小板聚集率低于阿司匹林组。体内试验中，高剂量薤白皂苷组血小板聚集率与阿司匹林组的差异无统计学意义。不同剂量的薤白皂苷及阿司匹林均明显降低大鼠血浆纤维蛋白原水平，高剂量薤白皂苷组大鼠血浆纤维蛋白原水平与阿司匹林组差异无统计学意义[16]。

薤白提取物在体外活性测试中，呈现强烈的血小板聚集抑制活性。对胶原蛋白-肾上腺素混合诱导剂可以引发小鼠体内广泛的血栓形成。胶原蛋白-肾上腺素血栓模型的小鼠有保护作用，表明薤白提取物可在活体中显出抗血栓形成作用[17]。

（4）降血脂作用

薤白提取物都具有较强纠正高脂蛋白血症脂蛋白-胆固醇代谢紊乱及抗脂质过氧化作用，可显著降低高脂血症家兔的血清总胆固醇、低密度脂蛋白及甘油三酯含量，且明显升高高密度脂蛋白含量，亦能显著降低过氧化脂质 LPO，且此作用与药物产地关系不大[18]。血滞通胶囊来源于薤白，通过激活抗胆固醇转运和升高高密度脂蛋白水平来平衡高脂血症所致胆固醇紊乱。血滞通胶囊能改善高脂血症小鼠脂质代谢的不稳定性，诱导抗胆固醇转运活化，进而提升高脂血症小鼠的高密度脂蛋白水平，脂肪酸合成酶、低密度脂蛋白受体水平也明显改善。血滞通胶囊的作用与抗胆固醇转运激活和高密度脂蛋白水平的升高密切相关，其特征是血滞通胶囊诱导 ATP 结合盒转运体成员 1、清道夫受体 B 类 1、酰基辅酶 A (胆固醇酰基转移酶，卵磷脂胆固醇酰基转移酶、载脂蛋白 A I 和载脂蛋白 B) 的保护作用。而血滞通胶囊对高脂饮食激活的 TG 代谢酶表达水平无明显影响[19]。

（5）治疗冠心病

通过系统药理学和分子对接方法，对薤白治疗冠心病的作用机制进行研究。收集薤白的有效化合物，预测这些化合物对冠心病的作用靶点，对这些靶点进行 PPI 网络图的构建、GO 富集分析和 KEGG 通路注释分析，将这些化合物与靶点进行分子对接。结果发现，薤白共收集到 11 个有效化合物，作用于 30 个冠心病相关靶点。PPI 网络图显示 ALB、ACE、REN、MMP9、MAPK1、NOS3、F2、MMP2、SELE、PPARG 为 10 个联系最多的靶点。GO 富集分析显示出 66 个生物过程、22 个分子功能、11 个细胞成分，涉及雌激素反应、凝血、冠脉炎症、RAAS 系统、抗氧化、稳定粥样斑块六个方面。KEGG 通路注释分析显示出 13 条通路，其中 6 条通路与冠心病相关，分别是：**雌激素信号传导通路、PPAR 信号传导通路、补体和凝血级联反应、肾素-血管紧张素系统、HIF-1 信号传导通路和 TNF 信号传导通路**。330 组分子对接结果显示 233 组具有较好的结合活性。薤白治疗冠心病具有多成分、多靶点的特点，可能通过抗凝血、稳斑块、抗氧化、抗炎症、降血脂、抑制 RASS 系统、增加 NO 保护、促进雌激素分泌八个方面发挥治疗冠心病的作用，且雌激素信号传导通路是薤白作用冠心病的最主要通路[20]。

（6）改善心肌缺血再灌注损伤

基于网络药理学方法探讨薤白治疗心肌缺血再灌注损伤的作用机制，在中药系统药理学分析平台上检索和筛选薤白的活性成分、作用靶点，利用 OMIM 数据库和 CTD 数据库搜集疾病靶点，找出薤白作用靶点和疾病靶点共有交集靶点，分子对接软件 SYBYL 验证薤白活性成分与交集靶点结合活性，然后利用 String 数据库和 Cytoscape 软件绘制靶点蛋白互作网络，利用 DAVID 数据库对靶点进行信号通路富集分析，利用 Cytoscape 软件构建薤白活性成分-靶点-信号通路网络。结果显示，筛选获得薤白活性成分 10 个治疗疾病作用靶点 19 个。蛋白互作分析结果显示，17 个靶点蛋白存在相互作用关系，IL-6、TNF、NOS3、CCL2、VEGFA、SOD1、CAT 与 10 个及以上蛋白存在互作关系。信号通路富集结果显示，上述靶点主要与流体剪切应力与动脉粥样硬化、过氧化物酶体、HIF-1 信号通路、松弛素信号通路、细胞因子-细胞因子-受体相互作用、IL-17信号通路以及肿瘤坏死因子信号通路等23条信号通路有关。薤白通过多成分、多靶点、多途径治疗心肌缺血再灌注损伤，其作用机制主要通过调控流体剪切应力、氧化应激及炎性反应来发挥作用[21]。

4. 对消化系统的作用

薤白水提物能明显降低小鼠肝微粒体内细胞色素P450的含量，对肝药酶有抑制作用。与生理盐水组相比，薤白水提物5g/kg组的细胞色素P450含量有所减少但不明显，薤白水提物10g/kg组的细胞色素P450含量明显减少，西咪替丁组的细胞色素P450含量明显减少，苯巴比妥钠组的细胞色素P450含量则明显增加[22]。

5. 对呼吸系统的作用

薤白提取物皂苷类成分，具有平喘作用。给药浓度为低剂量（生药0.125g/mL）时，皂苷部位组呈现明显的舒张组胺致痉的离体豚鼠气管平滑肌作用，舒张率达115.38%±6.57%，而其他部位则无明显作用。当给药浓度为高剂量（生药 0.25g/mL），皂苷部位呈现非常显著的舒张组胺致痉的离体豚鼠气管平滑肌作用，舒张率达到 178.76%±11.07%，与阳性药相比无显著性差异。皂苷元部位及总提物呈现一定舒张作用，而其他部位则无明显作用；作用强度随给药剂量的增大而增强，呈一定剂量依赖性。表明皂苷部位是薤白平喘作用的有效部位[23]。

6. 对内分泌系统的作用

从薤白鳞茎中分离的薤白皂苷A具有抗糖尿病活性和调节糖代谢，并可显著促进3T3-L1脂肪细胞内脂蛋白的合成和分泌，并呈剂量和时间依赖性增加。此外，由内脂素启动子驱动的荧光素酶在细胞中的表达被薤白皂苷A提高，而SB-203580是p38 mapk通路的特异性抑制剂。薤白皂苷A不影响PPARgamma的表达及其与visfatin启动子的DNA结合能力。薤白皂苷A可显著刺激3T3-L1脂肪细胞内脂蛋白的表达，该表达发生在转录水平，至少部分通过p38 mapk信号通路介导，薤白皂苷 A 对脂肪细胞内脂蛋白的调节是其改善胰岛素抵抗和糖尿病的重要原因[24]。

7. 对免疫系统的作用

薤白能促进单核巨噬细胞的吞噬功能，与提高机体特异性免疫功能。采用碳粒廓清法，对淋巴细胞介导红细胞溶血的分光光度法进行探讨，结果表明薤白能增加脾脏、胸腺的重量，增加碳粒廓清指数 K 及吞噬指数 α，还能增加 QHS 值[25]。

8. 抗病原微生物作用

薤白皂苷对细菌的抑制效果较好，其次是酿酒酵母和霉菌。其中，对大肠杆菌、枯草芽孢杆菌的 MIC 为 18.8mg/mL，对金黄色葡萄球菌的 MIC 为 37.5mg/mL；对酿酒酵母的 MIC 为 37.5mg/mL；对黑曲霉、橘青霉的 MIC 为 37.5mg/mL。研究结果表明薤白皂苷浓度在 18.8mg/mL 以上时，对常见的细菌、霉菌和酿酒酵母均具有明显的抑制效果，其抑菌效果大小顺序为：大肠杆菌、金黄色葡萄球菌、枯草芽孢杆菌、酿酒酵母、黑曲霉和橘青霉[26]。

薤白水浸提液具有抗细菌作用，在空白对照排除感染情况下，测定薤白浸提液六个浓度及一个参比对照，分别测定光密度值且取平均值。薤白纯水浸提液对 5mL 培养液六种供试菌株，皆呈现出较强抑制作用，而其强弱则明显存在菌间差异。强者的抑菌率可达到 100%，但对沙门氏菌的抑制能力最弱。随浸提液稀释倍数的增大其抑菌力则减弱，8 倍、16 倍、32 倍的稀释液则分别失去对绿脓杆菌、蜡状芽孢杆菌、大肠杆菌及沙门氏菌的抑制能力，而 32 倍稀释度对枯草芽孢杆菌及金黄色葡萄球菌仍具相对较强的抑制能力。不论哪个温度取 20ml 的浸提液原液，并分别置室温、60℃、80℃、100℃的恒温水浴中加热 20min，过滤后取其滤液，同上述方法配制成四个系列培养液及空白对照与参比对照液，且每一系列三个重复。结果显示，(室温、60℃、80℃、100℃) 处理浸提液，其对枯草芽孢杆菌、蜡状芽孢杆菌及金黄色葡萄球的抑菌率皆达到或接近 100%。而对大肠杆菌、沙门氏菌及绿脓杆菌的抑菌率则分别在 95%、

46%～53%及 61%～66%之间。测定经四种温度处理的抑菌圈大小，直观表明薤白的浸提液经不同温度处理后，不影响其抑菌性，进一步表明薤白提取物中抑菌因子的稳定性较好。而从抑菌圈的大小可以得出，薤白浸提液抑菌因子对 6 种供试菌株的抑制能力，依次为金黄色葡萄球<枯草芽孢杆菌<蜡状芽孢杆菌<大肠杆菌<绿脓杆菌<沙门氏菌[27]。

9. 抗炎作用

薤白皂苷能抑制 ADP 诱导血小板源性细胞外囊泡炎症反应，并通过血小板源性细胞外囊泡抑制内皮细胞的炎症反应，其机制可能与 CD40L/JNK/P38/NF-κB 炎症相关信号通路有关。与模型组比较，薤白皂苷能下调血小板源性细胞外囊泡及内皮细胞中 CD40L、VCAM-1、ICAM-1 及 p-JNK、p-P38、p-NF-κB 等表达，上调 IκB-α 表达[28]。

10. 抗氧化作用

薤白乙醚提取物及其原汁具有清除·OH 自由基的作用。薤白原汁、乙醚提取物、水提取物及挥发油 (后三种提取物每毫升皆相当于原药 0.50g) 皆对·OH 具有不同程度的清除作用，且清除作用与浓度之间存在正比关系。薤白原汁、乙醚提取物、水提取物及挥发油的 IC_{50} 分别为 2.3mg/mL、8.1mg/mL、87mg/mL、54.3mg/mL，薤白原汁、乙醚提取物具有显著的使 DNA 发光减弱、发光峰延迟等作用，对 DNA 发光强度的抑制率与药物浓度呈正比关系。提示二者具有明显的抗氧化性能和对 DNA 的保护作用[29]。

薤
白

233

参考文献

[1] 国家药典委员会. 中国药典, 一部[M]. 北京: 中国医药科技出版社, 2020: 397.

[2] 贾敏如, 张艺. 中国民族药辞典[M]. 北京: 中国医药科技出版社, 2016: 36.

[3] Baba M, Ohmura M, Kish N, et al. Saponins isolated from Allium chinese G. Don and antitumor-promoting activities of isoliquiritigenin and laxogenin from the same drug[J]. Biol Pharm Bull, 2000, 23 (5): 660-662.

[4] Wang Y, Tang Q, Jiang S, et al. Anti-colorectal cancer activity of macrostemonoside A mediated by reactive oxygen species[J]. Biochem Biophys Res Commun, 2013, 441 (4): 825-830.

[5] Chen HF, Wang GH, Luo Q, et al. Two new steroidal saponins from Allium macrostemon bunge and their cytotoxity on different cancer cell lines[J]. Molecules, 2009, 14 (6): 2246-2253.

[6] Chen HF, Wang GH, Wang NL, et al. New furostanol saponins from the bulbs of Allium macrostemon Bunge and their cytotoxic activity[J]. Pharmazie, 2007, 62 (7): 544-548.

[7] 卢可, 方刚. 基于网络药理学探讨薤白治疗肺癌的作用机制[J]. 湖南中医杂志, 2020, 36 (6): 142-147, 158.

[8] 吴志民, 张岂凡, 薛英威, 等. 薤白挥发油诱导人胃癌细胞的凋亡[J]. 中国临床康复, 2006, 10 (19): 115-117.

[9] Lee S, Kim DH, Lee CH, et al. Antidepressant-like activity of the aqueous extract of Allium macrostemon in mice[J]. J Ethnopharmacol, 2010, 131 (2): 386-395.

[10] 吴波, 陈思维, 曹虹, 等. 薤白提取物对心肌缺氧缺血及缺血再灌注心肌损伤的保护作用[J]. 沈阳药科大学学报, 2001, 18 (2): 131-133.

[11] Han C, Qi J, Gao S, et al. Vasodilation effect of volatile oil from Allium macrostemon Bunge are mediated by PKA/NO pathway and its constituent dimethyl disulfide in isolated rat pulmonary arterials[J]. Fitoterapia, 2017, 120: 52-57.

[12] 吴波, 曹红, 陈思维, 等. 薤白提取物对兔离体主动脉条的作用[J]. 沈阳药科大学学报, 2000, 17 (6): 447-449.

[13] Ou WC, Chen HF, Zhong Y, et al. Inhibition of platelet activation and aggregation by furostanol saponins isolated from the bulbs of Allium macrostemon Bunge[J]. Am J Med Sci, 2012, 344 (4): 261-267.

[14] 邓可, 封慧, 王志鹏, 等. 薤白皂苷对冠心病寒痰阻滞证患者血小板聚集率的影响及机制研究[J]. 中国中医基础医学杂志, 2019, 25 (6): 783-786.

[15] Feng H, Wang Z, Wang C, et al. Effect of Furostanol Saponins from Allium Macrostemon Bunge Bulbs on Platelet Aggregation Rate and PI3K/Akt Pathway in the Rat Model of Coronary Heart Disease[J]. Evid Based Complement Alternat Med, 2019, 2019: 9107847.

[16] 刘泽君, 王志鹏, 王长松, 等. 薤白皂苷对冠心病大鼠血小板聚集及凝血功能的影响[J]. 现代医学, 2019, 47 (4): 381-384.

[17] 谢辉, 许惠琴, 李虹. 薤白提取物对小鼠凝血时间及体内血栓形成的影响[J]. 时珍国医国药, 2004, 15 (12): 811-812.

[18] 孙文娟, 赵珉, 刘洁, 等. 保定、亳州、定州 3 产地长梗薤白提取物对实验性高脂血症家兔的脂质调节作用[J]. 中风与神经疾病杂志, 2002, 19 (5): 284-285.

[19] Meng XB, Zhu T, Yang DH, et al. Xuezhitong capsule, an extract of Allium macrostemon Bunge, exhibits reverse cholesterol transport and accompanies high-density lipoprotein levels to protect against hyperlipidemia in ApoE-/-mice[J]. Ann Transl Med, 2019, 7 (11): 239.

[20] 赵阳, 郑景辉, 徐文华, 等. 基于系统药理学和分子对接研究薤白治疗冠心病的作用机制[J]. 中华中医药学刊, 2020, 38 (1): 105-109, 272-274.

[21] 李尧锋, 杨欣, 朱璨, 等. 基于网络药理学和分子对接分析薤白治疗心肌缺血再灌注损伤的作用机制[J]. 中国医院药学杂志, 2020, 40 (8): 885-891.

[22] 韦锦斌, 臧林泉, 宁宗, 等. 薤白水提物对小鼠肝微粒体 Cyt-P450 的影响[J]. 蛇志, 2006, 18 (3): 187-189.

[23] 谭中英, 张锦红, 刘瑀曦, 等. 薤白平喘作用有效部位的筛选研究[J]. 中国现代中药, 2011, 13 (8): 40-41, 47.

[24] Zhou H, Yang X, Wang NL, et al. Macrostemonoside A promotes visfatin expression in 3T3-L1 cells[J]. Biol Pharm Bull, 2007, 30 (2): 279-283.

[25] 万京华, 章晓联, 辛善禄. 薤白对小鼠免疫功能的影响[J]. 承德医学院学报, 2005, 22 (3): 188-190.

[26] 关峰, 石博, 张景云, 等. 响应面优化薤白皂苷提取工艺及抑菌活性的研究[J]. 江西农业大学学报, 2019, 41 (2): 372-379.

[27] 陈锡雄. 薤白抑菌作用的初步研究[J]. 杭州师范大学学报 (自然科学版), 2004, 3 (4): 337-340.

[28] 凌丝丝, 曾艳, 李仕正, 等. 薤白皂苷对 ADP 诱导血小板源性细胞外囊泡炎症反应的影响[J]. 中药材, 2019, 42 (9): 2157-2162.

[29] 丁丰, 焦淑萍, 方良. 薤白提取物清除羟自由基及抗 DNA 损伤作用的实验研究[J]. 中药材, 2005, 28 (7): 592-593.

【来源】布依药 (那儒打), 朝药 (耶母诅), 傣药 (麻坐牛、哈累牛、坐中), 侗药 (薏米、候报罢、美助), 独龙药 (薏苡), 仡佬药 (比比所、尼忙早、讷嫂黔), 哈尼药 (麻波吗果由、能罕尼求、打碗子根), 基诺药 (勒生), 景颇药 (水足板、水足本), 傈僳药 (生神马丙邱、西那比), 黎药 (意算南、薏米、川谷), 毛南药 (乌拉给、猴刚野), 蒙药 (图布德-陶布其), 苗药 (真豆、尿珠子、姜豆嘎), 怒药 (薏苡), 水药 (女白, 川谷米, 拟白), 土家药 (一丝布利卡几那、五谷子、尿珠子), 佤药 (绿谷根、西蒿、更亚西考川谷), 瑶药 (六谷、野六谷、黑罗锅), 彝药 (迷黑蛆诺赋), 藏药 (普卓孜哇), 壮药 (吼茸、珍珠米、落累)。禾本科薏苡属植物薏苡 *Coix lacryma-jobi* var. mayuen (Roman.) Stapf 的干燥成熟种仁[1,2]。

【性味与归经】甘、淡, 凉。归脾、肺、肾经。

【功能与主治】利水渗湿, 健脾止泻, 除痹, 排脓, 解毒散结。主治水肿、脚气、小便不利、脾虚泄泻、湿痹拘挛、肺痈、肠痈、赘疣、癌肿。

【药理作用】

1. 抗肿瘤作用

(1) 薏苡仁单体化合物的抗肿瘤作用

薏苡仁脂可逆转乳腺癌细胞耐药, 通过建立稳定过表达荧光素酶的人乳腺癌耐药细胞株 MCF-7/DOX^{Fluc}, 应用生物发光成像技术, 实时监测细胞内 ATP 结合盒转运蛋白底物 D-荧光素钾的外排动力学过程, 检测薏苡仁脂干预前后 D-荧光素钾的胞内动力学变化。结果表明, 与空白组相比, 薏苡仁脂明显减少 MCF-7/DOX^{Fluc} 对 D-荧光素钾的外排, 增加胞内累积量。采用实时定量基因扩增荧光检测系统和蛋白免疫印迹技术，研究薏苡仁脂干预后 MCF-7/DOX^{Fluc} 中 ABC 转运子的基因及蛋白表达的变化。结果显示薏苡仁脂处理后可下调 MCF-7/DOX^{Fluc} 细胞中 P-gp、MRP、BCRP 等耐药基因和蛋白的表达。将薏苡仁脂联合多柔比星对薏苡仁脂逆转乳腺癌耐药效果进行体外评价，结果证明薏苡仁脂可增强多柔比星抑制 MCF-7/DOX 细胞增殖的作用，其最佳联合比例为薏苡仁脂：多柔比星=25：1。薏苡仁脂可以通过抑制 ABC 转运蛋白的外排功能和下调 ABC 转运蛋白在肿瘤细胞表达水平，双管齐下逆转化疗药物多柔比星的肿瘤多药耐药[3]。

薏苡仁脂诱导人宫颈癌 HeLa 细胞凋亡与 Fas 基因与 FasL 基因表达有关，薏苡仁酯对人宫颈癌 HeLa 细胞的生长有明显的抑制作用，并诱导肿瘤细胞发生凋亡，凋亡细胞表现为细胞固缩，核染色质碎裂，DNA 凝胶电泳显示清晰的 DNA 梯形条带，FACS 检测到凋亡率最高为 13%。AnnexinV 标记的方法检测凋亡时发现，坏死与凋亡共存，在薏苡仁脂诱导人宫颈癌 HeLa 细胞凋亡过程中，凋亡相关基因 Fas 转录水平比用药前增强，而 FasL 转录水平减低[4]。

薏苡仁脂可抑制同源不同辐射抗性鼻咽癌细胞的增殖及诱导其凋亡，其作用机制与凋亡调节基因的表达变化有关。CCK-8 法显示薏苡仁脂呈剂量-时间依赖性的抑制 CNE-2R 细胞，24h、48h、72h 的 IC_{50} 分别为 273.20g/L、10.88g/L、4.55g/L，亦可抑制 CNE-2 细胞，24h、48h、72h 的 IC_{50} 分别为 256.60g/L、5.44g/L、2.43g/L。DAPI 染色显示薏苡仁脂组细胞中观察到染色质浓缩、边集和分割成块状。与对照组相比，流式细胞术显示薏苡仁酯作用于 CNE-2R (4.51±0.09 vs 11.68±3.54) 和 CNE-2 (5.27±0.14 vs 15.68±2.76) 细胞凋亡率均明显增加。Western blot 法显示，薏苡仁脂组 Bax、caspase-9、cleaved-caspase-3、cleaved-PARP 蛋白表达量较对照组均显著增加，Bcl-2 蛋白表达量显著降低，Bcl-2/Bax 比值降低[5]。薏苡仁脂选择性地抑制人鼻咽癌细胞 CNE-2Z 的生长，其机理可能与肿瘤细胞增殖能力减弱有关。薏苡仁脂对 CNE-2Z 的生长呈剂量依赖性抑制，时效曲线显示，加药 12h 即见效，且随时间的延长而增强，但 36h 后抑制作用不再加强。薏苡仁脂还能使 CNE-2Z 的倍增时间延长 40%，对正常骨髓造血细胞未见毒性作用[6]。薏苡仁脂能抑制人鼻咽癌细胞裸鼠移植瘤的生长，其机理与直接作用及提高免疫力密切相关，薏苡仁脂以量效方式抑制移植瘤生长，薏苡仁脂对骨髓造血细胞无毒性，相反，能促进荷瘤小鼠 NK 细胞活性的恢复[7]。薏苡仁脂对人鼻咽癌细胞裸鼠移植瘤具有放射增敏作用，薏苡仁酯以量效方式提高移植瘤的放射敏感性，与对照组比较，肿瘤生长缓慢，放射损伤修复时间延长，放射增敏率 7.19%～26.28%[8]。

薏苡仁是具有抑制黑素生成活性的重要植物化学物质的丰富来源，从薏苡仁分离得到的化合物薏苡醇和 2-*O*-*β*-glucopyranosyl-7-methoxy-2*H*-1,4-benzoxazin-3(4*H*)-one 具有较强的黑素生成抑制活性，且无明显的黑素细胞毒性[9]。

(2) 薏苡仁油的抗肿瘤作用

薏苡仁油是薏苡仁抗肿瘤的有效成分，其商业化制剂为康莱特注射液，其作用机制主要涉及抑制肿瘤细胞的分裂增殖，诱导肿瘤细胞的凋亡，抑制肿瘤细胞的迁移，抑制肿瘤血管的形成，逆转耐药性，调节机体免疫系统功能等[10]。

薏苡仁油注射液在体外对肝癌细胞具有良好的抗肿瘤活性，其作用机制可能与其诱导的细胞周期阻滞、细胞凋亡、抑癌基因的上调、癌基因的下调有关。经薏苡仁油注射液作用后的人肝癌细胞生长、迁移及侵袭功能被抑制，流式细胞术检测发现薏苡仁油注射液处理的肝癌细胞阻滞于 G_2/M 期，细胞晚期凋亡较明显，薏苡仁油注射液上调了 cyclin B1 的表达，下调了 cyclin D1、cyclin E 的表达[11]。薏苡仁注射液可通过调节 caspase-8 的表达，诱导肝细胞癌细胞株 HepG-2 细胞凋亡。薏苡仁注射液诱导 HepG-2 细胞凋亡呈浓度依赖性和时间依赖性，caspase-8 的表达增强并延长，但对 Bcl-2 的表达无明显影响[12]。

薏苡仁油能够显著抑制胃癌 SGC-7901 细胞的增殖、迁移与侵袭，通过下调 PRMT5-PI3K/AKT 信号通路，阻断下游多种抗凋亡分子的活化，诱导细胞凋亡、抑制胃癌 SGC-7901 细胞的侵袭与转移。MTT 结果显示，2mg/mL、4mg/mL 的薏苡仁油能显著抑制 SGC-7901 细胞的增殖，2mg/mL 薏苡仁油抑制率达 30.02%±1.56%，与空白对照组相比差异极显著。流式细胞实验结果表明，2mg/mL、4mg/mL 的薏苡仁油细胞凋亡率分别为 16.25%±2.54%、12.6%±1.12%，与空白对照组 (2%±1.22%) 相比差异极显著。细胞划痕实验结果表明，2mg/mL、4mg/mL 的薏苡仁油处理过的 SGC-7901 细胞迁移缓慢，与空白对照组间距对比差异极显著。侵袭实验结果表明，2mg/mL、4mg/mL 的薏苡仁油可显著抑制细胞的侵袭，细胞侵袭数分别是 (134±2.86)、(167±0.99)个，与对照组的 (268±2.05)个相比，差异极显著，8mg/mL 组的迁移数为 (203±2.97)个，与对照组对比差异显著。Western blot 结果显示，不同浓度的薏苡仁油能够显著下调 SGC-7901 细胞中 PRMT5、PI3K 和 AKT 的表达[13]。薏苡仁油注射液显著降低了胃癌细胞的耐药性，通过抑制 PVT1 的表达，降低多药耐药相关分子 MDR1 和 MRP1 的表达，从而降低胃癌细胞耐药性。利用不同浓度 (1μL/mL、2.5μL/mL、5μL/mL) 薏苡仁油注射液处理胃癌耐药株细胞 BGC823/DDP 和 SGC-7901/DDP，同一时间点，随着薏苡仁油注射液浓度的增加，细胞活力显著降低，而其凋亡率显著升高，同一浓度的薏苡仁油注射液，随着处理时间 (24h、36h、48h) 的增加，细胞活力显著下降，而其凋亡率显著升高。无论处理时间是 24h 还是 48h，MDR1 和 MRP1 的表达都随着处理浓度的增加而显著降低，呈剂量依赖性。薏苡仁油注射液处理胃癌耐药细胞株促进了细胞的凋亡而抑制了其活性，同时降低了 MDR1 和 MRP1 的表达，说明薏苡仁油注射液处理显著降低了胃癌细胞对顺铂的耐药性。不同浓度薏苡仁油注射液处理胃癌耐药细胞 BGC823/DDP 和 SGC-7901/DDP 后，PVT1 的表达随着薏苡仁油注射液浓度的增加而显著降低，PVT1 高表达慢病毒转染胃癌耐药细胞 BGC823/DDP 和 SGC-7901/DDP，并用薏苡仁油注射液处理后，显著抑制了细胞的凋亡率，同时显著上调了 MDR1 和 MRP1 的表达[14]。

薏苡仁油能影响人原位胰腺癌 BxPC-3 细胞生长周期，导致细胞周期阻滞，下调 VEGF 和 bFGF 的表达水平。薏苡仁油 (2mg/mL) 作用于 BxPC-3 细胞后，瑞氏染色可见细胞出现典型的凋亡小体，Hoechst33258 荧光染色可见 BxPC-3 细胞出现特征性凋亡变化，琼脂糖电泳观察到明显的细胞凋亡特征性 DNA 梯形条带，细胞周期阻滞在 G_0/G_1 期，细胞上清液中 VEGF、bFGF 的表达水平明显下调[15]。薏苡仁油具有抗人胰腺癌 BxPC-3 细胞增殖作用，可短暂性上调 BxPC-3 细胞 IL-18 的表达。

体外培养的 BxPC-3 细胞经薏苡仁油作用后，增殖受到明显抑制，作用具有浓度依赖性，加药组中以 20mL/L 薏苡仁油剂量组的作用最佳，有效作用最佳时间段在 36h 左右，薏苡仁油加药组对 IL-18 的蛋白表达水平显著高于空白对照组，表达水平具有浓度依赖性，48h 达到最高峰值后随即下降[16]。

炒薏苡仁油具有抗乳腺癌作用，其机制可能是促进细胞内 ROS 及其相关氧化应激指标释放，下调 Bcl-2 和上调 Bax 的表达。炒薏苡仁油处理人乳腺癌细胞 MCF-7 和 ZR-75-1 48h 后，MCF-7 和 ZR-75-1 细胞活力显著下降，细胞凋亡率随着给药浓度的升高呈降低趋势。RT-PCR 结果显示 *CDK4*、*cyclin A*、*cyclin E*、*Bcl-2* 表达显著下调，*Bax* 表达显著上调，Western blot 结果显示 Bcl-2 表达显著下调，Bax 表达显著上调，细胞内 ROS 及其相关氧化应激指标 SOD、GPX、CAT 含量显著增加，且各指标值大小具有浓度依赖性[17]。

薏苡仁油对人前列腺癌 PC-3 细胞的荷瘤裸鼠模型有明显的抑瘤作用，该作用可能与下调 *FAS* mRNA 的表达和降低脂肪酸合成酶的活性有关。薏苡仁油 6mL/kg 组抑瘤率为 43.9%，肿瘤组织中脂肪酸合成酶活性与模型组比较下降 44.7%，薏苡仁油 20μL/mL 水平上的 *FAS* mRNA 表达明显下降[18]。单用薏苡仁油软胶囊三个剂量组对移植于裸鼠的人体前列腺肿瘤有一定抑制作用，合并泰素明显具有相加作用。单用薏苡仁油软胶囊三个剂量组对移植于裸鼠的人体前列腺肿瘤 PC-3M 抑瘤率分别为 44.5%、40.52%、28.44%，合并泰素抑瘤率分别为 58.18%、59.36%、54.92%[19]。

薏苡仁油可抑制喉癌细胞株 Hep-2 的侵袭和迁移能力，薏苡仁油抑制喉癌细胞株 Hep-2 的增殖，其抑制效应呈剂量-时间依赖性，薏苡仁油对喉癌细胞株 Hep-2 的 IC_{50} 为 165.2～650.2μmol/L，经薏苡仁油作用后 Hep-2 细胞的侵袭和迁移能力降低，100μmol/L、200μmol/L 薏苡仁油作用后，与对照组相比，Vimentin、Slug、pERK1/2 的表达下调，E-cad 的表达升高，ERK1/2 的表达不变[20]。

薏苡仁油注射液在体外及体内对人肺腺癌均有良好的抗肿瘤活性。薏苡仁油注射液与低剂量顺铂合用，体内抗肿瘤作用增强。体外试验显示，经薏苡仁油注射液作用后，A549 细胞的增殖、迁移和侵袭均受到明显抑制。薏苡仁油注射液高、中和低剂量静脉给药，对人肺腺癌 A549裸鼠异种移植模型的肿瘤相对增殖率分别为 34.52%、36.67%、42.47%，高、中和低剂量薏苡仁油注射液合并低剂量顺铂的肿瘤相对增殖率分别为 26.75%、22.48%及 29.82%[21]。以薏苡仁油为载体制备了具有抗肿瘤活性的微乳，与含有三萜和薏苡仁油的悬浮制剂作为阳性对照相比，薏苡仁油微乳对人肺癌 A549 细胞和小鼠 Lewis 肺癌细胞具有更大的抗增殖作用，薏苡仁油微乳的半数最大抑制浓度约为 0.62mg/mL，比相应的悬浮制剂提高了 2.5 倍，但对 A549 细胞和 Lewis 细胞未观察到明显的细胞毒性。在体内，经胃给药后，薏苡仁油微乳在 Lewis 肺癌异种移植模型中显示出显著增强的抗肿瘤效果，与环磷酰胺相比，薏苡仁油微乳具有相似的抗肿瘤活性，但总体毒性较小[22]。

薏苡仁注射液对小鼠移植性S180肉瘤血管形成均有明显抑制作用，降低 VEGF、bFGF 的表达可能是其抑制肿瘤血管形成的主要机制之一。薏苡仁注射液具有明显的抑制 S180 肉瘤生长作用，给药组的 S180 瘤体内微血管密度均明显低于对照组，免疫组化显示薏苡仁大、中剂量组均可下调 S180 瘤体内 VEGF、bFGF 的表达[23]。薏苡仁油对 S180 肉瘤及HAC 肝癌有明显的抑瘤效应，其机制与调节机体的免疫功能，提高机体的免疫监视作用有关。薏苡仁油 5.4g/kg 剂量组对小鼠移植性 S180 肉瘤抑制率两次达到 30%以上，1.8g/kg、5.4g/kg 剂量组对小鼠移植性 HAC肝癌抑制率两次均达到 30%以上，薏苡仁油 1.8g/kg 组可显著增加小鼠腹腔巨噬细胞吞噬鸡红细胞的吞噬率，5.4g/kg 组对小鼠 NK 细胞活性也有明显增强作用[24]。

薏苡仁油能显著改善肥胖微环境的促肺癌作用，其作用机制是改善肥胖微环境造成的能量失衡、代谢功能紊乱和肿瘤间质液增多。体外试验结果显示，薏苡仁油能显著抑制小鼠胚胎成纤维 3T3-L1 细胞的增殖，但对人脐静脉内皮细胞和小鼠肺癌 LLC 细胞增殖抑制作用不明显，对LLC 细胞的迁移能力无明显作用，能减弱人脐静脉内皮细胞通透性，促进 3T3-L1 细胞的凋亡和分化。体内试验结果显示，与 SRC 饮食小鼠相较，HFD 饮食的 C57BL/6J 小鼠表现为超重、KKay 小鼠表现为肥胖，两个品系的 HFD 饮食小鼠均表现出体重增长过快，自主活动量降低，乌拉坦诱导的肺癌和 LLC 细胞原位移植肺癌发病率升高、肿瘤结节数增多，LLC 细胞同种异体移植肿瘤增大、肺部转移灶增多，肺组织病理结构出现异常、小鼠生存期缩短、死亡率升高。长期使用薏苡仁油治疗使两个品系的 HFD 饮食小鼠均表现出体重降低，自主活动量增加，乌拉坦诱导的肺癌和 LLC 细胞原位移植肺癌发生率降低、肿瘤结节数减少，LLC 细胞同种异体移植肿瘤减小、肺部转移灶减少，肺组织病理结构异常改善。薏苡仁油作用机制研究表明，HFD 饮食使两个品系的乌拉坦诱导肺癌模型小鼠的葡萄糖和胰岛素耐量升高，血清胰岛素、胆固醇、瘦素、脂联素、IL-6、hs-CRP、TNF-α 水平升高，氧化应激标志物 ROS、8-OHdG 水平升高，血管破裂标志物 5-HIAA 含量增加，肺上皮细胞通透性和肺水含量增加，JAK、STAT3、Akt、mTOR、NF-κB 和 cyclin D1 等相关细胞信号分子表达升高，这些改变促进了癌变过程中肺上皮细胞增殖和上皮间质转化过程。长期使用薏苡仁油治疗使两个品系的 HFD 饮食小鼠肥胖相关的能量失衡和代谢紊乱得到改善、上述有利于肿瘤发展的组织细胞生理改变被抑制，癌变过程中肺上皮细胞增殖和上皮间质转化过程被阻止，最终荷瘤小鼠生存期延长、死亡率降低[25]。

薏苡仁糠油亦具有抗肿瘤作用，薏苡仁糠油对 A549 和 RD 肿瘤细胞的增殖具有显著的抑制作用，能够显著的增加肿瘤细胞的凋亡早期和凋亡晚期的比率，并且可以显著上调细胞中 IL-10、IFN-β 和 Atg5 免疫因子的表达，从而减轻炎症反应的程度。在抗肿瘤和促进细胞免疫因子表达的效果上，同三种抗肿瘤药物 (康莱特、多西他赛和紫杉醇) 无明显差异。转录组学的结果表明，薏苡仁糠油处理 RD 肿瘤后，显著差异表达基因的总数为 4090 个，通过 GO 富集和 KEGG 富集表明差异表达基因富集上多个与肿瘤密切相关的生物学进程和信号通路，如细胞循环、DNA 复制、碳代谢等信号通路[26]。

薏苡仁多糖、薏苡仁水煎液和薏苡仁挥发油均具有良好的抗肿瘤作用。薏苡仁及其拆分组分对免疫器官都有一定的保护作用，随着作用时间的延长，薏苡仁多糖，薏苡仁水煎液及薏苡仁挥发油能明显抑制 A549 和 MCF 细胞的增殖[27]。

薏苡仁油注射液通过抑制 NF-κB 抑制 TNF-α 介导的大肠癌细胞系上皮间质转化，TNF-α 介导的 NF-κB 的激活，引起上皮-间充质转换相关蛋白表达的改变，并增加迁移和侵袭。薏苡仁油注射液与 TNF-α 联合使用时，这些作用被抑制。在 CT26 皮下肿瘤模型中，TNF-α 增强了细胞的致瘤能力，薏苡仁油注射液对此也有抑制作用。在注射前用 TNF-α 预处理细胞时，薏苡仁油注射液单独治疗几乎没有抑制上皮-间充质转化介导的肿瘤生长[28]。薏苡仁油注射液预处理可提高紫杉醇对大肠癌的治疗作用，在 Balb/c 小鼠模型中，薏苡仁油注射液联合紫杉醇也导致肿瘤体积最小。薏苡仁油注射液抑制核因子 NF-κB 的表达，上调连接蛋白 43 的表达，这两种作用均能使癌细胞对紫杉醇敏感。薏苡仁油注射液还增加了紫杉醇引起的多种细胞变异，包括微管蛋白聚合、caspase-3 断裂、survivin 和 cyclin B1 的上调表达[29]。

（3）薏苡仁提取物的抗肿瘤作用

薏苡仁提取液可诱导人胰腺癌细胞凋亡，其作用呈剂量和时间依赖性，线粒体可能在早期细胞凋亡中起重要作用。经 10μL/mL、20μL/mL 薏苡仁提取液作用 72h 后，PaTu-8988 细胞的增殖能力明显下降，其作用呈剂量依赖性，光镜观察显示凋亡细胞变圆、体积缩小，Hoechst33258 荧光强染，TUNEL 标记阳性，20μL/mL 薏苡仁提取液作用 24h、48h、72h 后，流式细胞仪 DNA 直方图上出现亚二倍体凋亡峰，细胞凋亡率呈时间依赖性，分别为 $7.1\% \pm 0.6\%$、$11.3\% \pm 0.3\%$ 和 $15.1\% \pm 2.9\%$，显著高于对照组的 $2.4\% \pm 1.1\%$，透射电镜观察显示，凋亡早期主要是线粒体结构的改变，后期则出现典型的凋亡征象，如核固缩、染色质凝集靠近核膜和凋亡小体形成[30]。

薏苡仁提取物通过抑制 ERK1/2 和 AKT 途径抑制缺氧条件下结肠癌细胞的迁移、侵袭、黏附和人脐静脉内皮细胞的血管形成。与缺氧对照组相比，薏苡仁提取物可使去铁胺诱导的结肠癌细胞迁移减少 87%，阻断结肠癌细胞迁移 80%。薏苡仁提取物可使缺氧诱导的结肠癌细胞侵袭性降低 54%，并通过 ERK1/2 和 AKT 途径的失活而抑制 50%。从薏苡仁提取物处理的 HCT116 细胞收集的条件培养液抑制人脐静脉内皮细胞的血管形成 91%[31]。用超临界二氧化碳流体技术制备的薏苡仁半纯化提取物脂质体对人结肠癌HT29异种移植小鼠具有体内抗肿瘤活性。薏苡仁半纯化提取物脂质体处理的异种移植小鼠的相对肿瘤体积显示出明显的相对肿瘤体积减小，薏苡仁半纯化提取物、薏苡仁半纯化提取物脂质体、5-氟尿嘧啶对小鼠移植瘤细胞具有凋亡作用，所有处理的异种移植小鼠均未出现中毒症状和体征、内脏组织病理学和血液化学异常[32]。同样以超临界二氧化碳流体技术，在超声和非超声作用下制备了含薏苡仁提取物脂质体 S1L～S5L，S5L 对结肠癌细胞 HT-29 具有较强的抗增殖活性，IC_{50} 值为 $(4.44\pm2.31)\mu g/mL$，对 HT-29 细胞的凋亡活性为 $4.45\%\pm0.92\%$。在抗氧化活性方面，S3L 具有最高的自由基清除活性和脂质过氧化抑制作用，而 S4L 具有最高的金属螯合活性，用超临界二氧化碳流体技术制备的 S5L 脂质体对 HT-29 细胞具有较强的抗增殖活性[33]。

薏苡仁提取物通过调节血清 TNF-α、IL-6 和 IL-1β 水平，抑制裸鼠肝癌移植瘤生长。与模型组相比，薏苡仁低、高剂量组 (0.08g/mL、0.16g/mL) 的瘤体积减小、瘤重降低，镜下见薏苡仁低、高剂量药组生长状态良好的肿瘤细胞数量明显减少，出现面积大小不等的核浓缩或核溶解的坏死细胞群。薏苡仁高剂量组血清 TNF-α 水平较模型组降低，薏苡仁低剂量组与模型组比较无统计学差异，薏苡仁低、高剂量组较模型组血清 IL-1β 水平均升高，IL-6 水平均降低[34]。

炒薏苡仁半纯化提取物具有较强的抗肿瘤活性，炒薏苡仁提取物对宫颈腺癌 HeLa 的凋亡活性最高，为 $21.52\%\pm1.50\%$，阿霉素的 0.22 倍，经液-液萃取后，半纯化提取物的抗增殖活性有所提高，炒薏苡仁提取物乙酸乙酯组分对 HeLa 细胞的抗增殖活性最高，IC_{50} 为 $(0.97\pm0.82)\mu g/mL$，分别为阿霉素和炒薏苡仁提取物的 7.82 倍和 45.39 倍[35]。

薏苡的茎、叶提取物可抑制人宫颈癌 HeLa 细胞的增殖，具有抗肿瘤活性。水、乙醇、甲醇、丙酮及氯仿五种不同溶剂薏苡茎、叶提取物对 HeLa 细胞的增殖均有一定的抑制作用，且其中以水提取物及乙醇提取物对 HeLa 细胞增殖的抑制作用最明显，茎水提取物、叶水提取物、茎乙醇提取物和叶乙醇提取物的 IC_{50} 分别为 0.1343g/mL、0.1266g/mL、0.3482g/mL 及 0.1818g/mL，而叶提取物活性则高于茎的提取物活性。

薏苡的茎、叶提取物可以抑制人宫颈癌 HeLa 细胞的增殖，具有抗肿瘤活性[36]。

薏苡茎、叶提取物的石油醚萃取物具有体外抗肿瘤作用。薏苡茎、叶四种提取物对所试肿瘤细胞株的体外生长均有抑制作用，其中薏苡茎的水提物石油醚萃取物对人宫颈癌 HeLa 和薏苡茎的醇提物石油醚萃取物对胃癌 SGC-7901 的半数抑制浓度 IC_{50} 分别为 51.78μg/mL 及 74.44μg/mL，薏苡叶的水提物石油醚萃取物对 HeLa 和薏苡叶的醇提物石油醚萃取物对 SGC-7901 的 IC_{50} 分别为 45.22μg/mL 及 45.91μg/mL。薏苡茎、叶的提取物石油醚萃取物，具有较好的抗肿瘤活性[37]。薏苡仁芽提取物可使人宫颈癌 HeLa 细胞 PI3K/AKT 通路失活，导致细胞周期阻滞和细胞凋亡，具有抗宫颈癌作用。薏苡仁芽提取物显著抑制细胞增殖，溴脱氧尿苷染色显示，薏苡仁芽提取物剂量依赖性地促进 HeLa 细胞亚 G_1/S 期的细胞周期阻滞，薏苡仁芽提取物对 HeLa 细胞的细胞周期阻滞作用与 cyclinD1 和 CDK2、CDK4、CDK6 的下调有关。流式细胞仪分析和 Annexin V/PI 和 DAPI 染色检测薏苡仁芽提取物诱导细胞凋亡，薏苡仁芽提取物诱导细胞凋亡与抑制 Bcl-2 和上调凋亡蛋白 p53、PARP、cleaved-caspase-3 和 cleaved-caspase-8 有关，导致 PI3K 和 AKT 途径失活[38]。

薏苡茎、叶提取物具有体内抗肿瘤作用，薏苡的茎醇提取物对荷 H22 小鼠体内的肿瘤及肝脏损害有抑制作用。薏苡茎醇提取物 (10g/kg、8g/kg、6g/kg、4g/kg、2g/kg) 作用于小鼠肝瘤 H22 腹小型模型，模型对照组最先出现腋下肿瘤鼓起且生长最快，自主活动减少、食欲下降与毛色开始暗淡等反应。剂量 1、2 组次之，剂量 5 组和环磷酰胺组最慢。薏苡茎醇提取物五个剂量组的瘤质量，分别为 (0.47±0.18)mg、(0.37±0.13)mg、(0.34±0.10)mg、(0.30±0.11)mg、(0.28±0.09)mg，均低于模型对照组(0.60±0.21)mg，薏苡的茎醇提取物五个剂量组及环磷酰胺组的抑瘤率依次升高，分别是 21.67%、38.33%、43.33%、50%、53.33%、60%。环磷酰胺组与薏苡茎醇提取物组的肝脏、脾脏及胸腺指数，均低于模型对照组，除剂量 1 组的脾脏指数外。薏苡的茎醇提取物各剂量组的肝脏指数低于环磷酰胺组，脾脏、胸腺指数与环磷酰胺组差异无统计学意义。薏苡的茎醇提取物对荷 H22 小鼠体内肿瘤及肝脏损害有抑制作用[39]。

薏苡叶具有抗小鼠体内肿瘤的作用。动物实验显示薏苡叶的水提取物及醇提取物都对 S180 肉瘤细胞有抑制作用，薏苡叶的水提取物浓度为 0.25mg/g 时肿瘤生长最高的抑制率是 68.45%，浓度为 0.125mg/g 时肿瘤生长的抑制率是 96.14%，薏苡叶的提取物对小鼠肝脏指数则无明显影响。结果表明，薏苡叶提取物有抗肿瘤活性，且其醇提取物的抑制作用较水提取物更明显[40]。

薏苡仁提取物能有效抑制 C57 小鼠肝癌模型的成瘤率及肿瘤的生长，能降低血清 IL-6 水平。C57 小鼠腹腔注射薏苡仁提取物注射液后二乙基亚硝胺肝癌模型成瘤率为 55.6%，明显低于二乙基亚硝胺组的 87.5%，肿瘤直径为 (0.3±0.05)cm，明显低于二乙基亚硝胺组的 (0.8±0.06)cm，C57 小鼠在接受薏苡仁提取物治疗后血清 IL-6 水平明显低于二乙基亚硝胺组[41]。

薏苡仁提取物在体内具有抑制鼻咽癌裸鼠移植瘤生长的作用。薏苡仁提取物对鼻咽癌 CNE1 裸鼠移植瘤有明显的抑瘤作用，抑瘤率为 22.1%，HE 染色结果显示，薏苡仁能杀伤鼻咽癌细胞，对肿瘤细胞分裂有抑制作用[42]。

2. 对消化系统的作用

薏苡仁多糖治疗脾虚水湿不化模型大鼠的作用机制之一是下调结肠中血管活性肠肽受体 1 的表达及上调水通道蛋白 3 的表达，调控结肠水液代谢。与对照组比较，脾虚水湿不化模型组结肠 VIPR1 mRNA 和蛋白表达水平显著升高，而结肠 ADP3 mRNA 和蛋白表达水平显著降低，p-CREB 蛋白表达水平显著降低。与模型组比较，0.9113g/kg 的薏苡仁多糖不同拆分组分使结肠组织 VIPR1 的 mRNA 和蛋白表达水平均有不同程度的降低，而结肠组织 ADP3 的 mRNA 和蛋白表达水平以及 p-CREB 蛋白表达水平有不同程度的升高，薏苡仁多糖组分 I 组作用最明显[43]。薏苡仁多糖不同组分能改善脾虚水湿不化大鼠水液代谢功能，其中薏苡仁多糖组分 I 作用最明显，其作用机理与降低血清 VIP、

ADH、ALD 水平有关。与模型组相比，各用药组大鼠水负荷指数明显降低，尿量明显增多，薏苡仁粗多糖组和薏苡仁多糖组分 I 组大鼠血清 VIP、ADH、ALD 明显降低[44]。

薏苡仁水煎液因脾虚导致的胃肠道功能紊乱具有较好的调节作用。与模型组比较，多潘立酮组和薏苡仁水煎液高、低剂量组的胃内残留率明显下降、小肠推进率明显升高，而大鼠血浆胃动素、P 物质、生长抑素含量不同程度升高，薏苡仁水煎液通过升高血清 P 物质、胃动素、胃泌素、胆囊收缩素、生长抑素水平，降低血清胰多肽含量进而调节胃肠道运动[45]。

薏苡仁多酚提取物可以改善胆固醇水平升高和肠道微生物生态失衡，薏苡仁多酚提取物能显著改善血清胆固醇和低密度脂蛋白胆固醇的升高，显著恢复高密度脂蛋白胆固醇值，高胆固醇饮食引起的肠道菌群失衡受薏苡仁多酚提取物的调节[46]。

薏苡仁提取物具有调节大鼠非酒精性脂肪肝病游离脂肪酸代谢的作用，薏苡仁提取物给药组 TC、FFA 明显低于模型组，ADP 高于模型组，ALT、AST 水平明显低于模型组，AMPK 活性上升，FAS、ACCa-se 表达明显下降。薏苡仁提取物能有效提高非酒精性脂肪肝病大鼠脂联素水平，诱发下游的脂质代谢反应，从而改善游离脂肪酸的代谢[47]。薏苡仁种子提取物对非酒精性脂肪肝以及代谢紊乱具有调节能力，薏苡仁乙醇提取物和薏苡仁水提取物改善高脂饮食小鼠的高血糖和糖耐量和胰岛素抵抗，薏苡仁乙醇提取物和薏苡仁水提取物对高脂饮食小鼠高脂血症有预防作用。薏苡仁乙醇提取物和薏苡仁水提取物补充可减轻肝脏脂肪变性和炎症，改善肝功能，对肾脏没有损害。通过模拟人脂肪肝细胞模型验证了薏苡仁乙醇提取物和薏苡仁水提取物抑制肝脏脂肪生成和诱导脂肪酸 β-氧化的作用机制[48]。

3. 对免疫系统的作用

薏苡仁油具有增强免疫力作用，高剂量 1g/kg 组能显著增强脾淋巴细胞增殖能力（以刀豆蛋白 A 诱导）和迟发性变态反应（以二硝基氟苯诱导），升高小鼠血清溶血素水平，增强小鼠抗体生成能力和 NK 细胞活性[49]。另据报道，薏苡仁油在一定程度上能通过恢复乙肝相关性肝癌患者外周血 DCs 的功能，以恢复其下游的 T 淋巴细胞的自主免疫功能，但对调节性 T 细胞抑制作用不明显[50]。

薏苡仁多糖不同组分能改善脾虚水湿不化大鼠免疫功能，其中多糖组分 I 作用显著，其机制可能与恢复 Th1/Th2 平衡，提高免疫球蛋白等的水平有关。给药干预后，与模型对照组比较，薏苡仁粗多糖组和多糖组分 I 组的大鼠体质量，血清蛋白，胸腺指数，脾脏指数，血清 IFN-γ、IL-2、IgG、IgA、C3 含量显著升高，IL-4 含量显著降低[51]。

4. 对内分泌系统的作用

薏苡仁蛋白与多糖灌胃能够有效降低 2 型糖尿病小鼠血糖指数、脏器指数以及血脂水平，修复胰岛 β 细胞，维持体重，ELISA 实验结果表明，薏苡仁蛋白能够降低多种炎症因子水平，RT-PCR 显示 *IKKβ*、*NF-κB p65*、*TLR4* 基因的表达明显降低，说明薏苡仁蛋白能够干预 IKK/NF-κB 信号通路，从而达到控制炎症因子的分泌，同时能够抑制 *PTEN*、*PI3K*、*GLUT4* 和 *FOXO1* 等基因的表达，改善 2 型糖尿病小鼠胰岛素抵抗症状[52]。

5. 对泌尿系统的作用

薏苡仁及其拆分组分对肾性水肿阴虚证大鼠模型具有改善作用，与模型对照组比较，薏苡仁及其拆分组分均可不同程度改善模型大鼠一般状况，增加体重，改善饮水量增多症状，改善尿量减少症状，降低血清肌酐水平，明显减少尿蛋白，大鼠血清总蛋白、白蛋白明显升高，明显降低血清 T3、T4 水平，明显降低血清 cAMP 水平和升高血清 cGMP 水平。与模型对照组比较，薏苡仁及其拆分组分均可不同程度改善模型大鼠肾小球、肾小管结构和形态的改变，以薏苡仁蛋白、薏苡仁脂肪油改善较明显。薏苡仁蛋白、薏苡仁多糖、薏苡仁淀粉、薏苡仁水煎液、薏苡仁脂肪油都能从不同方面改善肾性水肿阴虚证大鼠肾性水肿状况，薏苡仁蛋白、薏苡仁多糖、薏苡仁脂肪油改善显著，薏苡仁淀粉、薏苡仁水煎液对此方面作用不显著。薏苡仁蛋白、薏苡仁多糖、薏苡仁淀粉、薏苡仁水煎液、薏苡仁脂肪油都能改善肾性水肿阴虚证大鼠阴虚状况，薏苡仁蛋白改善阴虚状况最明显，薏苡仁多糖次之，薏苡仁水煎液最差[53]。

6. 抗炎镇痛作用

（1）抗炎作用

薏苡仁酯可以有效抑制促炎细胞因子 TNF-α、白介素-1β 的产生量，增加抗炎细胞因子 IL-10 及转化生长因子-β 产生量，来达到抑制内皮细胞炎症反应[54]。薏苡仁蛋白和薏苡仁挥发油对大鼠类风湿关节炎具有显著效果，可以减轻佐剂性关节炎大鼠关节红肿的症状，减轻佐剂性关节炎大鼠足肿胀程度，降低大鼠血清中 TNF-α、IL-1、IL-6 的含量[55]。外用薏苡仁提取物对 BALB/c 特应性皮炎模型小鼠有一定的治疗作用，可能是通过调节血清 IgE、IL-4 及 FN-γ 水平和影响 AQP_3、TLR2、TLR4 表达而起作用[56]。

（2）镇痛作用

薏苡仁及其组分具有镇痛作用，其中以薏苡仁挥发油效果最为显著[55]。

7. 抗氧化作用

采用黄嘌呤-黄嘌呤氧化酶体系研究薏苡仁麸皮游离型多酚提取物中鉴定出的酚酸类物质（芥子酸、阿魏酸、丁香酸、对香豆酸、绿原酸、咖啡酸）对黄嘌呤氧化酶的抑制活性以及对超氧阴离子的清除活性，结果表明，芥子酸、阿魏酸和丁香酸主要通过抑制黄嘌呤氧化酶的活性从而直接降低超氧阴离子的生成量，对香豆酸通过抑制黄嘌呤氧化酶活性以及直接清除超氧阴离子起到抗氧化作用，绿原酸和咖啡酸则主要通过直接清除超氧阴离子起到抗氧化作用。芥子酸、阿魏酸、丁香酸和对香豆酸是以非竞争性抑制作用为主的混合型抑制剂，绿原酸和咖啡酸的抑制类型则与其自身浓度和底物黄嘌呤的浓度密切相关。芥子酸、阿魏酸、丁香酸、对香豆酸和绿原酸之间都具有协同或相加作用，在低浓度时表现出协同作用，随着浓度的增加，逐渐向相加作用转变，它们之间的交互作用使多酚混合物的黄嘌呤氧化酶抑制活性强于酚酸单体，从而使薏苡仁麸皮游离型多酚具有良好的抗氧化作用。芥子酸、阿魏酸、丁香酸、对香豆酸和绿原酸均能导致黄嘌呤氧化酶中多个荧光基团发生荧光猝灭反应。芥子酸和阿魏酸使色氨酸和酪氨酸残基的微环境极性增加、疏水性降低；丁香酸和对香豆酸不影响酪氨酸残基的微环境，但是会使色氨酸残基的微环境极性增加、疏水性降低；绿原酸使色氨酸残基的微环境极性降低、疏水性增加，酪氨酸残基的微环境极性增加、疏水性降低[57]。

薏苡多糖具有抗氧化作用。微波辅助酶法提取薏苡多糖，并采用邻二氮菲-Fe^{2+}氧化法、邻苯三酚自氧化法及总抗氧化能力试剂盒测定其抗氧化能力。测得薏苡多糖的总糖含量为 42.5%。在实验设置的浓度范围里，薏苡多糖的抗氧化能力随浓度的增加而增大。1mg/mL 的薏苡多糖对·OH 的清除率为 22.1%，对 $O_2^{-·}$ 的清除率为 24.2%，总抗氧化能力为 3.1 单位/mL[58]。薏苡仁多糖对 $O_2^{-·}$ 的清除能力较强，当薏苡仁多糖液浓度为 5mg/mL 时，其清除率可达到 43.3%，其次是对 DPPH·的清除能力，而对·OH 的清除能力最差，当薏苡仁多糖浓度为 5mg/mL 时，清除率仅有 7.12%。以 VC 对照，薏苡仁多糖对自由基的清除能力弱于 VC 对自由基的清除能力[59]。

薏苡仁糖蛋白体外亦具有抗氧化作用，薏苡仁糖蛋白粗品具有较强的还原能力，可以有效抑制 Fe^{2+} 诱导的脂质过氧化反应，对 DPPH·、·OH 和 $O_2^{-·}$ 均具有一定的清除能力，并且随着质量浓度的增大，其对自由基的清除能力和总还原能力也随之增强[60]。

薏苡仁油具有抗氧化作用，能显著降低高脂血症大鼠血清 MDA 含量，提高血清 SOD 活性。因此，薏苡仁油抗氧化机理可能与其清除活性氧化物质，特别是清除超氧阴离子自由基有关[61]。

不同极性薏苡仁提取物具有一定的自由基清除作用和抗氧化作用，其中水部位有最好的清除 $ABTS^{+·}$ 和还原 Fe^{3+} 的能力，正丁醇部位有最好的清除 DPPH·能力。薏苡仁四个提取部位对 $ABTS^{+·}$ 清除能力大小为：水提物>正丁醇萃取物>氯仿萃取物>石油醚萃取物，对 DPPH·清除能力大小为：正丁醇萃取物>水萃取物>氯仿萃取物>石油醚萃取物，对 Fe^{3+} 的还原能力大小顺序为：水提物>正丁醇萃取物>石油醚萃取物>氯仿萃取物，清除自由基能力和总还原能力均低于阳性对照物 BHT[62]。

另外，薏苡仁不同溶剂提取物均具有体外抗氧化活性[63]。冷浸法制备薏苡仁乙酸乙酯提取物、丙酮提取物和乙醇提取物，分别测定其对DPPH·、ABTS+·的清除率和铁离子还原能力。薏苡茎丙酮提取物有较强的体外抗氧化能力，且其抗氧化性与浓度间存在着明显的量效关系，浓度越高体外抗氧化能力越强[64]。薏苡叶甲醇提取物具有抗氧化活性。薏苡叶甲醇提取物具有较强抗氧化性，且在一定浓度范围内，其抗氧化能力与浓度呈现良好的量效关系[65]。薏苡叶氯仿提取物具有体外抗氧化的能力。薏苡叶氯仿提取物对三种自由基的清除作用不同。薏苡叶氯仿提取物清除 DPPH·、·OH、$O_2^{-·}$ 及 IC_{50} 的值分别为 3.549g/mL、1.549g/mL、2.214g/mL。试验范围内，薏苡叶氯仿物对 DPPH·的清除能力最差，而对·OH 的清除效果最好[66]。

8. 其他药理作用

薏苡仁油对体外高糖环境下培养的人视网膜血管内皮细胞增殖起遏制作用，且呈浓度依赖性，薏苡仁油降低高糖环境下培养的人视网膜血管内皮细胞 VEGF 含量，亦呈浓度依赖性，薏苡仁油对体外高糖环境下培养的人视网膜血管内皮细胞的遏制机制可能是通过下调 HRCECs VEGF 的含量而实现的[67]。薏苡仁提取液能有效抑制大鼠角膜碱烧伤后新生血管的形成，与降低角膜的 VEGF 表达有关[68]。

薏苡仁注射液腹腔注射可减轻腹腔黏连的程度，其作用可能是通过抑制炎性因子 TNF-α、IL-1β、IL-6 的表达及通过下调 VEGF、CD34 表达，抑制纤维蛋白原渗出而达到预防粘连的作用[69]。

薏苡仁提取物能有效中和蛇毒的毒性作用，部分原因是抑制了其他蛇毒源因子中的磷脂酶 A2 活性[70]。

【毒性作用】

小鼠对薏苡的叶水提物，叶乙醇提物，茎水提物与茎乙醇提物的最大耐受量分别是 42.08g/kg、34.80g/kg、39.52g/kg、32.64g/kg，均大于 5g/kg，表明叶水提、叶醇提、茎水提及茎醇提在季度试验提示该药为较安全的[71]。

【临床应用】

1. 治疗癌症

薏苡仁油是薏苡仁抗肝癌的有效成分，薏苡仁油单用治疗中晚期肝癌，患者临床病症改善，治疗与观察的过程中无毒性和不良反应，短期临床效果较为理想，与西医手段联用治疗肝癌，能增强治疗效果，降低化疗药产生的毒性和不良反应，缓解疼痛，同时提高机体的免疫反应，具有临床推广应用价值[10]。薏苡仁提取物注射液（康莱特）联合化疗可提高患者的疗效，减轻毒性和不良反应，提高生活质量，单纯康莱特可改善患者的恶病质状态。收集病理确诊的恶性肿瘤病例 91 例，分为单纯化疗组（A 组），康莱特联合化疗组（B 组），单纯康莱特组（C 组），研究各组的近期疗效，毒副反应及生活质量。结果显示，A 组总有效率为 71%，B 组总有效率为 81%，C 组总有效率为 47%。B 组的血液学毒性及胃肠道反应明显低于 A 组，并能明显提高患者的生活质量，而 C 组并没有显示出统计学意义[72]。采用薏苡仁（康莱特）注射液对 52 例晚期消化系癌症患者静脉用药或腔内用药，该药对肿瘤的部分缓解率 23.1%，稳定率 55.8%，镇痛有效率 76.4%，治疗胸腔积液总有效率 61.5%，在减轻痛苦、改善症状、提高生存质量上效果显著，该药既能抑杀癌细胞，又能提高机体免疫力、保护骨髓造血功能，适用于晚期肿瘤患者的治疗[73]。经纳入 2243 例Ⅲ/Ⅳ期非小细胞肺癌患者和纳入 27 例随机对照试验发现，薏苡仁（康莱特）注射液联合铂类化疗药治疗Ⅲ、Ⅳ期非小细胞肺癌的疗效明显优于单用铂类化疗药，联合治疗可提高细胞免疫功能，减轻化疗所致的严重毒性[74]。

2. 治疗内分泌系统疾病

临床上使用以薏苡仁为主的复方治疗脾虚湿滞型糖尿病，患者服药治疗 2 个月后，其血糖、血压基本平稳，且无须西药维持[75]。

3. 治疗炎症

薏苡仁汤对类风湿关节炎的治疗效果理想，能有效改善患者病情，降低患者炎性活动度，且起效快、不良反应少[76]。

4. 治疗其他疾病

薏苡仁为主组方治疗扁平疣，患者患病三年，服用多种西医药物及激光治疗无效的情况下，服用两个疗程即被治愈[77]。

参考文献

[1] 国家药典委员会. 中国药典, 一部[M]. 北京: 中国医药科技出版社, 2020: 398.

[2] 贾敏如, 张艺. 中国民族药辞典[M]. 北京: 中国医药科技出版社, 2016: 218.

[3] 祝丽欣, 唐超园, 俞建东, 等. 薏苡仁脂干预 MCF-7/DOX 细胞中荧光药物动力学及部分耐药蛋白表达[J]. 药学学报, 2018, 53 (1): 84-89.

[4] 韩苏夏, 朱青, 杜蓓茹, 等. 薏苡仁酯诱导人宫颈癌 HeLa 细胞凋亡的实验研究[J]. 肿瘤, 2002, 22 (6): 481-482.

[5] 刘静姝, 周寒静, 隆姝孜, 等. 薏苡仁酯对同源不同辐射抗性鼻咽癌细胞增殖及凋亡的作用[J]. 基因组学与应用生物学, 2018, 37 (8): 3587-3592.

[6] 李毓, 胡笑克, 胡祖光, 等. 薏苡仁酯对人鼻咽癌细胞生长的抑制作用[J]. 华夏医学, 1999, 12 (3): 3-5.

[7] 李毓, 胡笑克, 吴棣华, 等. 薏苡仁酯对人鼻咽癌细胞裸鼠移植瘤的治疗作用[J]. 肿瘤防治研究, 2001, 29 (5): 356-358.

[8] 李毓, 胡笑克. 薏苡仁酯对人鼻咽癌细胞裸鼠移植瘤的放射增敏作用[J]. 华夏医学, 2005, 18 (2): 147-148.

[9] Amen Y, Arung ET, Afifi MS, et al. Melanogenesis inhibitors from Coix lacryma-jobi seeds in B16-F10 melanoma cells[J]. Nat Prod Res, 2017, 31 (23): 2712-2718.

[10] 孙燕, 张露蓉, 朱阳. 薏苡仁油抗肝癌作用机制研究及应用概况[J]. 辽宁中医药大学学报, 2020, 22 (1): 170-173.

[11] 尹蓓珮, 严萍萍, 刘畅, 等. 薏苡仁油注射液对人体肝癌 SMMC-7721 细胞株体外抗肿瘤作用及机制研究[J]. 现代肿瘤医学, 2012, 20 (4): 693-698.

[12] Lu Y, Zhang BY, Jia ZX, et al. Hepatocellular carcinoma HepG-2 cell apoptosis and caspase-8 and Bcl-2 expression induced by injectable seed extract of Coix lacryma-jobi[J]. Hepatobiliary Pancreat Dis Int, 2011, 10 (3): 303-307.

[13] 孙国壮, 曹有军, 毛海燕, 等. 薏苡仁油诱导胃癌细胞 SGC-7901 凋亡的实验

薏
苡
仁

研究[J]. 实用临床医药杂志, 2019, 23 (8): 1-6.

[14] 张先稳. 薏苡仁油注射液抑制 LncRNA-PVT1 表达影响胃癌细胞耐药性的研究[D]. 扬州: 扬州大学, 2017.

[15] 许健, 沈雯, 孙金权, 等. 薏苡仁油对人原位胰腺癌BxPC-3细胞生长及VEGF和bFGF表达的影响[J]. 中草药, 2012, 43 (4): 724-728.

[16] 蔡琼, 许健, 沃兴德. 薏苡仁油对人胰腺癌BxPC-3细胞影响IL-18表达的体外实验研究[J]. 中医研究, 2010, 23 (7): 11-14.

[17] 郑显辉, 龚又明, 邓广海, 等. 炒薏苡仁油对乳腺癌MCF-7和ZR-75-1细胞凋亡的影响及其相关氧化应激机制[J]. 广东药科大学学报, 2020, 36 (1): 60-66.

[18] 崔涛, 高晶, 曾勇, 等. 薏苡仁油对人前列腺癌PC-3细胞的抑制作用[J]. 中草药, 2017, 48 (21): 4460-4464.

[19] 蔡烈涛, 尹蓓, 刘畅, 等. 薏苡仁油软胶囊对移植于裸鼠的人体前列腺肿瘤PC-3M的抑制作用[J]. 中国现代应用药学, 2010, 27 (12): 1080-1083.

[20] 熊美华, 谌建平, 操润琴, 等. 薏苡仁油对喉癌细胞侵袭迁移能力的影响[J]. 当代医学, 2018, 24 (8): 15-18.

[21] 严萍萍, 尹蓓珮, 刘畅, 等. 薏苡仁提取物注射液对人肺腺癌的抗肿瘤作用研究[J]. 世界临床药物, 2012, 33 (9): 533-538.

[22] Qu D, He J, Liu C, et al. Triterpene-loaded microemulsion using Coix lacryma-jobi seed extract as oil phase for enhanced antitumor efficacy: preparation and in vivo evaluation[J]. Int J Nanomedicine, 2014, 9: 109-119.

[23] 冯刚, 孔庆志, 黄冬生, 等. 薏苡仁注射液对小鼠移植性 S180 肉瘤血管形成抑制的作用[J]. 肿瘤防治研究, 2004, 32 (4): 229-230, 248.

[24] 范伟忠, 章荣华, 傅剑云. 薏苡仁油对小鼠移植性肿瘤的影响[J]. 上海预防医学杂志, 2000, 12 (5): 210-211, 217.

[25] 曹宁. 薏苡仁油防治肥胖微环境促肺癌的功效与机制研究[D]. 开封: 河南大学, 2017.

[26] 殷敏侠. 薏苡仁糠油提取及对 A549 和 RD 细胞体外抗肿瘤作用研究[D]. 无锡: 江南大学, 2018.

[27] 任莹. 薏苡仁及其拆分组分抑制肿瘤生长的作用研究[D]. 济南: 山东中医药大学, 2017.

[28] Shi G, Zheng X, Zhang S, et al. Kanglaite inhibits EMT caused by TNF-α via NF-κB inhibition in colorectal cancer cells[J]. Oncotarget, 2017, 9 (6): 6771-6779.

[29] Wang Y, Zhang C, Zhang S, et al. Kanglaite sensitizes colorectal cancer cells to Taxol via NF-κB inhibition and connexin 43 upregulation[J]. Sci Rep, 2017, 7 (1): 1280.

[30] 鲍英, 夏璐, 姜华, 等. 薏苡仁提取液对人胰腺癌细胞凋亡和超微结构的影响[J]. 胃肠病学, 2005, 10 (2): 75-78

[31] Son ES, Kim YO, Park CG, et al. Coix lacryma-jobi var. ma-yuen Stapf sprout extract has anti-metastatic activity in colon cancer cells in vitro[J]. BMC Complement Altern Med, 2017, 17 (1): 486.

[32] Sainakham M, Manosroi A, Abe M, et al. Potent in vivo anticancer activity and stability of liposomes encapsulated with semi-purified Job's tear (Coix lacryma-jobi Linn.) extracts on human colon adenocarcinoma (HT-29) xenografted mice[J]. Drug Deliv, 2016, 23 (9): 3399-3407.

[33] Manosroi A, Sainakham M, Abe M, et al. Potent Anti-Proliferation on the Colon Cancer Cell Line (HT-29) of Liposomal Formulations Entrapped with Semi-Purified Job's Tears (Coix lacryma-jobi Linn.) Fractions[J]. J Nanosci Nanotechnol, 2019, 19 (4): 1996-2007.

[34] 陈萍, 胡伟结, 游赣花, 等. 薏苡仁提取物对裸鼠肝癌移植瘤生长的影响及机制[J]. 山东医药, 2017, 57 (26): 29-31.

[35] Manosroi A, Sainakham M, Chankhampan C, et al. Potent in vitro anti-proliferative, apoptotic and anti-oxidative activities of semi-purified Job's tears (Coix lachryma-jobi Linn.) extracts from different preparation methods on 5 human cancer cell lines[J]. J Ethnopharmacol, 2016, 187: 281-292.

[36] 朱晓莹, 林瑶, 黄锁义, 等. 薏苡茎叶提取物的体外抗肿瘤活性研究[J]. 时珍国医国药, 2014, 25 (4): 782-783.

[37] 林瑶, 陆世惠, 喻巧容, 等. 薏苡茎叶提取物石油醚部位的体外抗肿瘤活性研究[J]. 中国临床药理学杂志, 2018, 34 (3): 282-284.

[38] Son ES, Kim SH, Kim YO, et al. Coix lacryma-jobi var. ma-yuen Stapf sprout extract induces cell cycle arrest and apoptosis in human cervical carcinoma cells[J]. BMC Complement Altern Med, 2019, 19 (1): 312.

[39] 黄挺章, 李远辉, 郭圣奇, 等. 薏苡茎醇提取物对荷H_(22)小鼠体内抗肿瘤作用[J]. 天津医药, 2015, 43 (11): 1278-1281.

[40] 林瑶, 李津, 覃永长, 等. 薏苡叶的体内抗肿瘤S180实验研究[J]. 中国医院药

薏
苡
仁

学杂志, 2015, 35 (15): 1357-1359.

[41] 沈丰, 孙少华, 吴红伟, 等. 薏苡仁提取物对 C57 小鼠肝癌模型 IL-6 抑制作用的实验研究[J]. 中国普外基础与临床杂志, 2016, 23 (1): 38-41.

[42] 康敏, 王仁生, 刘文其, 等. 薏苡仁提取物体内抑制鼻咽癌细胞生长的作用研究[J]. 中国医药指南, 2013, 11 (8): 463-464.

[43] 王彦芳, 季旭明, 韩晓春, 等. 薏苡仁多糖不同组分对脾虚水湿不化模型大鼠结肠 VIPR1 和 AQP3 表达的影响[J]. 中药药理与临床, 2018, 34 (2): 43-47.

[44] 王彦芳, 季旭明, 韩晓春, 等. 薏苡仁多糖不同组分对脾虚水湿不化模型大鼠血清 VIP、ADH、ALD 的影响[J]. 中华中医药学刊, 2017, 35 (5): 1119-1121.

[45] 李月梅, 刘卫红. 薏苡仁水煎液对脾虚证大鼠胃肠动力及激素水平的影响[J]. 中医学报, 2019, 34 (1): 90-93.

[46] Wang Q, Du Z, Zhang H, et al. Modulation of gut microbiota by polyphenols from adlay (Coix lacryma-jobi L. var. ma-yuen Stapf.) in rats fed a high-cholesterol diet[J]. Int J Food Sci Nutr, 2015, 66 (7): 783-789.

[47] 朱凯, 陈壮, 黄金龙, 等. 薏苡仁提取物调节大鼠非酒精性脂肪肝病游离脂肪酸的代谢作用机制[J]. 云南中医学院学报, 2018, 41 (1): 16-19.

[48] Chiang H, Lu HF, Chen JC, et al. Adlay Seed (Coix lacryma-jobi L.) Extracts Exhibit a Prophylactic Effect on Diet-Induced Metabolic Dysfunction and Nonalcoholic Fatty Liver Disease in Mice[J]. Evid Based Complement Alternat Med, 2020, 2020: 9519625.

[49] 周岩飞, 金凌云, 王琼, 等. 薏苡仁油对小鼠免疫功能影响的研究[J]. 中国油脂, 2018, 43 (10): 77-81.

[50] 王若宇. 薏苡仁油对乙肝相关性肝癌患者外周血 DC 及 T 淋巴细胞功能的影响研究[D]. 长沙: 湖南中医药大学, 2013.

[51] 王彦芳, 季旭明, 赵海军, 等. 薏苡仁多糖不同组分对脾虚水湿不化大鼠模型免疫功能的影响[J]. 中华中医药杂志, 2017, 32 (3): 1303-1306.

[52] 孟利娜. 薏苡仁蛋白依赖 IKK/NF-κB 通道控制炎症及改善 2 型糖尿病胰岛素抵抗作用[D]. 合肥: 合肥工业大学, 2018.

[53] 张世鑫. 薏苡仁及其拆分组分对肾性水肿阴虚证大鼠模型作用研究[D]. 济南: 山东中医药大学, 2017.

[54] 许淳惟. 薏苡仁酯抑制内皮细胞相关炎症因子之实验研究[D]. 广州: 广州中医药大学, 2011.

[55] 岳静. 薏苡仁及其组分对类风湿关节炎大鼠抗炎作用研究[D]. 济南: 山东中医药大学, 2017.

[56] 王俊霞. 薏苡仁提取物对 BALB/c 特应性皮炎模型小鼠的疗效观察[D]. 天津: 天津医科大学, 2018.

[57] 杨清韵. 薏苡仁麸皮游离型多酚分离纯化、结构鉴定及抗氧化作用机制研究[D]. 广州: 华南理工大学, 2017.

[58] 李恃圻, 赵晓蕾, 张思强, 等. 薏苡多糖的提取及其抗氧化性[J]. 食品研究与开发, 2012, 33 (11): 84-86.

[59] 曾海龙. 薏苡仁多糖提取、纯化及流变学特性和抗氧化研究[D]. 南昌: 南昌大学, 2011.

[60] 杜晓旭. 薏苡仁糖蛋白的分离纯化、结构表征及其体外抗氧化研究[D]. 西安: 陕西师范大学, 2013.

[61] Yu F, Gao J, Zeng Y, et al. Effects of adlay seed oil on blood lipids and antioxidant capacity in hyperlipidemic rats[J]. J Sci Food Agric, 2011, 91 (10): 1843-1848.

[62] 喻巧容, 黄锁义. 不同极性薏苡仁提取物抗氧化活性研究[J]. 中国医药导报, 2018, 15 (19): 20-23.

[63] 张强, 陆玲, 李东, 等. 薏苡仁不同溶剂提取物体外抗氧化活性研究[J]. 食品工业, 2017, 38 (9): 152-154.

[64] 李建娜, 黄凤选, 陈学继, 等. 薏苡茎丙酮提取物的体外抗氧化活性研究[J]. 中国民族民间医药, 2017, 26 (20): 31-34.

[65] 黄莹, 程世嘉, 李芸达, 等. 广西壮药薏苡叶甲醇提取物抗氧化活性研究[J]. 实用药物与临床, 2015, 18 (1): 63-65.

[66] 华蔚, 张政峰, 林坤灿, 等. 薏苡叶氯仿提取物体外抗氧化作用研究[J]. 食品工业, 2017, 38 (12): 1-3.

[67] 李敏. 薏苡仁油对高糖环境下人视网膜血管内皮细胞增殖和 VEGF 表达的影响[D]. 衡阳: 南华大学, 2015.

[68] 张霞. 薏苡仁提取液抑制大鼠角膜新生管的实验研究[D]. 南宁: 广西医科大学, 2011.

[69] 张慧, 张婷, 宋宇, 等. 薏苡仁对实验性腹腔粘连大鼠腹腔液炎性相关因子及粘连组织血管内皮生长因子、血管内皮标志物 CD_(34)表达的影响[J]. 新乡医学院学报, 2014, 31 (10): 792-795.

[70] Rajesh KS, Bharath BR, Rao CV, et al. Neutralization of Naja naja venom induced

lethality, edema and myonecrosis by ethanolic root extract of Coix lacryma-jobi[J]. Toxicol Rep, 2017, 4: 637-645.

[71] 李津, 覃永长, 李桂勇, 等. 薏苡茎、叶提取物的急性毒性[J]. 中国实验方剂学杂志, 2015, 21 (5): 178-181.

[72] 毛海燕, 童建东, 汪竹, 等. 薏苡仁提取物注射液在治疗恶性肿瘤中的应用[J]. 中国老年保健医学, 2016, 14 (5): 57-58.

[73] 郭施勉, 杨瑞琴, 孙晓. 薏苡仁治疗晚期消化系恶性肿瘤 52 例疗效观察[J]. 肿瘤, 2001, 21 (2): 152-153.

[74] Huang X, Wang J, Lin W, et al. Kanglaite injection plus platinum-based chemotherapy for stage Ⅲ/Ⅳ non-small cell lung cancer: A meta-analysis of 27 RCTs[J]. Phytomedicine, 2020, 67: 153154.

[75] 胡阳生. 薏苡仁为主治疗脾虚湿滞型糖尿病[J]. 中医杂志, 2011, 52 (15): 1334.

[76] 梁金梅. 薏苡仁汤治疗类风湿关节炎的临床研究[D]. 武汉: 湖北中医药大学, 2012.

[77] 吴桂平. 重用薏苡仁治疗扁平疣[J]. 中医杂志, 2011, 52 (5): 433.

薄荷

【来源】布依药 (岜常)，朝药 (吧克哈)，傣药 (奔荷、慌嫩西傣、麻章那)，侗药 (闹素、人丹草、闹卜荷)，哈尼药 (安机把多)，京药 (白下)，傈僳药 (薄松俄)，毛南药 (马呢)，蒙药 (巴得日阿希)，苗药 (锐叉务、窝壳欧、弯国歹)，纳西药 (水益母，接骨草)，土家药 (胡炮席、人丹草)，佤药 (达改劳)，维药 (亚利普孜、亚力普孜)，瑶药 (茶薄荷、浮荒)，彝药 (梳帕、薄松俄)，裕固药 (刚肥)，藏药 (达合介、古底弄几)，壮药 (棵薄荷)。唇形科薄荷属植物薄荷 *Mentha haplocalyx* Briq.的干燥地上部分[1,2]。

【性味与归经】辛，凉。归肺、肝经。

【功能与主治】疏散风热，清利头目，利咽，透疹，疏肝行气。主治风热感冒、风温初起、头痛、目赤、喉痹、口疮、风疹、麻疹、胸胁胀闷。

【药理作用】

薄
荷

1. 抗肿瘤作用

（1）薄荷单体化合物的抗肿瘤作用

薄荷醇在体外对肝癌 HepG-2 细胞增殖、迁移具有明显抑制作用，潜在机制可能与其抑制细胞 IL-8、CXCL-12 和 VEGF 的表达有关。与空白组比较，薄荷醇 (25μmol/L、50μmol/L、100μmol/L、200μmol/L) 在体外对 HepG-2 细胞增殖和迁移均有抑制作用。薄荷醇 100μmol/L 时抑制作用明显，薄荷醇 (50μmol/L、100μmol/L、200μmol/L) 对 HepG-2 细胞迁移能力有明显抑制作用，呈剂量依赖性。与空白组比较，薄荷醇 (100μmol/L、200μmol/L)均能显著抑制 HepG-2 细胞中的 *IL-8*、*CXCL-12* mRNA 和 VEGF 蛋白的表达水平，进一步证实薄荷醇通过抑制炎症趋化因子起到抗肿瘤作用[3]。

（2）薄荷总成分的抗肿瘤作用

薄荷所含的胡薄荷酮类精油，对人卵巢腺癌 SKOV3、人恶性子宫颈细胞株 Hela，以及人肺癌 A549 细胞系均可表现抑制作用，其 IC_{50} 值分别为 14.10μg/mL、59.10μg/mL、18.76μg/mL[4]。

（3）薄荷提取物的抗肿瘤作用

薄荷提取物对小鼠的 Lewis 肺癌以及 S180 荷瘤具有抗肿瘤作用。灌胃给予薄荷氯仿萃取部位以及薄荷水溶部位的 Lewis 肺癌荷瘤小鼠的瘤重与荷瘤对照组相比，均有明显减轻，表明薄荷氯仿萃取部位以及薄荷水溶部位，对于小鼠的 Lewis 肺癌具有抗肿瘤作用[5]。

2. 对神经系统的作用

（1）解热作用

内服少量薄荷具有兴奋中枢神经系统的作用，可通过末梢神经使皮肤毛细血管扩张，促进汗腺分泌，增加散热，故有发汗解热作用[6]。

（2）镇静作用

薄荷醇对戊巴比妥的中枢抑制作用具有一定的量效关系，含 4.5% 薄荷醇的戊巴比妥液，能明显缩短入睡时间，但使急性死亡率明显增加，且对睡眠的持续时间无明显影响[7]。

（3）对神经细胞的保护作用

薄荷醇可通过抑制 β-淀粉样蛋白聚合从而保护神经细胞，利用计算机模拟技术，预测薄荷醇单体与 β-淀粉样蛋白单体的结构关系。通过计算机模拟实验，可发现薄荷醇与 β-淀粉样蛋白存在两个稳定的对接位置，该两处对接可阻碍 β-淀粉样蛋白聚合。透射电镜下观察证实，薄荷醇与 β-淀粉样蛋白共同孵育可明显抑制 β-淀粉样蛋白聚合物的形成。CCK-8 细胞活性实验显示，薄荷醇可以拮抗 β-淀粉样蛋白对 SH-SY5Y 细胞的损伤，并且随着时间的延长，β-淀粉样蛋白组与 β-淀粉样蛋白+薄荷醇组测得吸光度的差异越来越明显。免疫组织化学检测结果显示，观察组薄荷醇给药后 APP/PS1 小鼠海马区老年斑形成较对照组明显减少，说明薄荷醇可以通过抑制 β-淀粉样蛋白聚合防止神经细胞损伤[8]。

3. 对心血管系统的作用

薄荷精油中所含的氧化胡椒酮具有直接作用于血管平滑肌，使血管扩张引起血压下降的作用，静脉注射薄荷精油，可使被戊巴比妥麻醉的小鼠平均动脉血压降低，心率减慢。戊巴比妥麻醉大鼠静脉注射薄荷精油可引起低血压和心动过缓的效应，这主要归因于薄荷精油主要成分氧化胡椒酮的作用，这些心血管效应似乎是独立的，因为薄荷精油诱导的心动过缓似乎依赖于到达心脏的完整和功能良好的交感神经驱动，而薄荷精油诱导的低血压似乎独立于运行中的交感神经系统。提示薄荷精油的降压活性可能是由于其对血管平滑肌的舒张作用[9]。

4. 对消化系统的作用

（1）利胆作用

薄荷具有利胆作用。薄荷的石油醚萃取部位的样品（5g 生药/kg）给药后 3h 内能显著增加大鼠胆汁分泌量，具有利胆作用[10]。

（2）抑制回肠平滑肌

薄荷油及其主要成分薄荷醇对家兔、豚鼠的回肠活动张力，强度、强度-张力差具有明显的抑制作用，且能对乙酰胆碱，氯化钡、抗组胺等引起的肠管活动亢进有抑制作用[11]。

（3）保肝作用

薄荷提取物有保肝作用。薄荷石油醚萃取物对于 D-氨基半乳糖造成的小鼠急性肝损伤具有明显的保护作用，氯仿萃取物和正丁醇萃取物也有一定的保肝作用[12]。

5. 对呼吸系统的作用

薄荷醇有良好的止咳作用[13]。薄荷醇具有刺激作用，可使器官产生新的分泌，使稠厚的黏液分泌增多，进而降低分泌物的比重，易于黏液的排出。麻醉兔吸入薄荷醇蒸气 81mg/kg，可使稠厚的黏液分泌增多，进而降低分泌物的比重；但吸入 243mg/kg，则降低黏液的排出量，可能是对呼吸道的黏液细胞的直接作用[12]。薄荷醇呈浓度依赖性地引起

TRPM8 野生型小鼠气道平滑肌舒张，而在 TRPM8 敲除型小鼠此作用不明显，说明薄荷醇可通过 TRPM8 通道改变小鼠气道平滑肌张力[13]。

薄荷醇可能通过活化 mTOR 诱导胞内 Ca^{2+} 浓度升高，进而促进气道炎症相关因子 IL-1β 和 TNF-α 的表达。薄荷醇组中细胞 *TNF-α* 和 *IL-1β* mRNA 及蛋白表达升高，p-mTOR 蛋白表达升高，胞内 Ca^{2+} 浓度升高。与薄荷醇组相比，薄荷醇+雷帕霉素组中细胞 *TNF-α* 和 *IL-1β* mRNA 及蛋白表达降低，p-mTOR 蛋白表达降低，胞内 Ca^{2+} 浓度降低[14]。

薄荷乙醇提取物在哮喘模型中对气道炎症具有保护作用，薄荷乙醇提取物用药可显著抑制支气管肺泡灌洗液和肺组织中免疫球蛋白 E (IgE) 和 Th2 类细胞因子如 IL-4 和 IL-5 的增加。与 OVA 诱导组相比，薄荷乙醇提取物组小鼠气道炎症细胞浸润明显减轻，细胞因子水平的降低是受侵白细胞数量减少的结果，薄荷乙醇提取物处理可减少支气管肺泡灌洗液中 ROS 的生成[15]。

6. 对内分泌系统的作用

薄荷提取物具有降血糖作用。与模型组相比，薄荷低、高剂量组 (4mL/kg、8mL/kg) 和二甲双胍组空腹血糖值均降低，且血清 HK、SOD 活性均增高，MDA 含量降低。说明薄荷提取物在一定程度上可有效降低糖尿病模型小鼠的空腹血糖值[16]。

以热水、柠檬酸 (pH 3.0)、5% NaOH/0.05% NaBH₄ 和 0.9% NaCl 四种溶剂萃取薄荷，得到四种相应的薄荷多糖，分别命名为 MHP-W、MHP-C、MHP-A 和 MHP-S。结果表明，四种薄荷多糖的提取率、基本化学成分、单糖含量、分子量、降血糖活性均有显著差异，但它们的热稳定性、初步结构特征和单糖类型相似。MHP-A 的提取率最高，为 9.37%±0.24%，分子量最小；MHP-W 的糖醛酸含量最高，分子量最大；MHP-C 的糖含量最高，对 α-葡萄糖苷酶和 α-淀粉酶的抑制活性最强[17]。

7. 对生殖系统的作用

薄荷油具有抗早孕和抗着床的作用。家兔孕后第 6 天或第 9 天宫腔内分别给予不同量的薄荷油，于第 12 天处死观察胚珠变化，给药前及处死前取血供雌、孕激素及 HCG 水平测定，给药组的血浆孕酮及雌二醇水平与对照组无显著差异，而 HCG 水平则显著下降，给药组组织切片镜下观察可见滋养叶细胞显著怀死。结果表明，薄荷油具有终止早孕及抗着床作用，其作用机理可能与加强子宫收缩无关，对 α-受体及 β-受体皆无影响，但能轻度加强缩宫素的作用，与对滋养叶的损害有关[18]。

8. 抗炎镇痛作用

（1）抗炎作用

薄荷酚类成分对 LPS 诱导的 RAW264.7 细胞具有抗炎作用，通过 NF-κB 和 MAPKs 的失活，对促炎性因子产生明显的抑制作用，薄荷酚类成分和薄荷酚类单体化合物芳樟醇可降低 NO、TNF-α、IL-1β、IL-6 的产生。薄荷酚类成分和芳樟醇亦抑制 *iNOS*、*TNF-α*、*IL-1β* 和 *IL-6* 的 mRNA 表达水平。薄荷酚类成分和芳樟醇下调 LPS 诱导的 NF-κB p65、IκBα、ERK、JNK 和 p38 的磷酸化含量。薄荷酚类成分和芳樟醇对磷酸化 Akt 无抑制作用[19]。

浓薄荷水对早期急性炎症的充血水肿过程均有抑制作用，对二甲苯引起的小鼠耳肿胀以及蛋清引起的大鼠足跖肿胀均有明显的抑制作用[20]。

（2）镇痛作用

左旋薄荷酮有较强的镇痛作用，100mg/kg 的左旋薄荷酮对小鼠进行灌胃对小鼠的醋酸扭体反应的抑制率为 41.3%，强度与氨基比林相当[21]。薄荷提取物薄荷醇 1g/kg 对小鼠进行皮下注射，对于小鼠的醋酸扭体反应的抑制率为 30%～60%[22]。

9. 抗病原微生物作用

（1）抗细菌作用

薄荷煎剂对甲型链球菌、乙型链球菌、金黄色葡萄球菌、白色葡萄球菌、福氏痢疾杆菌、炭疽杆菌、卡他球菌、肠炎球菌、白喉杆菌、大肠杆菌、变形杆菌伤寒杆菌、绿脓杆菌等均有抗菌作用；薄荷水煎剂对支气管包特菌、表皮葡萄球菌、黄细球菌、藤黄八叠球菌、蜡样芽孢杆菌、肺炎

薄
荷

263

链球菌枯草杆菌等均有较强抗菌作用，对结核杆菌具有抑制作用[21,22]。

（2）抗病毒作用

薄荷油对单纯疱疹病毒的两种亚型 HSV21，HSV22 均有较强的抑制作用[23]。经鸡胚试验证明，辣薄荷水提取物对单纯疱疹病毒、Semliki 森林病毒、痘病毒、流行性腮腺炎病毒抑制作用，但对流感病毒 A 和 B 却无效[21]。薄荷水提醇沉后的上清液对呼吸道合胞病毒的抑制作用最强，治疗指数为 37.58，HPD100 树脂对上清液的分离纯化效果最佳，其中 25%乙醇洗脱部位效果最佳，治疗指数为 57.8。理化鉴别反应确定其有效物质为多酚类物质，有效部位与病毒混合后，再进行抗病毒实验效果最佳。薄荷水提醇沉上清液经 HPD100 吸附后，25%乙醇洗脱液的抗呼吸道合胞病毒作用最佳，具有预防和治疗作用[24]。薄荷水提物对柯萨奇病毒 A16 有抑制作用，IC_{50} 值为 70.3μg/mL，对肠道病毒 71 型感染无抑制作用[25]。

（3）抗真菌作用

薄荷除对多种真菌具有较强的抑制作用，薄荷醇、薄荷油分别与毛霉菌、匍茎根霉菌与核盘菌置于封闭系统中，均可抑制这三种真菌的生长繁殖，并且呈剂量依赖性，且对青霉素菌、曲霉素、白色念珠菌、小孢子菌属、壳球孢属、喙孢属真菌有较强抑制作用[26]。

10. 抗氧化作用

薄荷提取物具有极优的抗氧化性，采用不同的溶剂蒸馏水、75%乙醇、70%甲醇、石油醚中提取有效成分，乙酸乙酯萃取，薄荷的四种提取物均有一定的抗氧化作用，且 75%的乙醇提取物抗氧化性能最好[27]。

以柠檬酸（pH 3.0）为溶剂萃取得到的薄荷多糖对 DPPH· 的清除活性和铁还原能力最显著，强于热水、5% NaOH/0.05% NaBH4 和 0.9% NaCl 萃取得到的薄荷多糖[17]。通过水提、乙醇沉淀、凝胶过滤等方法，从薄荷中分离到一种分子量为 26.91kDa 的抗氧化活性多糖。根据 HPLC、甲基化、GC-MS 和 1D/2D 核磁共振波谱分析，抗氧化活性薄荷多糖是一种杂多糖，由 Gal（84.2%）、Glc（9.8%）、Man（2.8%）和 Ara（3.2%）组成，主链有(1→6)-α-D-Galp 和(1→4,6)-α-D-Galp 残基，分支中有$(1\to6)$-α-D-Galp 和$(1\to6)$-α-D-Glcp 残基。分支点位于$(1\to4,6)$-α-D-Galp 残基的 C-4，分支度为 19.71%。抗氧化活性薄荷多糖在体外对 DPPH·和·OH 具有很高的清除能力，具有亚铁离子螯合活性和铁还原粉。体内实验结果表明，灌胃抗氧化活性薄荷多糖可显著提高 D-半乳糖致衰老小鼠血清和肝脏中 SOD、GSH-Px 和 CAT 等抗氧化酶活性，降低 MDA 水平。因此，抗氧化活性薄荷多糖是一种有效的天然抗氧化剂[28]。

11. 其他药理作用

（1）促进透皮吸收作用

薄荷脑和薄荷醇均有促进药物渗透的作用。如薄荷脑对维生素 E 乳膏的增渗作用随浓度的增加而增强，表明薄荷脑对维生素 E 乳膏具有促渗作用[29]。

又如薄荷醇可以促进甲硝唑的透皮吸收，去角质层之后，甲硝唑的渗透系数增大，表明角质层是吸收的主要屏障，在完整兔皮中，薄荷醇和氮酮均可促进甲硝唑的透皮吸收，说明薄荷醇对于甲硝唑有促透作用[30]。

（2）止痒作用

薄荷醇具有止痒作用，并且该作用与对抗组胺作用和抑制组胺释放有关。该实验经三种过敏模型进行研究，薄荷醇的高剂量组 (0.48μg/mL)、中剂量组 (0.24μg/mL)、低剂量组 (0.12μg/mL) 分别在 30min 内搔抓次数与空白模型组相比明显减少，薄荷醇高剂量组也能显著抑制组胺引起的回肠平滑肌张力的收缩，也能抑制豚鼠腹腔细胞的组胺释放作用[31]。

（3）驱虫作用

薄荷全草中的右旋 8-乙酰基莳萝艾菊酮对蚊、蜢等昆虫有良好的趋避效果，毒性低，对皮肤无刺激性。薄荷油能驱除猫、犬体内蛔虫[32]。

【临床应用】

1. 治疗疼痛

薄荷脑注射液用于肛门的术后镇痛[33]，复方薄荷脑注射液，可对学龄儿童在普外科术后的切口施以镇痛[34]，薄荷油可以缓解肠激惹综合征的儿童患者疼痛[35]，局部注射复方薄荷注射液，可治疗跟痛症[36]。

2. 治疗消化系统疾病

薄荷油湿热敷，可解除老年便秘[37]。

3. 治疗皮肤病

复方薄荷脑注射液局部注射可治疗瘙痒性、痛性的皮肤病[38]；炉甘石薄荷脑洗剂，可治疗儿童局部红色栗疹[39]；清凉油由桉叶油、薄荷油、薄荷脑等精制而成，具有消炎退肿，止痛止痒等功效，可用于治疗丘疹性荨麻疹[40]。复方薄荷脑注射液可治疗在星状神经节阻滞的急性头面部带状疱疹[41]；冬青薄荷膏辅佐 75%酒精治疗唇周单纯疱疹，疗效显著[42]。

4. 治疗炎症

在急性胰腺炎患者的腹部使用薄荷油做湿热敷，有助于促进急性胰腺炎患者肠道功能快速恢复，优化患者的各项肠道功能指标，提升疾病的临床治疗效果[43]。薄荷加入雾化液中吸入，辅助治疗婴幼儿的支气管肺炎[44]；车前子薄荷煎水洗眼液对急性的结膜炎有特殊疗效[45]；中药鼻甲注射液加入薄荷注射液可治疗慢性鼻炎[46]；复方薄荷滴鼻液可治疗萎缩性和干燥性的鼻炎[47]。

参考文献

[1] 国家药典委员会. 中国药典，一部[M]. 北京: 中国医药科技出版社, 2020: 399.

[2] 贾敏如, 张艺. 中国民族药辞典[M]. 北京: 中国医药科技出版社, 2016: 530.

[3] 陶兴魁, 张兴桃, 王海潮, 等. 薄荷醇对肝癌 HepG-2 细胞增殖、迁移及 IL-8, CXCL-12, VEGF 表达的影响[J]. 中国实验方剂学杂志, 2019, 25 (21): 60-65.

[4] Samartha RM, Kumar A. Nitric oxide mediated immunomodulation by Mentha piperita in Swiss albino mice[J]. Nitric Oxide-Biol Ch, 2004, 11: 128.

[5] 彭蕴茹, 钱士辉, 石磊, 等. 薄荷非挥发性提取部位的药理活性研究[J]. 中药

材, 2008, 31 (1): 104-107.

[6] 李宗友. 圆叶薄荷和欧薄荷的精油对小鼠和大鼠中枢神经系统的作用[J]. 国外医学·中医中药分册, 1992, 14 (1): 5432.

[7] 王晖, 许卫铭, 王宗锐, 等. 薄荷醇对戊巴比妥中枢抑制作用的影响[J]. 现代应用药学, 1995, 12 (3): 1-2.

[8] 王静, 王霆, 韩智涛, 等. 薄荷醇抑制β淀粉样蛋白聚合保护神经细胞的实验研究[J]. 中国医药, 2018, 13 (2): 227-230.

[9] Lahlou S, Carneiro-Leao RF, Leal-Cardoso JH, et al. Cardiovascular effect of the essential oil of Metha x villosa and its main constituent, piperitenone oxide, in the normotensive anaesthetised rats: role of the autonomatic nervous system[J]. Planta Med, 2001, 67: 638-643.

[10] 彭蕴茹, 钱士辉, 石磊, 等. 薄荷非挥发性提取部位的药理活性研究[J]. 中药材, 2008, 31 (1): 104-107.

[11] 谢川若, 秦杰. 薄荷醇对家兔、豚鼠、小鼠离体肠平滑肌, 子宫肌的作用[J]. 教学与医疗, 1988, 4 (3): 1-3.

[12] 王晖等. 薄荷及其有效成分药理作用的研究概况[J]. 中草药, 1998, 29 (6): 422.

[13] 郅琳, 臧文华, 张雪鹏, 等. 基于 TRPM8 通道薄荷醇对小鼠气道平滑肌影响的实验研究[J]. 科学技术与工程, 2019, 19 (5): 72-76.

[14] 陈海博, 李敏超. 薄荷醇通过 mTOR 活化促进人支气管上皮细胞气道炎症相关因子的表达[J]. 南方医科大学学报, 2019, 39 (11): 1344-1349.

[15] Lee MY, Lee JA, Seo CS, et al. Protective effects of Mentha haplocalyx ethanol extract (MH) in a mouse model of allergic asthma[J]. Phytother Res, 2011, 25 (6): 863-869.

[16] 韦邱梦, 梁寻杰, 黄小夏. 薄荷提取物对小鼠血糖影响的实验研究[J]. 现代预防医学, 2017, 44 (24): 4489-4492.

[17] Fang C, Chen G, Kan J. Comparison on characterization and biological activities of Mentha haplocalyx polysaccharides at different solvent extractions[J]. Int J Biol Macromol, 2020, 154: 916-928.

[18] 杨世杰, 吕怡芳, 王秋晶, 等. 薄荷油终止家兔早期妊娠及其机理的初探[J]. 中草药, 1991, 22 (10): 454-457.

[19] Chen X, Zhang S, Xuan Z, et al. The Phenolic Fraction of Mentha haplocalyx and Its Constituent Linarin Ameliorate Inflammatory Response through Inactivation of

NF-κB and MAPKs in Lipopolysaccharide-Induced RAW264.7 Cells[J]. Molecules, 2017, 22 (5): 811.

[20] 梅全喜, 钟希文, 高玉桥, 等. 浓薄荷水抗炎作用实验研究[J]. 中国药业, 2008, 17 (21): 11-12.

[21] 房海灵, 李维林, 任冰如, 等. 薄荷属植物的化学成分及药理学研究进展[J]. 中国药业, 2010, 19 (10): 13-17.

[22] 梁呈元, 李维林, 张涵庆, 等. 薄荷化学成分及其药理作用研究进展[J]. 中国野生植物资源, 2003, 22 (3): 9-12.

[23] Schumacher A, Reichling J, Schnitzler P. Virucidal effect of peppermint oil on the enveloped viruses herpes simplex virus type1 and type2 in vitro[J]. Phytomedicine, 2003, 10 (6-7): 504-510.

[24] 史晨晓, 徐佳馨, 郭浩, 等. 薄荷抗呼吸道合胞病毒活性及机制研究[J]. 国际中医中药杂志, 2020, 42 (6): 562-566.

[25] Chen X, Wang C, Xu L, et al. A laboratory evaluation of medicinal herbs used in china for the treatment of hand, foot, and mouth disease[J]. Evid Based Complement Alternat Med, 2013, 2013: 504563.

[26] Edris AE, Farrag ES. Antifungal activity of peppermint and sweet basil essential oils and their majoraroma constituents on some plant pathogenic fungi from vapor phase[J]. Nahrung, 2003, 47 (2): 117-121.

[27] 梁振益, 吴娟. 薄荷提取物抗氧化性能的研究[J]. 中国油脂, 2008, 33 (2): 26-28.

[28] Jiang P, Meng W, Shi F, et al. Structural characteristics, antioxidant properties and antiaging activities of galactan produced by Mentha haplocalyx Briq[J]. Carbohydr Polym, 2020, 234: 115936.

[29] 陈雅, 何凤慈, 刘华. 薄荷脑对维生素 E 乳膏透皮吸收的影响[J]. 中国医院药学杂志, 2004, 24 (1): 56-57.

[30] 许卫名, 王晖. 皮肤性状改变后薄荷醇对甲硝唑透皮吸收作用的影响[J]. 中国临床药理学与治疗学, 2002, 7 (1): 18-20.

[31] 林月彬, 王晖, 梁庆, 陈垦. 薄荷醇止痒作用的研究[J]. 中华中医药学刊, 2009, 27 (7): 1488-1490.

[32] 刘方方, 黄小敏, 汪琼, 等. 薄荷的民族植物学研究[R]. 呼和浩特: 第八届中国民族植物学学术研讨会暨第七届亚太民族植物学论坛, 2016.

[33] 王淑秀, 肖洁. 减轻肛门疾病手术疼痛的方法及康复护理[J]. 中国康复, 2006, 21 (1): 60.

[34] 杨奕, 张臣微, 王盎国, 等. 复方薄荷脑注射液用于小儿术后镇痛 49 例[J]. 辽宁医学杂志, 2001, 15 (4): 221.

[35] Enck P, Junne F, Klosterhalfen S, er al. Therapy options in irritable bowel syndrome[J]. Eur J Gastroenterol Hepatol, 2010, 22 (12): 1402-1411.

[36] 周青山, 解小丽, 刘春雷. 复方薄荷脑注射液治疗跟痛症 40 例[J]. 医药导报, 2005, 24 (5): 410.

[37] 江桂林, 施永敏, 徐文一, 等. 薄荷油湿热敷对老年术后肠功能恢复的临床观察[J]. 实用临床医药杂志: 护理版, 2006, 2 (4): 42-44.

[38] 周文瑞, 李锋. 复方薄荷脑注射液局注治疗瘙痒性,痛性皮肤病 62 例[J]. 皮肤病与性病, 2003, 25 (3): 6-7.

[39] 林爱斌, 林欢儿. 炉甘石薄荷脑洗剂治疗儿童局部红色栗疹临床研究[J]. 中国药物与临床, 2004 (4): 592-593.

[40] 鲍大荣. 清凉油治疗丘疹性荨麻疹 30 例临床分析[J]. 右江民族医学院学报, 2003, 25 (4): 575.

[41] 刁宏伟, 王立明, 汤鸿. 复方薄荷脑注射液星状神经节阻滞治疗急性头面部带状疱疹 20 立[J]. 中国临床康复, 2002, 6 (12): 1783.

[42] 徐虹, 郭庭杰, 闫卫冬. 青薄荷膏治疗唇周单纯疱疹临床研究[J]. 浙江中西医结合杂志, 2001, 11 (3): 168-169.

[43] 蒋娟. 薄荷油腹部湿热敷对急性胰腺炎肠道功能恢复疗效观察[J]. 中国继续医学教育, 2017, 9 (35): 100-102.

[44] 唐古荣, 周庆云. 薄荷加入雾化液中治疗婴幼儿支气管肺炎的疗效研究[J]. 齐齐哈尔医学院学报, 2003, 24 (5): 483-485.

[45] 高彩芝. 车前子薄荷外洗治疗急性结膜炎 16 例[J]. 河北中医药杂志, 2002, 24 (6): 424.

[46] 张雄, 赵峰. 中药鼻甲注射加薄荷液雾化治疗慢性鼻炎 209 例临床小结[J]. 陕西中医函授, 1996, (6): 44-46.

[47] 陈桂才. 复方薄荷油滴鼻剂治疗儿童鼻出血疗效观察[J]. 中国中西医结合耳鼻咽喉科杂志, 2003, 11 (4): 166.

薄
荷